认识治疗远伤病 告别慢性疼痛

张怡曹◎著

中医古籍出版社
Publishing House of Ancient Chinese Medical Books

图书在版编目（ＣＩＰ）数据

认识治疗远伤病 告别慢性疼痛 / 张怡曹著.
-- 北京：中医古籍出版社, 2013.7
　　ISBN 978-7-5152-0460-4

　　Ⅰ.①认… Ⅱ.①张… Ⅲ.①慢性病—疼痛—
治疗 Ⅳ.①R441.1

中国版本图书馆CIP数据核字(2013)第176236号

认识治疗远伤病　告别慢性疼痛

张怡曹◎著

责任编辑	邓永标	
出版发行	中医古籍出版社	
社　　址	北京市东直门内南小街16号（100700）	
经　　销	全国各地新华书店	
印　　刷	北京春雨印刷有限公司	
开　　本	880×1230	1/32
印　　张	9.5	
字　　数	206千字	
版　　次	2013年8月第1版　2015年4月第1版第2次印刷	
书　　号	ISBN 978-7-5152-0460-4	
印　　数	2001~3500册	
定　　价	36.00元	

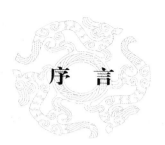

序　言

医生有高度的责任心和同情心实践职业道德，体现在最大限度地帮助病人摆脱疾病，维护健康。但人类的疾病广泛复杂，许多疾病还不认识，对这些疾病就不能有效控制和有效治疗。医学又是一门不断创新的学科，创新是建立在发现的基础上，当有一种疾病得到认识，就有成千上万人受益。远伤病因的发现和远伤病的认识，为数以亿计的人摆脱疾苦创造了条件。

一般说来，一种已经存在的疾病，得到认识，都不过是病因已明，发病机制清楚，有了治疗疾病的有效方法，病名总是相同的。可是，远伤病不是这样，而是在认识之后才出现的。这的确是一个特例，远伤病是闭合性软组织挤压损伤的继发性疾病，在未认识之前，医学已经将这个继发性疾病给了多个病名。这些病名都是根据身体的部位和病症特征来命名的，没有哪一个病名可以代替全身各个部位上的、实际是同一个疾病的统一病名。不但如此，它的原发性疾病也没有一个专门的独立病名，这在医学疾病中应该是绝无仅有的。即使将原有病名全部用上，也还是不能代表远伤病，因为好多部位发生的远伤病病症诊断不明或诊为其他疾病。

所以远伤病是在认识疾病之后根据疾病命名原则称呼的病名。

医学未认识远伤病前，已经将远伤病分散在各个不同的科目中。远伤病是一个广泛、普遍、频发的疾病，远伤病在身体各个部位都可发生，远伤病在其他疾患时也照样发生，远伤病就诊人数多，但都没有作为远伤病诊断与治疗。在这种情况下，有时一个部位上的远伤病病症"会让十几个科的医生都犯晕"和患者在"消费医生（doctor shopping）"的事就难免了，医生对远伤病病人就爱莫能助。

整体来说，医学还不认识远伤病，近年出版的医学文献，对于发生在身体不同部位上的远伤病疼痛（人们习惯称"慢性疼痛"），都在作别的疾病诊治；对属严重远伤病的"类风湿关节炎"，也仍然认为是风湿性疾病；关节部位的远伤病"骨关节炎"，仍然是"至今无逆转或终止本病进展的疗法"，所以，患者还在问医生，"大夫，有没有一种药或绝招把我的关节炎彻底治好？"

"躯体形式障碍"是远伤病在躯体上的实际障碍，而医生还在"一直审慎考虑潜在躯体疾病的可能性"，医疗中出现的情况让许多人匪夷所思，仅"MUS（医学难以解释的症状）的患病率相当高。普通人群中持续或反复发作MUS的时点患病率为20%。西方国家初级保健机构至少1/3的躯体症状找不到充分的器质原因，MUS成为就诊最常见的主诉，次级保健机构MUS患病率更高。MUS患者的症状变化多端且症状体验常较强烈，而诊断较难确立，常规治疗效果常欠佳，患者辗转临床各科求诊，消耗大量医疗资源。英国资料显示，MUS的患者（相对无MUS者）就诊次数高出50%，门诊和住院花费高出33%；同时，医生评价MUS患者难度超出其他患者的4倍，使医患双方满意率明显低于平均水平。据德国统计，近半数MUS患者接受过无效诊疗措施，住院患者中约20%甚至接受过无临床指征的外科手术，平均医疗支出上升9倍。"

由此可见，在不认识远伤病的情况下"医治"远伤病有多大的难度和压力，患者也是多么的无可奈何。

全社会和广大人群亟待认识远伤病，告别慢性疼痛。

目前世界疼痛的发病率大约为 35%～45%，老年人的发病率较高，约为 75%～90%。

研究显示，我国有 78% 的 60 岁 -69 岁的人群、64% 的 80 岁 -89 岁的人群有疼痛的主诉，并且约有 71%-83% 的疼痛病人日常生活受到严重的困扰。

据美国劳工部调查表明，美国每年因慢性疼痛丧失的工作时间高达 400 亿小时；因慢性疼痛带来的医疗支付、缺勤和劳动效率降低造成的经济损失高达 2700 亿美元。

疼痛是远伤病的一个主要症状，认识远伤病的根本意义在于明确有效诊治远伤病。变"不治"、"难治"为可治、易治。治疗远伤病的揉摩方法，不但可以保证远伤病的有效治疗，也能简易、准确地诊断远伤病。揉摩的最大特点是在不侵入皮下也不损伤机体的前提下、不使用镇痛手段，而绝大多数的远伤病可以迅速解除病痛，恢复组织功能。远伤病的揉摩方法也并非尽善尽美，有在操作过程中出现的与远伤严重程度相应的疼痛。认识远伤病，广大医务工作者和广大人民，才能进一步深入研究远伤病，改进或创立更多更好的治疗远伤病的方法。

本书为认识远伤病提供了详实的介绍，大家可以通过实践进入远伤病掌握第一手资料，从而得到对远伤病的真实和直接认识。认识远伤病，是为了广大患者从远伤疾病中解脱出来，这是本书的目的，也是大家的愿望。

北京怡新中医研究院院长

葛立新

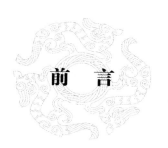

前　言

　　远伤是一个医学疾病病因方面的发现，没有这个发现，是不能说告别慢性疼痛的，也不会有这本书。远伤的发现，是先在治疗一些疾病的临床中，看到了远伤病灶，知道了疾病的病因。后来通过全面的追踪观察，发现了所有的慢性疼痛疾病都是由远伤发生的。实际上是发现了这样一个普遍现象：闭合性软组织挤压损伤全部没有最后痊愈，而是后遗成了远伤。

　　在这个发现基础上，我们才认识了远伤病。远伤病是一直存在的，我们只是认识了已经分成了不少病名的、不知其病的、错为他病的那些病症，原来是由远伤发生的、有着自己独特特征的、可以用同一种方法清除远伤来治愈的同一个疾病。

　　人类把远伤病在不少部位的一些病症，看成了无法解除的顽疾，以为是某些难以攻克或不明的原因，将远伤病送上了难治疾病的神坛，让人望而生畏。发现远伤，认识远伤病之后，有了揉摩方法，可以我们可以走下这个神坛，告别慢性疼痛。

　　远伤虽然在软组织之间，目前治疗却没有任何事情要侵入皮下去做。揉摩是目前唯一可以清除远伤的方法，损伤后用揉摩治愈不会再有远伤，有了远伤用揉摩，可以伤去病除，这是可以告别慢性疼痛的必由之路。

　　人们在知道远伤后还可以开辟更多更好的治疗道路。

几个名词的说明

急性疼痛

身体非远伤疾病和创伤发生的疼痛，控制和治愈了疾病和创伤，疼痛就会解除。

慢性疼痛

由远伤发生的远伤病的症状之一，有明确病因和在病位上可观察到的病灶，可以治愈。

以往，发生在身体各个部位的，不知病因和见不到病灶的疼痛，诊断不明，治疗困难，多用镇痛应对。而以某种疾病相治，基本是误诊错治。所谓慢性疼痛，是因为没有认识它，未对发生它的疾病加以有效治疗，久治罔效的结果认识。实际慢性疼痛也同急性疼痛一样，正确医治发生疼痛的远伤，也一样随着病好而痛除，疼痛不是真正的"慢性"。

慢性疼痛病症

慢性疼痛只是远伤发生的一个主要症状，远伤还会发生诸如酸胀、麻木、冷、热感，抽动、跳动、重压、紧缚等等各种异常感觉和异常现象以及肢体行动障碍或无力等。为了节省篇幅，以免反复交待，凡是远伤发生的症状统称为慢性疼痛病症或简称病症。

闭合性软组织挤压损伤（简称损伤）

这里仅指身体受到过度挤压而出现的闭合性软组织损伤，不包括开放性出血和骨折。因为挤压伤除了软组织（包括血管）受到伤害之外，还有离开血管循环系统的血液滞留在软组织之间，和未离开血管的血液存留在受损静脉和毛细血管内的现象。

远伤病灶（简称病灶）

这里不仅只取机体由于病原体的侵入而发生病变的部分之意义，为了称谓的方便，也指损伤久远后的病灶。这个病灶可通过揉摩方法显现出来，有时且能观察到原损伤物的轮廓。在平面位置上，病灶所处的位置与远伤病位完全一致。经过同样揉摩的皮肤，病灶与正常皮肤形态分明。病灶实际是病理物趋表，几天时间，表皮将病理物清除后又恢复正常，通过几次揉摩，再无病理物趋表，病灶也不再出现。

远伤

闭合性软组织损伤之后的痊愈不是最终痊愈，由于人们不了解，未给予正常有效医治，它仍以病灶的形式一直存在下去，在一定条件下再次发生慢性疼痛病症。因为离损伤当初久远，我们称它为远伤。它不同宿伤、陈伤，人们所指的宿伤、陈伤是迁延未愈的软组织损伤，至少是人们还能有"明确的外伤史"记忆的软组织损伤。

远伤病

凡由远伤发生的病症，统称为远伤病。这个疾病具有可观察到的相同的远伤病灶，具有用相同方法消除远伤，治愈疾病的共性。身体上有的部位远伤病已经被医学给了单独的病名，如三叉神经痛、类风湿等等。更多部位上的远伤病没有病名，一般不明何病。近来才将这些还不明病的病症统称为躯体形式障碍，是以为这些症状"缺乏相应的病理基础"，这只是不知远伤的客观存在，不知不等于缺乏，它们都是远伤病。

按实际意义说，远伤病就是闭合性软组织挤压损伤继发性疾病。

难治的远伤病

难治的远伤病是指治疗经过，不易在二、三次内治愈，要经过反复揉摩，而且比一般的揉摩要艰难些。难治的远伤病有的是经过其他多次皮肤损伤的治疗后；有的是反复受伤，软组织损伤较重较深；有的是全身性的严重远伤病，揉摩工作量大，时间久。治疗难治的远伤病期间，要注意营养改善，也可以用些中药补益身体。因为有难治的远伤病期间的患者，一般都是身体虚弱，体质较差。

但极个别的患者，由于疾病晚期、身体的虚弱不能接受揉摩治疗，另当别论。

揉摩

它是用来清除身体各个部位上远伤病理物的一种外治方法，我们称谓为远伤病的揉摩方法，简称揉摩。揉摩是指它的方法对人体相对动作的效应，表面摩擦，软组织揉动。揉摩方法由多种操作构成，但都不侵入皮下、不造成损伤，揉摩所经过的皮肤，远伤位置的远伤病灶显露出来，无远伤的正常皮肤不发生变化。

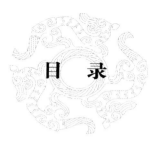

目 录

第一章 概论   1

第二章 发现远伤和认识远伤病   21

  第一节 慢性疼痛的状况   21

    一 慢性疼痛的医治状况   21

    二 慢性疼痛病症对人类的危害   37

    三 医学对慢性疼痛的重视和研究   42

  第二节 发现远伤认识远伤病   45

    一 发现远伤   45

    二 认识远伤病的过程   50

第三章 远伤病病因病机   57

  第一节 远伤病病因   57

  第二节 远伤病发病机制   57

    一 体质下降   58

    二 红细胞变异刺激猜想   60

    三 疼痛病机的分辨   62

第四章 远伤病的临床表现   **68**

第一节 疼痛   68

第二节 肢体行动障碍   73

第三节 异常感觉   74

第四节 其他症状   75

    附 中风与远伤关系探讨   77

    一 中风没有先兆   77

    二 远伤是中风的主要原因   81

    三 预防中风和中风后的康复   87

第五章 远伤病的诊断   **92**

第一节 远伤病的特征   92

    一 远伤病的隐蔽特性   93

    二 远伤病临床症状广泛复杂特征   94

    三 症状感觉与病位深度不符的特征   96

    四 远伤皮肤创伤反而缓解疼痛的特征   99

第二节 诊断远伤病   104

    一 借助医学已有诊断   105

    二 病位检查   110

    三 远伤病诊断优先原则   111

第六章 远伤病的揉摩方法   **113**

第一节 揉摩方法的创立   113

    一 何谓揉摩   113

二 为什么用揉摩治疗远伤病 114

三 揉摩的依据和临床作用 117

第二节 揉摩方法及注意事项 119

一 揉摩目的 120

二 揉摩目标 120

三 手及物品的使用 121

四 揉摩的具体操作 122

五 揉摩注意事项 125

六 远伤病的揉摩过程 127

七 揉摩的临床效果 129

八 揉摩病例 132

九 揉摩在其他方面的应用 134

第七章 远伤病的治疗 136

第一节 暂无症状的远伤治疗 136

第二节 对远伤病治疗 138

一 全身远伤病的揉摩 141

二 头部远伤病的治疗 162

三 面部远伤病的治疗 174

四 颈部远伤病的治疗 184

五 肩臂部远伤病的治疗 191

六 胸腹部远伤病的治疗 198

七 腰部远伤病的治疗 208

八 腿部远伤病的治疗 216

九 背部远伤病的治疗 236

第八章 积极治疗远伤病 **241**

第一节 普及远伤病常识 242

第二节 推广揉摩方法 245

第三节 专科治疗远伤病 247

第九章 远伤病的预防 **250**

第一节 防范软组织损伤发生 250

第二节 治愈软组织损伤 252

第三节 主动清除远伤 255

附 有关远伤病的问答 **256**

参考文献 **277**

后 记 **279**

图片说明 **281**

第一章　概论

陌生阻止你认识陌生的事物，熟悉妨碍你理解熟悉的事物。

——霍尔曼斯塔尔

我们通过临床发现，人类还不明白的以慢性疼痛为主的各种病症，都是由历来遭受过的闭合性软组织挤压损伤（下简称损伤）发生的。当初损伤的痊愈，并非最终痊愈，它仍以病灶的形式一直存在。这些病灶仅仅是在表皮上不能看见，但通过揉摩，病位上的病灶历历在目，不管当初在皮肤上有可见或不可见病灶，损伤病灶都是存在的。人一生难免多次遭受损伤，所以成年人身体各个部位都或多或少，或重或轻地存在这些损伤。这些损伤在一定条件下还会发生各种病症，到发生病症之时，一般都离损伤久远，我们早已忘却原来受过的损伤。为了与当初损伤和病灶相区别，我们叫它远伤和远伤病灶。身体各个部位遭受的损伤统称为损伤病，远伤所发生的各种病症，我们称为远伤病。

远伤在人类身上存在太久太久，它不但危害着我们的健康，也扰乱了我们的思维。如果远伤还如当初被人知晓，人类决不会到今还受它的欺负。也不会产生如此多的不同病名、如此多的看法、认识和如此多的观点、理论，这些从臆测和主观分析得来的结论都背离远伤。当然，并不仅仅是因为远伤病灶在表皮的隐蔽就逃避了人们对它的认识，远伤病还有鲜为人知的特征，也是逃避人们认识它的主要原因：症状广泛多样，人体能感觉到的不正

1

认识治疗远伤病 告别慢性疼痛

常状态和感受，它都有，疼痛只是它的一个主要症状；感觉到的病位往往朝深度上去或感觉位置模糊；在病位上创伤反而可以缓解或暂时解除症状。这些是与损伤完全不相同的。

远伤病既然是远伤发生的病症，将远伤病灶清除，不就不会有远伤病了吗？揉摩的目的就是解决这个问题，揉摩既不是让远伤病暂时舒缓的按摩，也不是让"血管扩张渐至毛细血管破裂，血流外溢，皮肤局部形成瘀血斑"的刮痧。揉摩是清除病理物，消除远伤病灶。观察得知，揉摩处，有远伤的皮肤，显现各种不同形态的病灶，而无远伤的皮肤保持不变，两者泾渭分明。

人们不熟悉揉摩时，常将揉摩误以为是其他传统治法。要知道，揉摩是不侵入皮肤，不造成伤害，而清除可见性病灶的手段。又怀疑许多难治病（将某部位上的病症以为是独立的病），不可能用这么一个简单方法就可以治愈；反过来又以为，各种病症应该不费吹灰之力一次就根治。这都与事实不符。难治不难治，并不以过去的现状为准。许多部位的病症，像头痛、头晕、三叉神经痛、面痛、面痉挛、颈椎病、咽异物感、肩周炎、腰痛、网球肘、鼠标手、膝关节炎、坐骨神经痛、不安腿综合征、股骨头坏死、痛风、类风湿、躯体形式障碍、癌痛等等，有的几次就可治愈，轻微的一次也就解除了症状。大多数在一次揉摩后，都会缓解或解除症状，恢复功能。但也不都是这样，有的要反复多次揉摩。尤其是严重的全身性的，要全部治愈，就相当一个工程了。有的形成了痛风结石、或类风湿关节变形了的，只能解除疼痛，不能恢复原状。对身体上没有病名的一些部位上的远伤病症状，也是这样。如鼻痛、耳塞耳鸣、上眼睑下垂，胸部疼痛等症或以为内脏与乳部疾病，腹肋部疼痛等症或以为内脏疾病异常感，盆腔部疼痛等症或以为内脏疾病，臀部、背部疼痛，某部位疼痛或功能障碍等，有的很快很容易解除，个别严重的则要复杂些。还有的身体条件很差，像癌症晚期，揉摩困难。而有些是因为远伤的病理皮肤或远伤本身，容易发生其他疾病或形成其他病变，或发生后不易痊愈，如面瘫、皮肤粗糙瑕疵、易长痘疮、项部瘢痕疙瘩性毛囊炎、结节性红斑、带状疱疹后疼痛、白癜风，揉摩后皮肤恢复健康，除了肤色白化的白癜风不能复原，疾病也会很快痊愈或不再进展。对已经诊断为压迫神经、退行性变和精神因素等原因的疼痛和其他远伤病症状，揉摩也是一样。但是一个部位的疼痛或障碍，实际有比较多的分散的或更大面积的远伤，这是揉摩时需要注意的，不仅仅局限所诊断之处，如股骨头坏死、腰椎间盘突出、颈椎增生等。

要知道，揉摩是治疗疾病，不是镇痛，所以根据远伤的严重程度，范围大小、所处位置等状况，揉摩的工作和发挥的效果也会有所不同。我们发现身体所有的部位都有远伤存在，除了以上所说"病名"，我们还没有对所有有远伤病症状的"疾病"验证过。不要受"病名"限制，都应该临床验证，只要既发现了远伤，揉摩消除远伤后，症状全部解除，就是远伤病。就是其他疾病，只要有远伤病的症状，也可用揉摩去解除这个症状。因为我们明白，远伤病在体质下降时发病，当其他疾病发生时，远伤病不会去哪里，一般混在其他疾病一起，癌痛就是这样。

现在我们知道了损伤的病灶一直存在，并且还会发生病症，未必我们就还任它这样继续下去？与其说我们发现远伤后，认识了远伤病，还不如说是认识了损伤，所以，在损伤之后及时根治损伤，消除病灶，至关重要；对于身体上还没有发生症状的远伤，先行清除，也是揉摩的重要任务。

远伤已经发现，损伤和远伤病也已经被认识，机体上毛病的解除，不要受陈旧的思想、意识和偏执的精神、性情等影响，在客观事物面前，只要践行，我们就可以摆脱远伤病，告别慢性疼痛病症。

在我们全面认识远伤病之前，我们先看一篇文章。这篇文章

认识治疗远伤病 告别慢性疼痛

反映了两个问题：目前医学认识和"治疗"远伤发生的慢性疼痛动向；医生也开始意识到"没治到病"，用对比来做实验说明的确是这样。

2012 年 3 月 5 日《健康时报》发表了解放军总医院老年心血管病研究所吴海云的一篇文章，题目叫做《关节清理术要慎做》，摘录如下。

妻子的一位好友身高体胖，半年前右侧膝关节经常疼痛，后来还出现肿胀，去医院拍了片子，又做了 CT 和磁共振检查，医生说是"骨关节炎"，要给她用关节镜做关节清理术。

我告诉她，这种手术并没有什么效果，还是多休息，吃些止痛药。但后来她还是做了关节镜手术。

骨关节炎俗称"骨质增生"，是一种最常见的慢性关节病。这种病，除了颈椎，腰椎外，膝关节也是一个好发部位。特别是偏胖的女性，更容易发生膝关节炎。几十年前，医生们提出了一个理论，认为这种病的疼痛，主要是由于关节内的滑膜增生，还有软骨剥脱，掉到关节腔内，又引起关节腔内的炎性因子增多。因此，如果采用手术，清理掉这些脱落物，冲洗掉炎性因子，病人病情便会好转。

……仅在美国，每年就有 65 万人做这种手术。但这种手术真有效果吗？美国有一位赫赫有名的医生，叫 Bruce Moseley。他的病人中，很多都是身价亿万的大牌运动员。Moseley 也和他的骨科同行们一样，为许多病人做过"膝关节清理术"。但他超乎寻常的观察力和刨根问底的性格，1995 年起，他做了一个让同行大吃一惊的研究，想看看这种手术是不是真的有效。

Moseley 医生将 180 名患膝关节炎的病人，都送到手术室里。其中 60 名病人接受"关节冲洗"手术；60 名病人，除了冲洗关节，还将他们的关节软骨磨平；另外 60 名病人，则只是在麻醉后，在膝盖上象征性地做了个小切口，既不冲洗，也不磨平（医学研究上称为假手术）。但对每个病人，手术过程安排得完全一样，因此，病人们不知道自己是不是真做了手术。三组病人，都对治疗效果很满意。从手术后第二周开始，直到手术后 2 年，Moseley 医生和同事们，采用很细致的方法，评价真手术和假手术的效果，结果连他们自己也很吃惊，三组病人的效果，无论在什么时候，完全没有差别。也就是说，"膝关节清理术"本身，即使有效，也只是由于病人相信，这种手术有效果。这种手术，并不能真正减轻病情，只是起了心理上的安慰作用，从而减轻了病人的症状。

以后，又有很多医生，用不同的方法，评价这种手术的效果，结果都相似。这种很花钱的手术，并不比吃一些简单的止痛药效果更好。

前些天，我又接到妻子这位好友的电话，她术后又开始疼痛，有时还肿胀。…

5

这篇文章给我们留下了这样的问题：为何病人做完手术后感觉"效果很满意"？为何按照病因分析而采取的治疗方法与未经治疗的效果"完全没有差别"？

如果没有发现慢性疼痛病位上的闭合性软组织损伤病灶，没有对这些病灶与病症关系的临床验证，没有消除病灶就会立即缓解或解除病症的效果响应，我们也不能认识慢性疼痛的真正病因，也不知道慢性疼痛病症是由远伤发生的，也就不能理解和解释这些问题。

世界上有许多事物未被认识，这是非常正常的，所以人类要不断前进，就要有所发现，有所创新。医学也不例外，有的疾病未被发现，发现的疾病（有的是症状，我们暂且都称为疾病）有的不知道病因。由陈灏珠主编的 2007 年出版的《实用内科学》

认识治疗远伤病 告别慢性疼痛

中，象"荨麻疹和血管性水肿，找不到原因"、"三叉神经痛，多数无明确病因"这样明确指出"病因不明"的疾病，就有近200个。关节清理术是在一种病因理论认识下为解决膝关节的疼痛和行动障碍而采取的医疗措施。

但是这些认识并不是出自病理解剖或是观察发现，既得不到普遍的查验证实，也得不到治疗效果的支持。如颈椎病病因的认识就是这样。颈椎病的病因一直处于见其生理部位一点异常，推测一因之中。最早发现局部神经根和脊髓长束受损，后来又证实是出于椎间盘退行性变及椎间盘变薄，后又认为是椎间盘突出而慢性地压迫脊髓和神经根，再后来又认为突出的部分属于软骨增生。只是到了60年代和70年代，有人作了文献综述和专著，到80年代，有人根据临床经验和别人的说法，再与解剖生理、病理联系起来，才形成了目前的普遍被强调的病因和分型 [1]。由此可以看出，为什么这些病因与疾病的症状缺乏相关性，就是这些被看作的病因与颈椎病没有因果关系。

为何许多其他病因不明的疾病没有出现远伤病的现象：被叫成各种病名，提出多种病因，还有些部位上的病症和有些症状不知其病。因为远伤病是一个广泛多发病，患者要摆脱它的疾苦就不得不求医，医学不可能不去探索为患者解除疾苦，在探索中不可能不产生设想和推测，出现这些理论和认识无可非议。美国医师协会（American College of Physicans）和美国疼痛学会 (American Pain society) 发出的临床指南，"强烈建议医生在给非特异性腰痛患者诊断时，不要参考他们的 MRI 图片或其他检查结果。"说明医学已经认识，非特异性腰痛的病因，目前医学已经知道的所有病因都排除在外，就是说医学至今还没有发现这个病因，这个认识是一大进步。不过这个认识还只局限于腰部位上的腰痛症状，实际上身体各个部位的慢性疼痛病症，在未认识远伤病之前都是这样。

医学本身具有权威性，凡认识疾病，诊断疾病，必有可靠的事实依据。因为一般不是医生的群众对疾病了解并不是太多。就是一般医务人员，也不可能了解和掌握全部医学知识。所以当一个医生提出一种见解，尤其是作出一种诊断时，不管对错，人们都会把它当真。尤其成了理论之后，一般的人只有迷信的份。当"风湿"之说流行时，大家都说"风湿"，当"骨质增生"、"腰椎盘突出"之说流行时，人们又异口同声说"增生"、"突出"。连文献也这样称呼，如在《中医治疗现代难病集成》里，就把颈椎病、腰痛、关节炎归于"骨质增生症"，本来不明病因的病似乎找到了"病因"——"骨质增生"，再是"骨质增生病因迄今未明"。一旦这些"共识"与疾病的本质不相符时，不只是疾病得不到有效控制和治疗，而且有的会带来新的伤害。当这种错误形成气候之后，人们也将放弃进一步思考，结果严重阻止了人们对疾病本质的探讨和研究。

理论可以改变人但改变不了事物。各种理论指导下的治疗，并没有做到"解铃还得系铃人"。

当然，对还不明白的事物，我们总是要思考分析问题，表示自己的看法，但要与有了事实的认识分开来，最好用"也许"、"可能"之类的词让人清楚：这不是搞清楚了问题。当你还不了解一件事物时，宁肯表现一无所知，因为那是空白，可以让别人有更多的思维空间，而不可添进许多似是而非的东西。因为思维惰性是人们常有的毛病，容易跟着别人而不是真理跑。

还有一种医学上的"唯心"现象，妨碍了对事物的认识：不通过实践探索就知道事情的究竟，不通过看见就知道事物的存在。人的认识从哪里来？只能从实践来，存在决定意识，"没有调查就没有发言权"。既不通过实践，又没有看到什么，就了解了事情究竟，就知道了事物的有无，就只能从唯心出发。事物只有通过实践才能了解，只有看见才能知道事物的存在。而且，一个人通过什么方法了解事情和看见事物，大家也就都可以按照这个方法了解同样的事情和看见同样的事物。

"唯心"现象贻害无穷，它既浪费人的精力，又阻碍对事物的认识。闭合性软组织损伤"完全治愈而不留任何后遗症"的这类认识，为远伤病灶的一直存在和发病开脱，人类就一直被慢性疼痛困扰。

远伤病的认识是在发现疾病病灶的基础上建立起来的。清楚"发现"一词的意义，我们会感到发现的事物离我们很近，因为实践和普遍性是发现的属性。这个属性就决定了想要了解这个发现的事物的可能性。如果是不要经过高科技手段的发现，大家就都可以做到。不了解"发现"时，有的抛开发现事实，大谈古人或权威是怎样说的，指责"发现"是如何如何与这些说法格格不入。有的在"发现"面前，一头雾水，东张西望，猜测和怀疑，就是不愿进入实践也去看一看事实。

人世间最大的悲哀在于站在事物的门外议论不休，而不愿走进门内与事物直接打交道，既无法弄清存在事物的真相，也无法识破不存在事物的谎言。

发现是指第一次看见、知道；也指得到了对于一个目标的研究或经验结果。第一次看见、知道之后，将看见、知道的方法和事物公布，大家就都可以自己看见和知道。

如果仅仅看见，还不是科学发现，还应该知道与其他事情的联系，尤其是通过技术手段看到的东西。世界著名生理理疗专家皮特·格斯丘的一句话，是有道理的，"眼见为实，但如果我们看到的，只是技术所能呈现的东西，那我们信以为真的事实也许是完全错误的。"

如果我们只看到远伤的形态，还不能算是一个完整的真正的发现。其实远伤何只被我们看见，不知有过多少人掀开过它的一角，只是我们对它进行了全面的认真观察、思考、分析、研究，才最终认识了它。正如古罗马诗人、唯物主义哲学家卢克莱修所说，"对于一切，重要的不仅在乎看见，而在乎怎样看见"。我们对远伤病的认识，就是从发现了它的病灶形态开始，逐步在临床中认识到它与慢性疼痛的联系，知道它是慢性疼痛的病因。进一步认识到它发生的症状不只是慢性疼痛，又认识到它的特征，在临床实践中找到了清除它的方法，才认识到远伤病。如果不是发现清除了远伤病就解除了慢性疼痛，或是在清除远伤的过程中采取了任何止痛措施，我们就不能肯定远伤是发生慢性疼痛病症的根源。

有时候理不清理论与发现之间的关系，甚至本末倒置，以为只有按照理论学说的发现才是发现。而远伤病的发现不是发现，因为没有这样的理论。

发现、数据、理论三者之间，发现是基础的、唯一的、不容动摇的。因为发现本身是客观事物的直接"暴露"、显现。事物存在并不依赖发现。发现不发现它都照样存在。数据、理论依附在对事物的研究上，它的前提是发现。没有发现，就没有具体观察研究对象，更谈不上实验数据。也无法产生正确理论。理论是根据研究的结果，由人的主观认识，综合各方面的知识，总结出一些规律性的符合某些学说的说法，它是人为的思索和认识事物的程度。人们为了认识事物，对一些特征而借助实验与数据，以观察、分析存在和变化规律，证明或推翻设想，肯定结论或得出新的结论。有时对事物发生的表面现象进行研究，得出的理论、学说，不能反映这个事物的本质，理论与事实的矛盾，有时连起码的思维逻辑也不成立，基本风马牛不相及。大多时候人们不理解发现，认为光有发现还不能有所作为，还必须等到有数据、理论、学说之后，才能被利用。发现第一是人类生存的原则，人类只要通过实践发现某些人类生存的需要物质和条件，就开始了利用。只是到了文明社会，才有理论和学说的出现。对于本来已经

认识治疗远伤病 告别慢性疼痛

存在过的被人们认识了的事物，再次发现它还存在，更是没有必要非要等到数据、理论、学说齐全后，才考虑利用。中医有一句名言，"知标本者，万举万当，不知标本者，是谓妄行。"可见"知"与"行"的关系是多么重要。

我们也非常重视对发现事物的理论认识，这是为了更好地普遍性解决问题；我们也需要这方面的各种数据，了解更多更广泛的问题。

可靠的理论和学说，决不是凭着头脑就可以产生的，有的要经过长久的实践，有的要经过实验室的试验。对于远伤病来说，这两个条件都不具备，第一，它是新发现到，时间不长；第二，全世界的实验室都还发现不了远伤的踪迹，也不可能突然就会拿出实验数据和认识理论。我们曾想观察软组织损伤离开血管的红细胞的变化在发生慢性疼痛中的机理，可实验室连采样都无法做到。我们对远伤病涉及理论方面的分析，都申明是探讨。

远伤的发现，为我们找到了医治疾病来解除病症的方向，揉摩方法也基本上解决了远伤病的有效医治。我国远伤病患者数量巨大，就是身体的某一部位的远伤病发生率也是十分高的。

著名演员斯琴高娃患了"股骨头坏死"，当时她在法国和欧洲的一些国家就医，医生诊断说股骨头已经不行了，建议她换一个人工髋关节，那时斯琴高娃的病情已经十分严重，几乎不能行走。北京中医药大学东方医院的黄枢副教授，运用中医手法为斯琴高娃进行治疗，配合中药调理，斯琴高娃很快就能活动了，还参加了《大宅门》影视剧的拍摄。毫无疑问，坏死的骨头不能再生，中医"治愈"的是远伤病。不管患者今日还有不有病症，仍可在其曾发生病症之处观察到病灶，也可是用远伤病的治疗方法根治。

为什么会出现这样的情况？有人认为中医和现代医学在思维和方法上有所不同，会造成一些区别。其实中医和现代医学并不会产生思维和方法的区别，区别来源于社会历史条件的影响和制约。

思维出自于人，一个人在社会条件中，了解、知道那些，不了解、不知道那些，这都是社会条件给你机会，一个人无缘无故思维则叫幻想，就是幻想也是以自己所熟悉事物来展开的。

中医形成时的社会条件，科技还比较不发达，人们接触的社会实践也比较简单，诊断疾病使用的方法还只能是望闻问切，从此得来的信息归纳分析，还只能到"辩证"这一个比较抽象的程度。思维免不了要有些"司外揣内"，因为你见不到"内"，当你可以有手段观察到"内"时，还用得上"揣"吗？当一个人对所接触的事物还不完全清楚时，只要思维，就会产生猜测、臆想。但这种猜测、臆想也还是脱离不了自己的所明白的事物和道理的范畴。这并不分中医和现代医，现代医学在文献中，对一些疾病不明时，也会猜测、臆想出好多原因，如高血压的发病机制有遗传，精神、神经作用，肾素－血管紧张素－醛固酮系统平衡失调，胰岛素抵抗，钠过多，肥胖和其他等。"高血压病的病因和发病机制虽有不少假设得到一些实验室和临床材料的支持，但至今未明"。[2]这些发病机制里不乏有假设，假设就是猜测、臆想的另一种说法。与中医不同的是，这些猜测和臆想是在现代医学所能了解到的知识范畴内。而中医对高血压病的病因病机的假设也是在中医所能了解到的知识范畴内，所以说的是风、火、痰、虚、瘀。当一种疾病已经认识清楚，无论中医和现代医思维和方法都趋于一致，哪怕在表述上有所不同。

方法是思维的伸展和实践，盲目的做作不叫方法。方法总是为达某一目的根据思维所采取的具体行动。为什么在解决同一问题中，有多种方法，尤其是这种方法未成为固定的普遍应用方法之前，就是因为不同的人有不同的思维。这些思维有认识判断，有知识结构、有逻辑推理、有经验指导。完全符合认识事物和解

11

认识治疗远伤病 告别慢性疼痛

决问题的方法必有思维的准确性，否则都要经过反复多次摸索探讨。光有正确的思维不会出现结果，光有好的方法也不会有好的结果，有时还会与事物本质和要解决的问题背离更远。这就是为什么一些事物本来可以认识而长期没有认识，可以解决而长期无法解决的原因。思维和方法的正确完全统一，才能达到预期的效果。

远伤的发现，如果不存在中医的传统方法和条件，很难产生揉摩方法。如果没有《灵枢·经脉篇》的启发思维，也发现不了远伤。开始揉摩治疗宿伤也有病灶稍微显现，由于熟视无睹和迟钝，并不思考其中的奥秘。只是在"邪气"的启发下，才作深入的观察，病灶才充分显露出来。没有病灶的清晰出现，我们还是不能认识发生慢性疼痛的这个病因。没有现代医学的解剖和生理的认识，也很难了解远伤病的本质。如膝关节炎，病人的感觉在关节，文献也是讲的关节炎，临床治疗都在关节。培根说："书本应该依据科学，而不是让科学去依据书本。"书本文献有多种讲法，这都无关紧要，紧要的是存在的实际是怎么样。如果不了解人体感受器的分布状态和皮肤的解剖生理和运动的机理，就不可能产生关节炎非关节的思维，再在临床中来加以验证的作法。也不会用揉摩来治疗膝关节部位，因为进入关节的方法手段我们做不到。这种思维的正确性，最后靠事物的响应来证实。首先出现的是可见性病灶，然后是疼痛的消失和功能的恢复。这种响应与思维的完全一致性，说明思维、方法与事物的一致性。关节清理术是一种方法，是在这样的思维指导下产生的：认为关节的疼痛"主要是由于关节内的滑膜增生，还有软骨剥脱，掉到关节腔内，又引起关节腔内的炎性因子增多。"进一步的思维则是"采用手术，清理掉这些脱落物，冲洗掉炎性因子，病人病情便会好转"。这个思维是否正确，也决定了方法是否正确。方法是人的主体对事物客体判断后采取的欲达目的的行动，从纯方法上来讲，不存在对与错，但"欲达目的"则可以反映方法的正确与错误，达则正确，不达则不正确。判断失误在先，思维偏差在后，由思维产生的方法有时会风马牛不及。只有思维与采取的行动切合实际而获得成功时，才能说明这种方法是正确的。歪打正着的事也许会有，但难得有普遍性和代表性。

同时，关节清理术这个方法也反映出社会条件的关系，如果不是进入到可以对人体手术的科技条件下，如果没有关节镜的出现，关节清理术这个方法并不能产生。从此也可以看出，社会历史条件给人们提供的进步的条件，仍然需要人的思维，但人的思维又不可以离开社会历史条件。

认识事物的过程由量变到质变的飞跃。由一个又一个个例的临床发现、证实、分析，得出结论。仅管按照理论上的认识，已经明白某一部位的慢性疼痛病症是远伤发生的，但仍要让实践来证实，而不是理论认定，只有这样才经得起检验。象疾病这样的事情，直接危害健康，马虎不得。所以还是要不厌其烦地一个部位一个部位地加以验证，然后才能确定每一个部位的慢性疼痛病症是远伤病。

远伤病的认识，完全是实践性的认识，即使出于假设，也不作为病因和某部位疾病的诊断，而必须在临床实践中发现与病症一致的病灶，必须通过对远伤病的治疗能治愈，才确立为远伤病。现在虽说还有诸多"疾病"可能是远伤病，可以用揉摩治愈，但临床病例不足，或没有遇到明确诊断的患者，暂时都不认定。这需要广大医务工作者去一个一个验证或排除。

远伤病的揉摩方法不见得是最好最后的方法，但对远伤病的治疗具有普遍性和重复性，是因为治疗的是诊断明确的同一疾病——远伤病。只要是远伤病，头部的，面部的、身躯的、四肢的，关节部位的，都可以使用而获得效果。不管发生在青年人、老年人、男性还是女性身上的远伤病，都可以用揉摩有效治疗。

认识治疗远伤病 告别慢性疼痛

一个人想从固有的意识中走出来，并不是件容易的事。我们在发现远伤之后，也不敢相信远伤病是这么回事，有时我们留心反证，因为当一个人专注于某一事物时，往往会对这一事物产生偏重的倾向，而对其他事物容易忽略。只是当一二三、再二三地反复见到临床事实之后，才最终消除顾虑。

广大读者从书中可以得到远伤病的信息，但要真正明白这一疾病的事实与道理，也必定还要再通过亲自观察和体验。只有在实践中认识，才算真正认识了远伤病。也只有意识到认识远伤病的重要，才会积极主动认识远伤病。正如歌德所说，"每一种新事物出现的时候，人们总是要问：它有什么用处？人们这样做是没有错的。因为人们只有通过第一事物的用处才能发现它的价值。"我们所遇到的情况确实是这样，不少患者开始抱着试试看的心态来揉摩，当接受揉摩之后，他们总是反复叮嘱："一定要推广开，千万别失传了。"这是因为他们有过在多地治疗失败的经历，有了实际对比，感受到了揉摩的效果。

在慢性疼痛病症的研究中，有许多学者付出了辛勤的劳动，产生了多种假说和认识。英国美学家说："一个人只要肯深入到事物表面以下去探索，哪怕他自己也许看得不对，却为旁人扫清了道路，甚至能使他的错误也终于为真理的事业服务"。正是这样，借鉴这些假说和认识，远伤病的认识才少走弯路，认识也才更加分明。在发现远伤之前，传统和流行的观点和认识也是我们治疗慢性疼痛的指导思想，只是一旦发现了慢性疼痛病症的病因，才放弃这些观点和认识，立即转向疾病的本原上来，按照疾病的存在进行认识。这样就无意中否定了一些学术观点和认识。日本细菌学家北里柴三郎说得很中肯，"反对恩师是件痛苦的事，但是我们的责任是维护真理。应该说，不指出恩师的谬误才是恩将仇报。"这里，我们在认识远伤病的同时，指出并否定一些已经存在的观点和看法，因为这些观点和看法已经妨碍了认识远伤病的本来面目，影响到疾病的有效治疗。这个否定，是事实在否定，不是一种观点与另一种观点、一种认识与另一种认识的对立。存在决定意识，当还不了解这一疾病的存在时，这个疾病是怎么样，有着怎样的性质，具有什么样的特征，就一切无从知晓，更不要说如何处理和解决这一疾病所发生的病症了。对这一疾病的各种现象引起关注时，肯定就出现各种猜测和议论，就会有各种不同的认识和理论出现。这些认识和理论就会指导我们解决这一疾病发生的现象。不是我们明明知道是远伤发生的疼痛却不治远伤，而偏偏要镇痛；不是我们明明知道膝关节炎是膝部的远伤病，而偏偏要给关节做清理术。所有这一切，均是出自不知有远伤存在这样一个现实。狄德罗说，"除了实验以外，没有别的办法可以识别错误。"

我们通过临床实验，终究发现了远伤，识别了原先的错误。在事实面前，我们只能服从事实，而事实用不着服从任何人和任何理论。在事实面前，即使大家对这一事物有不同的认识，那也是角度和延伸上的不同认识，总归在同一事物上。事物不明时，看法和认识就千差万别。远伤发现之后，人们对慢性疼痛必定会建立起新的认识，最后也会全面认识远伤病。现在我们只不过是把远伤这个事物揭示出来，展现在大家面前，做了一些简单的工作，远伤病的全面解决，还需要广大的人们继续来贡献智慧和劳动。

要将一个旷古未识的事物，一下子让所有的人认识、理解、接受，那实在是勉为其难了。但是，认识远伤病是人人可以做到的事，因为毕竟它是可见事物，更重要的是我们成年人，人人可以在自己身上感受和体验到。因为不这样，虽说我们每个人都在用眼看世界，但重要的是用心观察世界。

以往，在讲述远伤病在身体各个部位上的症状表现时，人们过多地引用古人的认识，这种古人的认识，也不过是用眼观察

认识治疗远伤病 告别慢性疼痛

到，用脑思考的结论，观察不到则是一种猜测。今天，我们自己也可以进行这样的观察和思考，而且是在科学发达得多的条件下，了解得更多一点的基础上。另一方面，对现代科技的应用也要有科学的态度，"拿来主义"是不足取的。一切先进的东西，尽量用来为我认识事物服务，为临床实践服务。一旦发现用错了地方时，要有舍弃的决心，不管这个理论和作法曾给你带来过怎样的影响，也要毫不犹豫地站到事物的正确认识上来。所有的一切，都是为了有效地解除病人的疾苦。在有效解除疾苦的前提下，我们选择最有利于患者的方式方法，为患者谋得最大利益。

前面说过，医疗科技方面的某些进步使得远伤病诊断背离本身更远，科技是无国界的，我国也开始出现"使问题变得更糟"的情况。科技的传播要比失误的醒悟快，美国早在10多年前就意识到，使用 MRI 观察到的变化可能是一场误会，怀疑病因指导下的手术是否有作用，并在临床中用试验来进行对比，结果证实关节镜、腰椎手术都"没有明显效果"，手术不手术的效果"完全没有差别"。国外学者教授早就劝诫人们"忘了 MRI 图片"。我们还在深信 MRI 所诊视的骨骼关节变化是疾病的病因。当设想的作法与效果不一致时，则又出现一种新解释自圆其说。现在，这些现象应该不会再出现。

远伤发现之后，改变了我们的一些观念，增强了人类健康的信心。

慢性疼痛并非必然是慢性，随着远伤病的医治疼痛迅速解除，慢性疼痛也就是一般的疼痛。

知道了慢性疼痛是由远伤发生之后，原来莫须有的身体自身动辄会给自己造成病痛的担忧可以释怀了。增生、突出、血管压迫了神经、退行性变并未直接侵犯到我们的健康。以往，远伤发生的症状分析起来确实让人害怕。面痉挛就怕大脑"神经、血管相互搭在一起，血管的博动会压迫神经"；头痛则害怕"多种疾病常见的症状之一，又是颅内疾病的重要信号"；全身各个部位或局部出现一种或多种异常感觉或疼痛，检查阴性时，就害怕是精神病（躯体形式障碍）。

现在我们明白，慢性疼痛是我们自己没有保护好身体免遭外界损伤而来的。我们人类经过漫长的进化，身体结构是天然合理的，各组织之间也是非常和谐的。生理上微小的改变，不会轻易给自身带来病痛。不必要那么担惊受怕，我们完全可以增强信心，我们的身体没有那么多的伤害自己的"隐患"。应该高度重视保护我们的身体不受外侵伤害。

发现远伤，认识远伤病，对医学应该有些补益。

1、认识到医学研究还是离不开临床实践

现代医学素来是重视科学实验的，远伤确实难在实验室实验，在不知道有远伤存在的情况下，人们凭着自己懂得的道理发挥想象是一种积极的表现。但是，在科技发达的条件下，人们往往过份依赖科技手段作出判断和认定病因，这在慢性疼痛方面比较突出。医学对许多部位出现的慢性疼痛的病因，原本并不明白，不是说出了一两种医检设备，就可发现病因，可以根据自己发现的病因施治。2007 年出版的《实用内科学》在骨关节炎中，尚是"原发性 OA 的病因尚不清楚"。可关节清理手术却是病因认识清楚的针对病因采取的治疗措施，这就有些背离医学的严肃性。再如背痛，在以往的治疗中由于不明病因，医生们往往让患者"回家卧床休息"获得缓解和解除，而后来由于 MRI 普及，这些医学干预（手术）也是在病因清楚的情况下的施治，实际并不比休息更解决问题。临床实践活动，是中医行之有效的手段，科技手段为临床实践活动所利用，为实践活动服务，而不能代替临床实践活动。

2、减轻了慢性疼痛研究人员的劳动和精力

远伤的发现不是研究慢性疼痛走到了终点，只是结束了在各

种原因中徘徊，找到了解决慢性疼痛的初步方案。慢性疼痛的研究应该从新的起点开始。

目前，世界各地研究慢性疼痛的各种机构相继建立。有的称呼不加慢性疼痛，但实际是慢性疼痛，因为急性疼痛是病因明确，治疗疾病或损伤为主要目的，在疾病或损伤得到控制和治愈后，疼痛自然解除。而在这些疾病或治疗需要止痛时，也是任务明确，直接镇痛。当然，还可以研究比现代更好的镇痛药物、方式方法。不过，目前的研究主要是针对慢性疼痛的。而且慢性疼痛已经与神经内科学、麻醉学、放射介入治疗学、骨科学等关联起来，关联起来的原因仍然是为了镇痛。美国始于 20 世纪 30 年代由这些学科的疼痛分支融合而成一门新兴的边缘学科。有人介绍说，1976 年美国在《医学世界信息》上介绍美国有 17 个有关疼痛治疗机构。1977 年美国麻醉学会统计就已超过了 200 个。近十几年，在影像学、电生理学、神经生物学和计算机技术飞速发展的推动下，疼痛医学发展迅速、成长极快且成绩斐然，至今已在全球范围形成规模，成为一个新的医疗专业。不容置疑，这些研究机构的研究不可能绕开病因。远伤的发现，使疾病明朗、简单起来，对身体不同部位出现的慢性疼痛和所有其他症状，可以系统、统一研究。

3、减少医学上一些难题和误诊

远伤发现之后，疼痛也好，痉挛也好，还是其他异常感觉等各种病症，它们的发生就真相大白了。许多棘手的问题和误诊就应该减少。

"患者头痛，医生头大"，"患者一说眩晕，大约会让十几个科的医生都犯晕"，象这些见诸报端的棘手事，在认识远伤病后，应该不会再出现。

有人说，"成年人有 30% 的人有慢性疼痛，而这些慢性疼痛有 30% 是查不出原因的"。从这里我们知道，医学对慢性疼痛，有 30% 诊断不出病因，有 70% 误诊成非远伤病。认识远伤病之后，再不会死死地围着某一个症状走不出华容道。诊断不明和误诊就应减少。

4、减少和避免一些不必要的医患纠纷

医学界有人说"现在骨科手术中，最新的理念是如何管理好病人的疼痛，因为骨科病人大多主要症状是疼痛，治疗后疼不疼是判断治疗是否有效的主要指标之一，很多医疗纠纷也因疼痛难忍而起。"确实是这样，从报道中我们了解到"膝关节置换，骰骨头置换手术后疼痛被很多患者形容为'痛不欲生'"，腰椎手术后"疼痛太折磨我了，活着真痛苦，现在我连死的心都有了。"

由于医生和患者都不知道有一个远伤存在，而对患者身体上可见性或影像显示的异常采取手术或置换后，病症未除或反而加重这个现象，双方都不知道怎么回事。医生找不到病，患者深感病痛和委屈。矛盾双方都因为不知道是这个隐秘的远伤在作怪，冲突由此而生。但一旦明白了远伤病，医患双方心里都清楚，问题可得到解决，也不会产生无法解释的现象，误会的东西也就少了，冲突就可避免。

远伤病是整个人类一直存在的疾病。在远伤发现之后，其认识和检验并不困难，凡是那些已经经过医生之手"治愈"了的患者，或正在临床中治疗的患者，或还没有治疗的疼痛患者，或还没有明显病症的人，只要用远伤病检查和治疗，就会见到它深藏的面孔，就可以清除病理物，就可以较快解除慢性疼痛。

远伤病并不是人类必然存在的疾病，只要我们高度重视和防范，正确处理，远伤病就不再会是一个广泛性的疾病了。要让全人类过上一个没有慢性疼痛病症的日子，还需要全人类长期不懈的努力，预防和治好远伤病。

有人感叹，"止痛，我们落后 40 年"。不要妄自菲薄，不要纠结。止痛，毕竟还是停留在对慢性疼痛这个症状上的不得已的

认识治疗远伤病 告别慢性疼痛

措施。而我们现在已经发现了远伤、认识了远伤病。在我国，实际已经开创了治疗发生慢性疼痛的疾病的先河，而不再是"镇痛"。

科技只有转换成生产力，才能给人类带来利益，医学发现只有进入临床实践，也才能给社会和患者带来利益。权威人士说，"慢性疼痛的发病率占了人群的30%"，基层医疗工作者说，"每天临床上接诊的患者绝大多数都是为了治疗疼痛而来[4]"。慢性疼痛还只是远伤病的一个主要症状，实际对远伤病来说，发生的症状还更多，这个比例还要大些。可见，如果还是不了解和认识远伤病的话，这么多的患者和就诊者，就不能得到按病因诊断和施治。

无须讳言，远伤病的认识和治疗，我国是否走在世界其他国家前面，要看普及和临床运用。人类会因认识远伤病和解决远伤病带来福祉，人类最终会改变远伤病的形势，让远伤病只是少数个别人的病，也是不难解决的疾病。

参考文献

[1] 曹仁发 中医推拿学 北京 人民卫生出版社 1993:154

[2] 复旦大学上海医学院实用内科学编委会主编 . 实用内科学　人民卫生出版社 2007:1526

[3] 复旦大学上海医学院实用内科学编委会主编 . 实用内科学　人民卫生出版社，2007:2592

[4] 刘有缘 疼痛妙方绝技精粹 山西 山西出版集团 2009：1

第二章 发现远伤和认识远伤病

第一节 慢性疼痛的状况

慢性疼痛是远伤病的一个最主要症状，所以人类一直在与它进行斗争。由于不知远伤，斗争总是停留在镇痛上面，有时虽说是"治病"，也不过是人的主观愿望，实际并未治到病。

一 慢性疼痛的医治状况

（一）不知有远伤

慢性疼痛是一个病还是一个症状，是人们长期讨论的一个话题。为何这个问题难以有一个结论，关键是慢性疼痛很难见到具体病灶，且在多个部位，多种情况下发生，而且不是在一个部位和全部时间固定不变，时好时无，让人捉摸不定。说它是病，不见一切有关病的要素，疼痛只是一种感觉，当没有疼痛这个感觉的时候，又一切是正常的。说它不是病，有时它又是如此顽固，用药物和各种方法，很难解除这个疼痛的感觉，只有在用解决神经的办法才能止住疼痛。人们当然首先会想到，是神经本身出现了问题。但从各种检测中无法发现神经的病理改变，于是人们自然会想到是精神因素或心理因素，让神经出现了疼痛。有的则认为是神经受到挤压而发生了疼痛。发生挤压在体内只有骨骼才有可能，因为在疼痛的部位再也找不到其他组织或器官的病变，而骨骼从影像上是可以隐约见到某些变化的，如增生、腰椎盘突出

认识治疗远伤病 告别慢性疼痛

等。总之，慢性疼痛既有病的特征，又有非病的特征，所以难以有一个断论。

"躯体疼痛亚健康是指以躯体酸痛不适为主要表现，但实验室检查指标正常，或略有改变，无论从症状，还是从实验室指标角度，均不能构成现有"疾病"（身体酸痛不适）的诊断标准，且躯体酸痛不适持续时间达 1 个月以上、经休息不能缓解的状态。"[1] "疼痛是临床上最常见的症状之一，是机体受到伤害性刺激时产生的感受性反应，是人类健康受到威胁的信号，也是引起机体防御和保护的生理机制。疼痛诊治是现代麻醉学的三大组成部分之一，是现代临床医学和社会医学的重要课题之一，疼痛诊疗应以神经阻滞为基础，结合微创疗法、无痛疗法等为疼痛患者解除痛苦。"（现代疼痛治疗模式的（探讨）思考 作者：顾柯闫宇邱）

这不能说是不对的，慢性疼痛确实不是一种病，而只能是一个症状，但这个症状是由一种病发生的，这是人们在未认识远伤病之前不能明白的。所以在学科归类和治疗方法上出现以上的主张。按照逻辑推理，本不应以"麻醉"、"阻滞神经"、"微创"这些方法来治疗的，只是苦于不知道"刺激"缘于何人。

还有一种情况，认为慢性疼痛病症是由另一种疾病发生的，那就是精神病。

"你说你有严重心脏病，但已经检查好几次了，都没问题，你这是思想问题，你意志坚强些，就没事的"。很多家属常常这样对患者说。其实，家属这样说话，不仅对患者的治疗无益，反而会伤害患者。

因为，对患者来说，他们所有痛苦的感受都是真实的，不是装出来的，不是因为自己意志不坚强。有的焦虑症患者的症状很象心脏病，甚至比心脏病还要心脏病，有的焦虑症表现为腰痛之力，每次来看病都坐轮椅，有的焦虑症表现为怕冷，夏天穿棉衣来看病，可以一粒汗都没有。

小提示：焦虑症患者的内心是怕死的，这也是他们不停地在内科，外科看病，不停地做各种检查的潜在原因之一。相反，那些在内外各科长期反复检查无明显异常，且治疗效果也不好，或病情反反复复的，也多为焦虑症，或焦虑相关疾病。所以，心理治疗或在医生指导下的积极的自我调整很重要，药物治疗虽然也重要，但不能单靠药物。"[2]

将远伤病看成精神的"隐匿性抑郁症"、"焦虑症"，甚至称其为躯体形式障碍。这是有失公允的。将检查阴性，医生根据检查不识其病时就归于精神病，不但对慢性疼痛毫无裨益，还给患者增加了新的心理和精神负担。一些疾病不知病因，检查不出原因，缺乏治疗手段，只能归咎于目前医学不够发达，医学应该进行努力研究，而不是推给精神病了事。明明是具有具体病灶的疾病，明明是可以很快治愈的疾病，而说成是精神病，并认为"内心是怕死的"，确有些风马牛不相及。这种惴测病的"诊断"结果给患者造成的伤害是很大的。有一患者40年来面部异物感，诊断不出病，虽说没有诊断为精神病，但在别人心中有看法，后在患者讲述最明显的脸颊处切开一条大口以验其病，当然验不出病。但在远伤病揉摩时，面部严重的远伤不得不叫你伤心，这么历历在目的疾病，几十年却被认为无病。江西某地一位咽异感症、胸闷、手臂跳动、头痛头晕患者，从2001年起，一直被诊为"躯体形式障碍"，曾住院治疗三次。缺乏自信心，自悲感严重，不愿与熟人交谈，心情极度苦恼。2012年5月来治疗，均在异常感觉处见到实质性病灶，症状也立即消失，才知道自己根本就不是什么精神病，心情马上好转。

认识治疗远伤病 告别慢性疼痛

有人认为"躯体形式疼痛障碍","是临床心理科常见病，主要表现为全身各部位的持久性疼痛、不适，但医学检查没有发现疼痛部位有任何器质性病变。典型的疼痛部位有面部痛。腰背痛，慢性盆腔痛，疼痛可位于体表。深部组织或内脏器官，性质可为模糊钝痛、胀痛、酸痛或锐痛。有时也会合并怕冷。皮肤感觉异常，如发麻、针刺感等。由于这类疼痛往往与心理因素或情绪冲突关系密切，多数患有抑郁、焦虑、心烦、失眠，并与躯体疼痛症状互为因果，形成恶性循环。所以，当发现不明原因的疼痛时，应考虑到心理科就诊。"[3]

在门诊遇到一些女患者，她们常多个部位难受，疼痛，或说不出的不适，但经多家医院胃镜，彩超，心电图，CT，核磁等检查，均未查出器质性病变，或仅是浅表性胃炎，但按胃炎治疗几个疗程，就是不见好转，有的还觉得越治越重，花了不少钱，但病情不见好转。

纠结的是总查不出问题，家人会认为她们是"没病装病"，本来就很难受，心理负担加重，病情也会加重。那么她们到底得了啥病呢？经精神科大夫诊断，她们得的是"躯体形式障碍"，这病多见于女性，主要表

现躯体一个或多个部位不适，多数称为"隐匿性抑郁症"，经心理和药物治疗，多数人的全身不适会有好转。[4]

持这种观点的人在心理和精神医生中比较多一些，他们甚至还认为，是其他科室"隐藏抑郁患者"，以为这些患者本属抑郁患者，不该在其他科室医治。那么是一些什么症状呢？最近有一篇报道写了患者的描述，"大夫，我经常浑身疼，而且是串着疼，用了好多办法都不管用。"、"我每天一睁眼就心慌，老感觉有东西压着似的。"、"我肚子凉得跟揣着一块冰似的，这个月吃了几十服中药都不见好，现在根本上不了班。"这样的患者经常

遇到，而在他们看见揉摩出来的远伤后，深有感慨地说，要是不到这里治，也不是说成抑郁症。

一般的说，文献对远伤病的认识还是比较慎重，大多时候还是"病因不明"。

现在有一种趋势，在医学上诸多病因不明的疾病，到了具体临床上，却病因确切了，"骨质增生"、"腰椎盘突出"、"压迫神经"、"焦虑症"成了某些疾病的常见结论。影像设备所反映出来的变化，就直接成了疾病的病因，倘若真是这样，那么医学真的进入了影像时代，只要用影像设备一检查，就什么都明白了，医学岂不发生了翻天覆地的变化，实在是太乐观了。

如果解决了疼痛是不是病的问题，那么疼痛是一个病还是多种病，也成了人们不能肯定的问题。从目前的医学来看，疼痛不但是一个病，而且不是一个科目里的多个病，有的文献就把三叉神经痛、坐骨神经痛、头痛、胸廓出口综合征、臂丛神经炎归于神经系统疾病类，将骨关节炎归于风湿性疾病类。

崔天国、王文奎主编的《全科医师手册》则把面肌抽搐、三叉神经痛、坐骨神经痛归于神经系统疾病类，把肩腱袖病、肩周炎、网球肘、棒球肘、骨性关节炎归于骨科疾病类，头痛则作为一种症状来处理而无法归于那类病，白癜风、斑秃则作为皮肤疾病类。

还有更多的不同病因意见。

缺钙的认识也是其一，"缺钙确实是腿抽筋最重要的原因之一"。还有"骨质疏松"、"退行性变"。也许这些意见作为诱发的因素可能还有正常的一面，但没有得到临床证实，而作为慢性疼痛的病因，显然是在考虑疾病的原因时，医学也讲到"伤"，但那不是远伤病的概念和定义。如"脑外伤后遗症"，"须有下列依据：有明确的颅脑损伤病史，上述症状发生在外伤以后；临床表现主要是大脑皮层功能减弱的症状，或伴有植物神经功能失调；…"。扭伤及劳损，"扭伤通常指韧带损伤，劳损指肌肉损伤，扭伤与损伤往往同时发生，踝关节和膝关节扭伤和劳损最为常见。"其症状"受累关节疼痛、肿胀或压痛，活动受限"。"是因关节外伤后，或肩关节周围软组织退行变。""是因反复牵拉收缩、筋膜劳损"。"本病病因未明，可能与病毒感染有关，亦有人认为胸肋关节韧带慢性损伤是其主要原因。"而这些伤的诊断，除开看得到的，都需有"明确的损伤史。"也就是说，时间不是太长的，或一直缠绵未"愈"的，在人们头脑中记忆犹新的损伤，才是考虑的方面。

远伤确实不再是软组织损伤，软组织损伤也不是远伤，只是因为它们之间有因果联系。远伤病的一些症状和表现，软组织损伤并不存在，如无力、异常感觉；软组织损伤的一些症状，远伤病也不存在，如红紫肿伤。

现在不管有多少病因认识，恰恰都远离"远伤"这个病因，可见人们真的认为软组织损伤好了就一切烟消云散。

从一症多名上也不难看出人们不明远伤病。软组织损伤作为看得见的、知道的疾病，有"筋伤"或"软组织损伤"的名词；迁延未愈的，或过一段时间又出现症状的软组织损伤也有"陈伤""宿伤""老伤"的名词。而作为看不见，早已被人们置之脑后的、十几年几十年才再次"施展淫威"的远伤病，不但没有一个名词，也没有这样的概念。

正如西医目前认识的："以影响关节、骨、肌肉及有关软组织和内脏血管及结缔组织成份的各种疾病属风湿性病。其临床表现多样，与多学科相关，长期以来分散在内、儿、皮肤、神经、骨科等诊治，这类疾病的发病率高，严重危害人民健康。"[5]这里所说的就有大部分远伤病，而远伤病作为一个专门的疾病则不会有这么零乱。远伤病病理应该算作神经科疾病，按位置应该算作皮肤科疾病，按病因应算作伤科疾病。

中医比较集中地将部分远伤病定名为"痹症"，因为不能确定其病因，也无法知道是某种疾病，所以还是叫"症"。但它毕竟是一种病发生的，于是医家开始用"风湿病"来称它。但是它是从错误的病因出发而根据病因取名的，同样给人造成误会和误导；另外，"风湿病"也不是把远伤病诸多的症状包括在内，如头痛，三叉神经痛，梅核气，奔豚和一切并不是疼痛的其他异常现象。痹症产生的行、痛、著痹，均是以疼痛为主要症状和现象，并认为这些不同的疼痛是不同的风寒湿引起，而不明是同一种疼痛；另一方面，又将非远伤病的其他疾病包括在内，如大骨节病、结核性关节炎等。并将一些内脏病也名为痹，如肝痹、心痹、脾痹 肺痹、肾痹、肠痹。虽"风湿病"不含此义，但风湿病包括之病也甚为混杂，且被西医作为其他疾病用名，如风湿性疾病。

远伤不是自己悄悄产生的，也不是没有时空的虚拟物，而它发生的症状毫不遮掩地表示它的存在。人类为何不知道有远伤？问题出在对软组织损伤愈后的表象上，皮肤正常了，症状消失了，而且在相当长的时间内消失。这样就给人们一个信息：软组织损伤愈后，这个损伤也就结束了，于是人们便得出"大多数可以痊愈，不留任何并发症[6]"，"可望获得完全治愈而不留任何后遗症[7]"这样的结论。

这种判断的错误，足够把我们的注意力从一个存在的事物面前引开。

而对远伤发生的症状的病因，过早的得出了"风寒湿三气杂至"结论，又足以阻碍人的再思索。而当代出现的一些作法，又从医检设备中发现了"压迫神经"理论和"检查阴性"推论，把我们更远地带离了远伤病。

（二）慢性疼痛病症诊断错综复杂

病因不明，诊断不可能不复杂；不认识远伤病，就无法弄清

认识治疗远伤病 告别慢性疼痛

慢性疼痛病症的来龙去脉。在诊断中出现扑朔迷离，理不出头绪的情况是免不了的。

在中医和民间，"风湿"这个词已经代替了"痹症"，因为所有的人都认为，痹症的病因就是"风湿"。依照这一病因产生的各种认识以及治疗方法和手段，广泛指导和应用于痹症的临床中，凡是对痹症的论述或诊断，无一不是重复"三气"之说。这是中医早期的认识，现在，这些认识有什么变化没有。我们看看1998年出版的"中医诊断学"的诊断提示。头痛，"引起头痛的原因极多，无论外感、内伤、虚实诸证，均可导致头痛"、"如头项痛属太阳经，前额痛属阳明经，头侧痛属少阳经，头顶痛属厥阴经等"。胸痛，"若心肺发生病变，如阳气不足，寒邪乘袭，瘀血阻滞，痰浊停阻，火热伤络等"，"心痛彻背，背痛彻胸，多属心阳不振，痰浊阻滞的胸痹......"。胁痛，"故胁痛一般属于肝胆病变。"背痛，"故背部中间骨作痛，多属寒湿痹证；若脊痛不可俯仰者，应考虑督脉损伤之可能；背痛连及项部，一般是风寒之邪客于太阳经输；肩背作痛，常见于风湿阻滞，经气不利。"腰痛，"腰痛位于中间脊骨部或腰骶部，多属寒湿痹证，或是瘀血经络，亦可因于肾虚；腰痛以两侧为主者，一般属于肾的病变，......若腰脊疼痛连及下肢者，多属经脉阻滞。腰痛连腹，绕如带状，为带脉损伤。"四肢痛，"多由风寒湿邪的侵袭，或由湿热蕴结，阻滞气血的运行而引起。亦有因于脾胃虚损，......肾虚。"周身疼痛，"新病感受外邪所致者，常见于风寒表证或风湿表证；亦可因感受暑湿疫毒，而致身痛如被杖者，......若久病卧床不起而周身作痛，多由营气不支，气血不畅所导致。"分析的有部分是诱发原因。

再在疼痛的性质上，又分为"胀痛""刺痛""走窜痛""固定痛""冷痛""灼痛""绞痛""隐痛""重痛、酸痛""掣痛""空痛"。认定"上述各种不同疼痛，各有一定的病因、病

机 ..”。将同一种疾病和同一种疾病出现的症状表现，看得如此复杂，且认为是不同病因病机。

在具体治疗过程中，诊断尤为复杂。不但将远伤病在各个不同部位分别诊治，就是在同一部位又根据各个不同症状分别诊治。在一般的诊断中，同一远伤病或主要是远伤病就按部位和症状分成众多病来加以诊治，而每一个不同部位和不同症状均有自己的辩证诊断，虽说不明病因所作出这些复杂的诊断，但这些辩证也确实是广大中医认真观察的结果。这些辩证与诱发远伤病的身体状态有着相关的联系，有时纠正了身体状态中的某一偏差，也就解决了远伤病的暂时病症。但辩证施治，诊断不同于设备仪器检查，无一定硬性指标，主要依靠医生的判断。同时，身体状态出现偏差往往并不是单一的。如头痛就要诊断是风寒头痛、风热头痛、风湿头痛、肝阳头痛、肾虚头痛、血虚头痛、气虚头痛、痰浊头痛、瘀血头痛 9 种之多。可想而知，有的身体状态，并不是短时间就可以改变过来的，即使我们的医生辩证正确，治疗有效，这些病症也要持续一段时间，要想尽快解除病人的痛苦则难以做到。还有的情况，无论你怎么辩证，用药仍然无法解决问题，就像用止痛西药也无法止痛一样。就是我们认识了远伤病，了解了它的一些特性，也还是没有全部掌握它的发病机制，身体状态改变只是诱发远伤病的一个方面。

现代医学对头痛的诊断更为复杂，“头痛是医学诊断中分类最多的病症，新的头痛国际分类标准（2004 版）将头痛分为 14 个大类，再依据临床症状或病因的差异细分为 200 余个亚类。”[6]要在 200 个类中找准类型，实在是“剪不断，理还乱”。

现代医学无痹症之说，也不了解远伤病作为风湿病的错误，正如现代医学所言“风湿性疾病的病因和发病机制多样，许多疾病的确病因尚未阐明，至今无完善的分类”。[7]

由于对原发性 OA “病因尚不清楚”，所以也将远伤病的骨

认识治疗远伤病 告别慢性疼痛

关节炎病放入风湿性疾病之中加以诊治。

在诊断中，对身体各部位出现的远伤病主要疼痛症状，分析可能诊断的疾病众多，而远离远伤病。如仅背痛可能诊断的疾病有32种：胆囊疾病、胰腺炎、肾癌、肾囊肿、肾结石、睾丸癌、子宫脱垂、前列腺癌、膀胱炎、膀胱结石、子宫颈癌、子宫肌瘤、子宫内膜异位、主动脉瘤、播散性血管内凝血、椎间盘突出、强直性脊柱炎、脊术侧凸、脊柱结核、脊柱狭窄、脊髓损伤、脊髓肿瘤、扭伤与劳损、多发性骨髓瘤、畸形性骨炎、骨质疏松症、维生互D缺乏病、化脓性骨髓炎、肾盂肾炎、盆腔炎性疾病、甲状旁腺功能亢进、纤维肌痛。

人们知道，远伤病可以伴随身体上的病理变化和生理变化出现症状，上面列出的这些病症，可能是在临床中观察到的，实际这些病的出现，也不一定非有背痛不可。在其他部位的疼痛可能诊断的疾病也分别为多种：关节痛28种，腰背痛14种，颈痛12种，肩痛13种，臂痛16种，肘痛14种，手痛15种，髋痛10种，膝痛14种，小腿痛15种，踝痛13种，足痛21种，骨痛9种，肢体麻木18种，头痛22种。[8]

这种情况的出现，给远伤病的诊治造成了极大的困难，可想而知，倘若有背痛的一位患者，要诊断、排除可能的32种疾病，既耗时日，又浪费金钱，即使诊出其中所列的某种疾病，而真正疼痛的疾病仍未正确诊断出来，解除疼痛的措施和手段仍会效果不佳，达不到迅速解除患者疼痛的目的。

那么背部的远伤病疼痛，在明白远伤病之后来诊断，情况又会怎样？不需要任何设备、仪器，按照远伤病的诊断方式，即刻就能诊断出来。纵使背部疼痛有远伤病，身体又有其他疾病，诊断起来困难也要小得多，而全面排查，也属体检的范围了。

再是在各个常见疾病的述要中，也依然是将身体上各处的远伤病以别的病来论述，如作为神经内科的三叉神经痛，说到病因：

"病因尚不清楚，可能为致病因子使三叉神经脱髓鞘而产生异位冲动或伪突触传递。"在预防上："目前尚无方法可阻止三叉神经痛的发生"。治疗处于：内服药物。封闭、经皮半月神经节射频电凝、手术。作为外科的骨关节炎，认为是"一种特发性退行性变和继发性骨质增生"的慢性疾病，说到病因也只能说："发病原因还不完全清楚，涉及全身和局部许多因素，可能是综合因素引起"。

在各种报刊杂志中，凡是在远伤病上发表意见的，基本是个人见解，并不是出自发现和实验，如一篇"关节发凉警惕骨质疏松"的文章，写到："很多骨质疏松患者不吹空调也会有'浑身冒凉风'的感觉，尤其是关节部位，经常凉飕飕的。其实，这正是骨质疏松者常有的表现——明明身上热得出汗，下肢却很冷。除此之外，这类患者还会有浑身乏力、肌肉抽动等现象。"在讲完了疏松的理论之后说，"如果出现上述情况切勿轻视，应及时去医院做全面的检查。因为除了骨质疏松，其他疾病也可能出现这一症状，如甲状腺机能减退、纤维肌痛综合征、风湿性多肌痛、免疫力低下等。"

诊断手段最多的是影像设备，因为已经将部分远伤病看成是骨骼疾病了，所以动辄就是影像检查，骨质增生，腰椎盘突出是常见的"病因"。按照这个诊断，病人比医生还要深信不疑，在心理上时时都想到自己的骨骼出了问题，想到神经受到压迫。

"压迫神经"理论成了慢性疼痛的主要原因，但是压迫神经理论还值得商榷。先不说这些慢性疼痛是不是因压迫而痛，问题是神经会不会受到自身组织压迫而疼痛。脑瘤挤压视神经而失明，难道没有压迫神经，但没有疼痛出现。测量血压时，压力足使动脉血管断流，出现的不是疼痛。身体任何部分组织出现的对神经压迫，其压力也不可能超过量血压时的最大压力。就是达到这种压力，出现的不是疼痛，而是短暂麻木，继而是周围组织坏死，

认识治疗远伤病 告别慢性疼痛

因为没有了血液的供应。即使外界的压迫，如果不是达到软组织损伤，也不会有疼痛，而神经对自身的某些组织病变出现的占位挤压似乎更有亲和性，不出现疼痛。

有的医生认为，"绝大多数失眠和全身莫名的疼痛都不是疑难病，在精神科医院，最常见的就是抑郁症"。"全身莫名疼痛亦如此，尤其是进入老年，查颈椎可能有颈椎病，查胃可能是萎缩性胃炎，查头可能有脑动脉硬化，若对症治疗无效，恐真正病根在心里，…对于心理障碍患者，若能到心理科和精神科就医，很快就能得到准确的诊断，对于治疗就能见效"。所谓"准确的诊断"，只不过是医生的意见，任何人也改变不了慢性疼痛处远伤存在的事实。"治疗就能见效"临床上并不多见，有的以精神、心理诊疗多年的患者，失眠与莫名的疼痛依然如故，只是得到远伤病的诊疗之后才真正好起来。可见在诊断上的误区有多少。

（三）　慢性疼痛病症治疗艰难

远伤病既然不为大家所知晓，而它又客观存在，它发生的主要疼痛症状，对人们造成痛苦，人们不得不采取措施对付它。不明其病，治疗方法难免具有盲目性。盲目性带来结果无非三种，一是"病不辨则无以治，治不辨则无以痊"，二是把治疗方向对准神经，三是在治疗目标上张冠李戴。在现实临床中，凡属远伤病，都是久治不愈，往往按照远伤病治疗在一小时之内治好的病，按其他病治疗则经过多少年而罔效。或是按其他病住院治疗十天半月不能缓解疼痛和改善行动障碍的，按远伤病治疗却是顷刻之间的事。如骨关节炎"至今尚无逆转或中止本病进展的药物"，但远伤病的治疗却可较快恢复关节的正常功能。

为了止痛，对神经施治是常用的手段，将治疗方向指向非病，服止痛药、封闭，珈玛刀等是现代医学常用的方法，常违背"去邪而不犯无过之地"的原则。

因不明远伤病，又被远伤病特征所迷惑，常常误诊错治。由于病位诊断不对，治疗时把另一组织或器官李代桃僵。

远伤病的替罪羊最多的是关节、骨骼。

美国置换关节 1997 年达到了 40 万例。我国每年 20 万。

吕厚山教授曾做过调查，我国有骨性关节炎的人数占总人口的 3%、类风湿患者占 0.3%、强直患者约占 0.3%，这几千万人虽然不一定都要做手术，但需要手术的人数最少是实施手术人数的 10 倍以上。现实中更可怕的是：不该做人工关节置换手术的人却做了。

"在全世界范围来讲，骨与关节疾病永远都是常（经常）、多（人数多）、普（普遍）的疾病。"

这个常、多、普的疾病，无疑是远伤病，远伤病不是关节病，是无须去动关节的。

还有关节清理术，"仅在美国，每年就有 65 万人做这种手术"。我们知道，医学界已经通过临床证实，这些手术并没有出现预想的效果，相反，与不做手术的效应是一回事。

在我国，利用远伤病特征来暂时缓解或止痛的各种方法被广泛应用，确实为远伤病做了一些缓冲的工作。尤其是中药的应用，发挥了一定的作用，为一部分患者求得一个短期的安宁，有的还是一个较长时间的安宁。不少患者就是应用中药治疗之后，原来的疾患"好了"，多少年都没有发了。当然这终究没有根治远伤病，我们调查以往服中药治好了的患者，这些人有的"复发"了，有的还平安无事，但给予揉摩治疗时，原疾患处远伤病病灶还是毫无遮掩地显现在我们面前，治后也是感到轻松多了。

人们根据一些认识理论依据进行的治疗是否出现了转机？答案是否定的。

当前治疗膝关节炎的成功病例介绍，也仍无根本改变，如中医研究杂志介绍的《中药加手法治疗膝关节骨性关节炎 78 例》中，尽管在 78 例中治愈了 21 例，占 27%，但作者还不得不承认

认识治疗远伤病 告别慢性疼痛

"所有的治疗方法都只能暂时缓解病程的进展"。[9]

千古疼痛不识君，当一个事物未被人们认识之前，人们对它所进行的工作是很难取得预期的效果的，人类对远伤病所进行的治疗，也不会例外。至今还停留在对付远伤病的一个疼痛症状上的"镇痛"。关节炎仍是美国的三大普遍的常见病和多发病之一，对它无可奈何。在我国，中医将它叫做"顽疾"，人们听"风湿"摇头，中药里最具毒副作用的药物用来对付"风湿"，大多数人反为所伤，风湿照样肆虐。如说到骨关节炎，医学上的回应是"至今尚无逆转或中止本病进展的药物"，远伤病的患者，切身感受到医学上的无助。

（四）意识到诊治失误

医学在通过临床实践和总结，认识到采取的诊断治疗措施不尽人意，没有达到应有的效果。

现代医学检测设备日益增多并没有给远伤的发现带来希望，相反，远伤病反而陷入了另一种窘况。人们一方面对风湿深信不疑，一方面又对现代仪器设备迷信不二。远伤病患者正受到传统的和现代误区左右摆布。医学界对 MRI 出现表现出极大的希望，"不幸的是，这项技术可能使问题变得更糟。"医学科技是不会有任何错的，应该说，是人在医学科技面前的认真态度问题。当病因还没有弄清时，不要图省事，就在设备仪器所捕捉到的一星半点面前如释重负，得出结论。正如美国学者说的，"眼见为实，但如果我们看到的，只是技术所能呈现的东西，那些我们信以为真的真实也许是完全错误的。"疾病的复杂性和多样性，往往给我们制造诸多假象，人体生理的全过程，也不是千篇一律、无丝毫变化的。

90 年代美国学者就意识到那些以骨质和关节为对象的诊断是一个失误，并采取了认真的临床对比实验，结果发现果不其然。Moseley 在对照关节清理手术的效果与不做手术的效果时得到证明："完全没有差别"。

我国学者也开始意识到 MRI 等给慢性疼痛带来误诊误治。
我们听听这些专家的解释：

"我们平常所说的腰椎间盘突出，是指腰椎间盘向侧后方或正后方突出压迫后方神经根，引起坐骨神经痛。

腰椎间盘上下是椎体骨，相当坚硬，但与椎间盘紧密相连的软骨板（也可将它看作是椎间盘的上、下面）却比较薄弱，故可以能发生破裂。椎间盘可由此裂口突进椎体内，引起慢性压迫，造成椎体上或下缘半圆形凹陷，在普通 X 光照片上即可看出来。医生将它特称为"许摩（Schmorl）氏结节"，有的医生将它也算作腰椎间盘突出症的一个类型。但它既不会影响椎体负重，更不会压迫神经引起疼痛等症状，完全不必处理。

少数情况下，腰椎间盘也可向前方突出。腰椎盘前方是动静脉主干和腹膜后组织。动静脉主干管壁相当厚，十分坚韧，不像神经根那么"弱不经压"，与腰椎也不是帖得很紧；腹膜后组织没有神经根，也不怕压，所以不会引起任何症状，故腰椎间盘向前方突出也不碍事。"

"除了腰椎间盘突出外，腰痛原因颇多。你的腰痛症状可能是由其他原因引起，应查明病因后再采取治疗措施。"[10]

杨述华教授认为"椎间盘膨出不等于突出。""突出不等于突出症。有一部分患者存在腰椎盘突出，但并无邻近的神经根刺激或压迫症状，就不能诊断为腰椎间盘突出症"

田纪钧教授也指出，"对腰椎间盘突出这种影像学显现的病理改变本身是否引起腰腿痛，学术界的观点并不一致"。并从临床实践中了解到，"从手法治疗的临床实践中不难看出，不涉及腰椎间盘突出本身，仅治疗肌肉等组织损伤，同样可以消除腰椎

认识治疗远伤病 告别慢性疼痛

间盘突出的症状，而复查的影像学显示突出并未还纳或缩小"。

再看看骨质增生的说法，有的人把一些病痛统统归属于骨刺，有的患者一提到骨刺就心情紧张、忧心重重，总认为骨刺是可怕的，担心会瘫痪，这完全是没有根据的。首先，骨刺在病痛之前就已经有了，而病痛可以治愈，骨刺却依然存在；第二，有的人有相似的病痛，照片却没有发现骨刺，有的在体格检查时发现有骨刺而没有病痛。这说明病痛与骨刺之间并无对应关系，也无因果关系，不能把它们直接联系在一起。

虽然照片检查也可能发现骨刺，但是治疗并不是针对骨刺的，现还没有把骨刺切除就能治好这些病痛的方法。

目前尚未发现有任何药物或仪器能够消去"骨刺"。其道理很简单，增生骨质和正常骨骼结构相似，成份相同，如果真能够将骨刺"消"去或"化"掉，那么，人体的所有骨骼岂不是同时也被"消""化"掉？[11]

吴海云指出关节清理术"并没有什么效果"，一些医生在临床中也注意到目前医学上的一些不正确认识与治疗，田纪钧教授在膝关节骨性关节炎的治疗中体会和认识到"生物力学认为，关节周边软组织损害造成力学平衡失调是根本原因，而关节的软骨及软骨—骨的破坏是继发的病理改变，临床症状的出现不是来源于继发的病理改变，而是由关节周边软组织损害引起；为此，治疗应以关节周边软组织损害为主。"

不少人虽有清醒的认识，发表了自己的观点，仅管这些观点是正确的，但还不能影响到医学上的主流观点，不能改变慢性疼痛治疗现状。是因为这些不同观点，只是个别人的认识，也没有象美国医学界做试验来比较。就是做过比较，还是因为没有发现具有说服力的可否认错误说法的事实。法国启蒙思想家、哲学家拉海特里说："观察实验所否定的东西为假"。现在远伤病的观察实验应该可以肯定哪些和否定哪些了。

斯坦福大学教授兼疼痛科副主任肖恩.麦基博士说："我的很大一部分工作，就是教人们怎样解读 MRI 图片，医生和病人被这些轻微的椎间盘问题缠住，不再思考引起疼痛的其他原因。我提醒病人，完全健康的脊柱，只能在 18 岁的人身上看到。忘了 MRI 图片吧，它展示给你的东西，可能并不重要。"

尽管这样，还是有为数不少的医生不会这样做，"他们想找到疼痛的理由，这样可以给病症一个明确的解剖学原因，然后就可以进行昂贵的手术治疗。"纽约大学医学中心临床康复教授约翰.萨诺（John Sarno）博士对这种状况说："现状让人觉得耻辱"。（以上引句 [12]）

我们应该克服急功近利的思想，这样可以避免许多浮躁和明显的错误。目前意识到的失误，也只是少数认真和实事求是的学者，发现了"事与愿违"，他们也并不是知道和认识了远伤病。但对这部分人来说，认识和掌握远伤病只是时间问题了。总的说来，人类从镇痛到治疗疾病，还有很长的路要走。

二 慢性疼痛病症对人类的危害

先看看慢性疼痛与我们相处的情况。

据披露，中国内地四十岁以上的人群中，每一百人就有四十六个患有原发性骨关节炎，而七十岁以上发病率则接近百分之百。北京积水潭医院骨科研究所薛延教授指出，目前公众对骨关节疾病防治存在五个误区：传统医学把各种骨关节炎通称为"风湿"，认为环境寒冷潮湿等是诱发原因；由于该病至残率高，传统药物治标不治本，常治常犯，便以为是无药可治的不治之症；以为是小病，不重视治疗；只采用按摩、牵引、理疗等辅助治疗；盲目补钙、锌等微量元素等。这些都妨碍了对骨关节病的科学防治。

（家庭医生报 091019/1 本报综合：42 期 一周医讯）

据统计，80%的成年人有过腰痛史，我国腰椎病患者已突破2亿，发病率仅次于感冒。据专家介绍，在门诊中，腰痛患者占骨科门诊患者的 1/4 以上。因治疗有难度，很多腰痛病人无法准确诊断。[13]

"颈肩腰腿痛作为临床常见病、多发病已成为世界上发病率最高的职业性疾病。其发病率逐年上升，年龄呈低龄化趋势发展。颈肩腰腿痛患者检测中，66%患者有不同程度的骨质疏松。在颈肩腰腿痛患者中会有不同程度患有骨质增生。发生骨质增生后，就会导致骨关节的生物力结构发生改变，局部软组织损伤，从而更加容易发生颈肩腰腿痛的发生。"

"几乎人人都有过头痛，治疗也是很棘手的"。偏头痛，发病率 3.7-13.5%，是头痛的 1/4，女性为男性的 2-4 倍。

有数据表明，全世界每天约有 550 万人在忍受着癌痛的折磨，中期癌症患者 50%伴有疼痛，晚期患者中 70%—90%会经历疼痛，癌症疼痛治疗不足已成为一个世界性的公众健康问题。

人体中没有哪一个组织或器官，会受到象皮肤这样多的外物挤压损伤，当我们在外表上看来好好的皮肤，其实只是表皮。而当我们用揉摩方法使这些远伤显现之后，才发现我们确实未保护好自己。

我们根据揉摩发现，人体体表皮肤的完好程度令人担忧。

人体皮肤只分损伤多少，没有损伤可能少有，实际全身体表皮肤 30%损伤者不在少数，有的损伤占到 60-70. 绝大部分远伤在中年时就已经存在，以后偶有事故、家庭暴力等也会产生。

远伤病既然不为大家所知晓，而它又客观存在，人们不得不采取措施对付它，治疗方法难免具有盲目性。盲目性带来的结果，是将所有治疗避开了疾病而落在我们自己正常的机体上，正常机体往往受到不明不白的侵犯，在远伤病的临床治疗中使用手术的事仍不少发生。

远伤病给人们的危害未必就只是疼痛和一些可感受到的症状以及肢体行动困难。实际就是没有出现明显症状和表现者，远伤病也在给我们机体带来一定负面影响。可能还在中风、癌症等等其他方面产生了一定的作用。它的疼痛直接影响着人类寿命和健康质量，尤其是老年人的生活和生命质量。"美国科学家研究发现，50多岁的慢性疼痛患者跟80多岁没有疼痛的老人体力相当。也就是说，慢性疼痛让人比同龄者老了几十岁"。

顽固性慢性疼痛导致机体各系统功能失调、免疫力低下而诱发各种并发症，严重影响了患者的健康。当疼痛使人丧失工作能力，致经济收入下降，进而使人格的独立性受到威胁时，病人就会感到生活失去乐趣和意义，从而导致家庭破裂、自杀甚至危及社会。

那么，远伤病对人类生活和健康的影响到底怎样？我们引用一些简单的统计资料和报道来看看。

——你知道人类健康的头号敌人是什么吗？也许你会说是癌症或艾滋病，其实都不对。据世界卫生组织的调查，人类健康的头号大敌是疼痛。几乎每个人在一生中都碰到过折磨人的疼痛。有时疼痛要持续几个月，甚至数年缠绵不绝，这种慢性疼痛会给病人带来很大痛苦。大多数慢性疼痛患者都会变得精神抑郁，他们的生活习惯都因疼痛而发生变化，那种挥之不去的痛感成为他们生活中最重要的部分，痛苦不堪。越来越多的慢性疼痛患者失去了工作，因为他们不能像正常人那样工作和生活，有的人甚至因忍受不了疼痛而自杀。据专家估计，在北美，大约有4000万人受到慢性疼痛的折磨，而全球范围内遭受这种痛苦的人更是不计其数。

病人看医生最常见的原因就是慢性疼痛。

——据世界疼痛研究会统计，在发达国家，受慢性疼痛困扰人口的比例占总人口高达30%；在美国，约有8600万人患有不同程度的慢性疼痛，占总人口比例为35%。据美国劳工部调查表明，美国每年因慢性疼痛丧失的工作时间高达400亿小时；因慢性疼痛带来的医疗支付、缺勤和劳动效率降低造成的经济损失高达2700亿美元。而在我国，每3个门诊就诊病人中，就有2个伴有各种疼痛病症或症状，其中仅慢性三叉神经痛患者就多达200余万人。

——据不完全统计，目前世界疼痛的发病率大约为35%～45%，老年人的发病率较高，约为75%～90%。美国的调查显示：偏头痛的发病人数由1989年的2360万人上升为2001年的2800万人，90%以上的人经历过至少1次头痛，头痛延误的工作时间约1亿5千万日，造成的直接和间接经济损失达170亿美元。不仅如此，遵医嘱服药者只占24%；56.9%的患者在药房自购药；85%的患者对医院的治疗失去信心。

——美国医学研究所(IOM)日前发布报告称，目前约有1.16亿美国人受到慢性疼痛的困扰，这一疾病负担每年带来多达6,350亿美元的损失。

——用于止痛的医疗费用在逐年上升；因丧失工作、家庭、尊严而造成抑郁、焦虑、自杀、永久性残废的患者群体在扩大；癌痛病人的生活质量在降低。

——在对中国六大城市的慢性疼痛调查中发现：成人慢性疼痛的发病率为40%，就诊率为35%；老年人慢性疼痛的发病率为65%～80%，就诊率为85%。近年来，用于止痛的医疗费用在逐年上升；因丧失工作、家庭、尊严而造成抑郁、焦虑、自杀、永久性残废的患者群体在扩大；癌痛病人的生活质量在降低。

因此，疼痛不仅是一个世界范畴的医学问题，也是目前我国主要的健康问题之一。

——我国有78%的60岁－69岁的人群、64%的80岁－89岁的人群有疼痛的主诉，并且约有71%－83%的疼痛病人日常生活受到严重的困扰。常见的疼痛疾病有骨质增生、关节炎、风湿及类风湿、癌症、疼痛综合征。由此可见关注老年人的疼痛刻不容缓。

——中国内地18－65岁人群中，原发性头痛发病为23.8%，近1/4国人遭受头痛困扰。清华大学玉泉医院疼痛病区主任王岩说，疼痛患者失眠率约为27%，社交失能率为49%，抑郁症发病率约60%，严重影响大众生活质量。

——普通人中有30%会发生中重度的头晕，其中有25%被确诊为眩晕。我们以中国现有人13.7亿算，眩晕人群已超过1亿。

——"颈肩腰腿痛"已成为困扰全世界约10亿人的常见病。

——腰痛的发病几率仅次于感冒，有腰痛症状的人，在人群中的比例达到了18%，但85%的腰子痛不能找到病因。

——1亿多中国女性在混更年期

对于潮热、出汗、失眠、头痛、血压不稳、心悸、骨关节疼痛等更年期综合征等问题，情绪的变化，月经紊乱、失眠、潮热出汗和周身肌肉关节疼痛等。这些数据和资料所涉及到病痛不一定全是远伤发生的，但远伤发生是主要的。

这些资料与报道，数据不尽相同，但总体说明远伤病给经济和健康带来了巨大的影响。

我国首次"全国城乡失能老年人状况研究"显示，2010年末全国城乡部分失能和完全失能老年人约3300万人，其中完全失能老年人1080万人。预计到2015年，我国部分失能和完全失能老年人将达4000万人。

长寿人口增加，说明社会文明程度的提高，但实际上我国60

认识治疗远伤病 告别慢性疼痛

岁以上老年人的余寿中有 2/3 的时间处于"带病生存"状态。

有人提出，"关注老年人的疼痛刻不容缓。"每一位远伤病患者，都有获得健康的强烈愿望。远伤发现之后，这个愿望应该是可以实现的。

三 医学对慢性疼痛的重视和研究

慢性疼痛病症，已引起全世界各国的高度重视，世界疼痛大会将疼痛确认为继呼吸、脉搏、体温和血压之后的"人类第 5 大生命指征"。很多病理性疼痛本身就是一种严重影响患者生活质量和工作质量的疾病，人们逐渐意识到疼痛的重要性，世界卫生组织于 2000 年提出"慢性疼痛是一类疾病"。

为了提高人们对疼痛的认识以及对防治疼痛的必要性的科学意识，2003 年，欧洲各国疼痛学会联盟发起"欧洲镇痛周"。这一活动受到国际疼痛学会的高度评价，决定在全球推广。2004 年国际疼痛学会主席米歇尔·邦德写信给中国疼痛学会（CASP），确定 2004 年 10 月 11 日为"世界镇痛日"（Global day against pain），并建议根据各国情况，可以把 10 月中旬的一周定为"镇痛周"。我国的第一个镇痛周是 2004 年 10 月 11 ~ 17 日，其主题为"免除疼痛，是患者的基本权利"。2005 年的中国镇痛周为 10 月 10 ~ 16 日，活动主题是"免除疼痛——患者的基本权利，医生的神圣职责"。2006 年的中国镇痛周为 10 月 16 日 ~ 22 日，活动主题是"关注老年疼痛"。2007 年的中国镇痛周为 10 月 15 日 ~ 21 日，活动主题为"关注女性疼痛"。2008 年中国镇痛周是 10 月 20 日 ~ 26 日，主题为"对抗癌痛"。

各种部位疼痛日，甚至还有基金会，如世界关节炎日、不宁腿综合征基金会也相继出现，人们确实意识到慢性疼痛不可等闲视之。

有人撰文，我国早在 2000 多年前已有治疗疼痛的书面记载。

改革开放以后，上个世纪 80 年代中期，"疼痛门诊"就在我国出现了，比美国最早的"疼痛门诊"晚了 20 多年。国际疼痛学会（IASP）是 1973 年成立的，我国 1989 年就成立了国际疼痛学会中国分会（CASP），1992 年又成立了中华医学会疼痛学会。十多年来，中华医学会疼痛学分会每年组织全国性学术会议、疼痛研讨会、继续教育讲座和技术学习班，有效地推动了疼痛医学的发展。目前，全国共有 20 个省市成立了地方疼痛（学会）专业委员会，不少医院已经或正在建立疼痛诊疗中心、疼痛科或疼痛门诊；一批疼痛专科医院和诊所也在全国各地出现。据中华医学会疼痛学分会调查和不完全统计，目前国内专门从事疼痛诊疗工作的医生有九万人之多，正在为大量的疼痛患者解除痛苦。世界上许多国家都有专门讨论和研究慢性疼痛的学会与机构，甚至对某一个部位发生的疼痛作专门的研究。也有许多治疗疼痛的门诊和医院，即使没有治疗疼痛的专科，但治疗身体上某些部位疼痛的科室也有不少，如腰腿痛专科，风湿专科。

　　但是医学一直徘徊在神经学说和不相干的原因之间，无法打破不明疼痛发生的疾病所给人们带来的桎梏。中医从远伤病的症状和表现，将部分远伤病认同是同一疾病——"痹症"，虽说痹症并不代表全部远伤病，但能把这些不同部位的病症认为是同个病和同个病因，在医学史上，还只有中医。如王清任说："凡肩痛、臂痛、腰痛、腿痛，或周身疼痛，总名曰痹症。"但不是说中医就已经明白了远伤病，毕竟远伤病的特征在人们还没有认识它时，不容易识别。对大量的发生在身体上的各种异常症状，则仍然排除在痹症之外。中医以为的中风先兆诸多症状和现象，这些本来就是远伤病的症状和现象，却以为是特殊的中风先兆。在身体部位上，头部疼痛及不适症状也没有归于痹症。症状上，基本只强调疼痛。痹症病因的认识，中医自从《黄帝内经》"风寒湿三气杂至，合而为痹也。其风气胜者为行痹，寒气胜者为痛痹，

认识治疗远伤病　告别慢性疼痛

湿气胜者为着痹也 [14]"

论述后，"风湿"为痹症的病因就一直指导着我们对部位远伤病进行治疗。

《灵枢.经脉篇》就是一篇专门研究远伤病的文章，这篇文章虽说没有最后得出远伤病的结论，但已经具有了多项成果。

其次，将慢性疼痛病症，也就是现在认识到的远伤病症状全部包括在内。将痹痛与非痹痛的各种症状相提并论，列出了180余种病症，有80种是远伤或可能是远伤，占43%（有人列出的"有关躯干肢体部位疼痛"的病症，我们统计有110多种，占62%）。远伤的主要症状表现，痛、寒、烦、不用、似折、似拔、如结、不可曲、瞀、重、挛急等都包含其中，与痹症以痹痛症状为主根本不同，并且将头痛也认定是此类疾病。且认定这些病症是同一病因，即"邪气"。

这篇文章第一次提出了"邪气"而不是"三气"。这个邪气是从"脉之卒然动"这一可见到和可感觉到的现象中得出的，邪气是对一个存在事物和现象的判断，是个没有定论可以继续探讨的粗象概念。这就为后来的继续研究打下了基础。

作者对"邪气"针刺的治疗方法，虽说是针对"邪气"，但取得效果却是作者长期观察的结果，是利用了远伤病的一个创伤可以缓解或暂时止痛的特征。

以后的研究，就只是局限于痹症了。王清任对痹症作过专门的研究，但他对血府逐瘀汤所治之症目，仍不知也是痹症一类：头痛、胸痛、胸不任物、胸任重物、天亮出汗、食自胸后下、心里热、瞀闷、急躁、夜睡梦、呃逆、饮水即呛、不眠、小儿夜啼、心跳心忙、夜不安、俗言肝气病、干呕、晚一阵发热，除少数几例有别的病因之外，均属远伤病之病症。他创立的系列逐瘀汤，基本上是针对远伤病的。王清任虽说提出"痹症有瘀血说"，但仍以为风寒造成瘀血之后只是"风寒已散"。

董西园在承认"病皆一气之邪，痹为三气之恙"后才认为"痹久不瘥，症成痿废。痹非三气，患在痰瘀"。

丹溪认为痹症有痰，治疗注重痰瘀。

李中梓总结出"治风先治血，血行风自灭。"

沈明圭在《痹证析微论》中讲到，"然痹因三气者，治之宜然。若邪郁病久，风变为火，寒变为热，湿变为痰，即当易辙寻之，以降火清热豁痰为主，参以通经活血，流散滞邪之剂，安可全做三气治裁。"怀疑到除了三气还有他因，反对全按三气来施治。

祝味菊明白"风寒为气令之变化，可以刺激人体为病，而不能留驻于人体，风也寒也，名虽有而实无也"算是明确否认三气的见解。

西医也在不断地探讨和研究，但没有过象中医的《经脉篇》那样的研究。但从目前临床上看，还是没有发现远伤，所以没有突破性进展，基本都是对疼痛症状进行的镇痛"治疗"，所以对慢性疼痛的治疗状况没有太大改变。

第二节　发现远伤认识远伤病

一　发现远伤

"风湿"患者实在太多，为了摆脱疾病带来的痛苦，有的患者不惜以损坏身体的代价来服用某些具有毒副作用的药物来缓解疼痛。

我对"风湿"的关心是在自己和家人的健康受到风湿的干扰时开始的。在求医过程中，各种医治都不理想，但我们也不愿使用有毒副作用的中药和偏方，无奈之下，我们只好自己按摩，按摩能达到即时缓解，有时还可暂时解除疼痛。后来根据治疗"风寒湿"的原则，用酒浸泡中药，按摩时加入药酒，效果似乎更好一些。当时有几处是知道的宿伤也发痛，对宿伤则浸另外的药酒，采用别于按摩的揉摩方法。所以当时形成了按摩风湿和揉摩宿伤的两种办法。效果都有一些，但不持久。

"病不辨则无以治，治不辨则无以瘥。"这是千真万确的。我认为要么是没有找到这风湿的病因，要么是没有找到治疗这两种"病"的方法。我开始对这方面的书籍和文章阅读关注，想从书中寻找答案。

在读《灵枢.经脉篇》时，感觉到这是一篇讨论和研究痹症的专门著作。发生在人身上的疼痛和其他异常感觉与现象，几乎都列出来了。症状分两种情况列出，一种为与动脉直接联系的"是动则病"的疾病，一种是与某些器官或组织相联系的疾病，如"是主肺所生病者"。我把各经脉和各主病之症状列表观察分析。

"是动则病"的就有"肺胀满（胸胀），膨膨而喘咳，缺盆中痛，甚则交两手而瞀，此为臂厥"、"齿痛颈肿"、"洒洒振寒，善呻，数欠，颜黑，病至则恶人与火，闻木声则惕然而惊，心欲动，独闭户塞牖而处，甚则欲上高而歌，弃衣而走，贲响腹胀"、"舌本强，食则呕，胃脘痛腹胀，善噫，得后与气，则快然如衰，身体皆重"、"嗌干心痛，渴而欲饮，曰为臂厥"、"嗌痛颔肿，不可以顾，肩似拔，臑似折"、"冲头痛，目似脱，项如拔，脊痛，腰似折。髀不可以曲，腘如结，踹如裂，是为踝厥"、"饥不欲食，面如漆柴，咳唾则有血，喝喝而喘，坐而欲起，目䀮䀮如无所见，心如悬若饥状，气不足则善恐，心惕惕如人将捕之，曰为骨厥"、"手心热，臂肘挛急，腋肿，甚则胸胁支满，心中憺憺大动，面赤目黄，喜笑不休"、"耳聋浑浑焞焞，嗌肿喉痹"、"口苦，善太息，心胁痛不能转侧，甚则面微有尘，体无膏泽，足外反热，是为阳厥"、"腰痛不可俯仰，丈夫㿉疝，妇人少腹肿，甚则嗌干，面尘脱色"，列出的肺、津液、血、脾、心、液、筋、肾、脉、气、骨、肝"所生病者"，属慢性疼痛之类的"风湿"有：烦心胸满，臑臂内前廉痛厥、掌中热、肩背痛，肩背痛寒，喉痹，肩前臑痛、大指次指痛不用。唇胗，颈肿，喉痹，膝膑肿痛，循膺、乳、气街、股、伏兔、骭外廉、足跗上皆痛，中指不用、烦心，心下急痛，不能卧，强立，股膝内肿厥，足大指不用、胁痛，臑内后廉痛厥，掌中热痛、耳聋，颊肿，颈颔肩臑肘臂外后廉痛、项背腰尻腘腨脚皆痛，小指不用、烦心心痛，脊股内后廉痛、足下热而痛、目锐眦痛，颊痛，耳后肩臑肘臂外皆痛，小指次指不用、头痛，颔痛，目锐眦痛，缺盆中肿痛，腋下肿，胸胁肋髀膝外至胫绝骨外踝前及诸节皆痛，小指次指不用。讲到"痛"者有37处之多。而其他的一些病症，也是我们今天认识到出现其他疾病时伴随出现远伤病症状表现者。

文章讲到一个现象："脉之卒然动者"，并围绕这一现象展开讨论。而"脉之卒然动"的现象我并不陌生，我自身不止一次出现过。动脉卒然动的现象其他人也同样发生过。但我们从来没有去观察、思考过，发生就发生了。因为这种卒然动的时间都不长，几秒或十几秒。显然，作者是把这些症状的发生认为是血管的疾病了。不但强调血管的重要性，而且详细介绍了血管的路径。告诉人们如何分辨动脉和静脉："经脉者，常不可见也，其虚实也，以气口知之。脉之见者，皆络脉也。"

平时身体上除了少数几处可以触摸到动脉的跳动之外，大部分动脉的跳动都触摸不到，而那些触摸不到的动脉突然间会博动得如此厉害，以致自己明显感觉到和看得到。没有原因是不可能出现这一反常现象的。

作者对这一现象发生的结论就是："脉之卒然动者，皆邪气居之。"

《经脉篇》作者这样详细地阐述动脉和静脉的来龙去脉，是为了找出这样一个规律：这些病症是与血管相关联的，作者认为

认识治疗远伤病 告别慢性疼痛

"脉之卒然动",是动脉内的"邪气"使然,也是给人以信息。这个信息不但提示有"邪气居之",而且让人们知道是那条动脉血管里的"邪气"。"脉之卒然动者,皆邪气居之,留于本末。不动则热,不坚则陷且平,不与众同,是以知其何脉之动也"。知道了是那条动脉里有"邪气",还可进一步掌握"是动则病",即某个血管出现了"邪气"还会有那些病症出现。至于是否真是这样,另当别论。

作者指出了"邪气"的假说,这个"邪气"的假说足以使我们从平时的司空见惯的现象中找到了突破口,给我们提供了一个研究的基础,也给了我们一个想象和探索空间。这就不象"风、寒、湿"病因那么带有结论性和肯定性。人们往往在结论性的理论上无法走出来,而且也很少有人想到要对肯定性结论再思索、再研究。

首先从我自身发生过"卒然动"的地方开始观察,使用的方法是揉摩,通过揉摩发现了异常,但这个异常与揉摩宿伤出现的现象差不多,也说明不了什么问题。为了观察,继续加强揉摩,可以观察到形态,很像损伤过后形态。我们又将已经知道的正在揉摩治疗的宿伤也再作这样的揉摩,出现的形态也一样。这也许是个例,是偶然的,必需找到更多的人进行观察。我们在寻访这些患者的过程中,花了一些时间。但在我们通过揉摩观察了几人"卒然动"处之后,都观察到了同样的异常形态,这应该是作者所说的"邪气"了。既然"卒然动"之处有这样的邪气,慢性疼痛之处是否也存在这样的"邪气"?我们想到直接在病症发生部位进行观察,这样大量可供观察的实例就不愁来源了。经过揉摩,这里同样存在与"卒然动"处一样的"邪气"。

这个"邪气"到底是不是软组织损伤的病灶,这与我们找出真正病因至关重要,它决定着治疗方向和方法。因为不少病人都不知道自己在什么时候受过软组织损伤。但我们认识事物,不能只凭主观判断，还需要得到具体事实的证实。同样形态而不同来源也是可能的，如果是从别的原因产生的这些形态，我们就要继续搞清它的来源，治疗方向也会不同。另一方面，人们容易把所见到的事物朝自己熟悉的事物上想，这就容易发生差错。我们反复将这些看到的形态，与已经明确的软组织损伤病灶进行比较，结果毫无二样。最重要的一点是这些显露出来的形态，其中的痕迹轮廓，与软组织损伤时受到挤压的外物轮廓一致。为了证实这些揉摩出来的异常形态的东西是损伤病灶，我们观察了可以确定为损伤的患者，这些人都是可确定为受过软组织损伤者，且离现在的时间都较久远了，我们称其为远伤。

这些病灶是个别人，还是所有受过损伤的人都存在；是一直存在，还是在发生病症时才出现。为了弄清这个问题，我们专门调查了解受过闭合性软组织损伤的人，没有任何病症或只有轻微症状。结果发现，离损伤各个不同时期，半年、几年、十几年、几十年，都有远伤病灶存在。从此，明白了远伤病灶实际是闭合性软组织损伤之后的病灶一直存在的病灶，我们叫它远伤病灶。

要确定"风湿"、"痹症"的病因是不是远伤还需要验证。验证必须满足两个条件：一是在病位上必须存在远伤病灶，二是消除这些病灶，"疾病"应该痊愈。

为了慎重起见，对各种"风湿"病名逐一的、多人次、随机的验证。逐一是针对每一个部位或每一个已有的病名，多人次一般至少10人次，随机是没有选择性。最先验证的是腰痛，这是因为我们已经明白"压迫神经"之说不确，这要感谢一些善于思考的医生写的文章和西方医生所做的治疗对比试验，那些言之有理的分析和事实让我明白了这一点。

此时，我们验证不光是观察所有的病症是否有远伤，而还要证实远伤的消除是否就能达到病症的治愈。好在揉摩治疗方法也已经完善起来，基本可以安全、迅速地取得效果，所以一经揉摩，

认识治疗远伤病 告别慢性疼痛

就能马上消除病症，也就能马上告诉我们，这些病症是远伤发生的。

这期间延续得比较长，达 5 年之久。而要验证是远伤就需要有足够数量的患者，而这些患者必须是已经在其他地方确诊为某疾病和某病因，远伤的出现才能否定所诊病因而肯定真正病因。慢性疼痛是由远伤发生，不光要有一定数量的患者在临床中加以证实，而且还要是 100%临床事实，更要有说服力的是必须通过同样的对远伤的揉摩治疗可以治愈这些慢性疼痛病症。

在《经脉篇》里，没有将这些以疼痛为主的异常感觉症状和现象看成疾病，而仅仅是作为症状看待，也没有把其作为风湿。认为这些所有症状都是同一病因，同一疾病，用同一种方法医治。说到痹，作者是这么认为的，"故诸刺络脉者，必刺其结上，甚血者虽无结，急取之以泻其邪而出其血，留之发为痹也"。就是说，痹的形成是因为静脉里有瘀血。这与软组织损伤关系密切。

我们发现和认识了远伤，只是在《经脉篇》作者已经进行的工作基础上，做了进一步深入观察、分析和研究，找出了邪气的真相，随之而来的都是一些简单的验证工作了。

二　认识远伤病的过程

2000 年，对已"有明确外伤史"之宿伤研究医治，揉摩方法从此初具雏形，这为以后发现远伤提供了手段。对宿伤与"风湿"分别外治。

2001 年，读《灵枢.经脉篇》，进入观察研究慢性疼痛病症病因的阶段。

受到启发，慢性疼痛病症可能不尽是风湿。

2002 年，观察到了腰、背部、颈椎、手臂、腹部的远伤。

2003 年，观察到了头部、面部、肩部、腿部的远伤。

开始接触到没有病名部位上的疼痛和异常感觉。

2004 年，观察到膝关节、小腿处的远伤。

风湿概念这时已经彻底消除了，认识到痹症即为宿伤，对王清任所说之痹症均用揉摩方法治疗。

2005 年，已经对头痛（所谓偏头痛，血管性、神经性头痛）、颈椎痛、胸痛（包括所谓疑似冠心病）、腿痛（包括所谓坐骨神经痛、股骨坏死、不安腿）、手痛（包括所谓网球肘、棒球肘），对疑似腹部疾病（胃病、肠病、肝病、肾病等）进行进一步验证性揉摩。

根据病例和自身实验，认识在远伤病部位进行创伤性治疗，如拔火罐、针灸、以及民间流传的火烧、手术、切割等，有可以缓解或暂时消除疼痛的特征。

2006 年，认识到除中医所说痹症之外，还有一切体表疼痛和异样感觉，无病灶可见者，其病因均为远伤。

2006 年到 2008 年，主要对身体各个部位的远伤病临床验证，完善揉摩方法。

这期间，发现了远伤病被医学误诊最多，其中还有作为"红斑狼疮"诊治者。意识到痿症、中风等严重疾患与远伤有关。

基本肯定慢性疼痛病症是同一病因。

认识到以前认为痛的转移、痛的牵涉、痛的放射很少存在，几乎所有的疼痛，都是本位的疼痛，是具有病灶的疼痛。也发现所谓"退行性病变"的病因不实，之所以出现疼痛和无力，是因为远伤的存在。

基本弄清了医学上诊断的慢性疼痛为内部器官疼痛，骨骼疼痛，是误诊。

2009 年，了解到乳痛（乳腺增生、纤维瘤等的疼痛）也为远伤病并揉摩有效。带状疱疹后疼痛同理治疗同样有效。

揉摩方法由原来单一丝绸揉摩到多种方法的综合应用，将传统的治疗方法除去不必要的弊端，只达到揉摩的效应，应用到揉

认识治疗远伤病 告别慢性疼痛

摩中来。适应身体各个部位的揉摩方法基本完善，可以做到揉摩中缓解或解除痛苦，最终可以治愈。

2010年5月，发表题为《一个亟待解决的问题——宿伤发现》文章，指出所有不可见病灶的慢性疼痛，其病因就是宿伤。在这篇文章中，还将"肿瘤"的疼痛排除在"宿伤"之外，后来验证，发现肿瘤（包括癌症）的疼痛，也是远伤病的疼痛，是否有肿瘤本身的疼痛，现在还没有见到。

有人对"宿伤"提出质疑，认为宿伤是已经存在的医学名词，具有自己的概念，宿伤又叫陈伤，俗称老伤。是指以往有损伤史，或受伤日久失治，久未治愈，或愈后又因某些诱因，隔一定时间而在原受伤部位复发者。显然不包括人们认为早已经痊愈了的，已经忘却了"损伤史"的这类概念。人们本来也没有这个概念，甚至不承认这个概念。这样，才在第二篇介绍远伤揉摩方法的《药物揉摩治疗远伤》文章中更正使用符合实际意义的"远伤"一词，这也是符合中医取名习惯的，如中医将"痹之长久者"称为"远痹"，[15]"远伤"不过是"远痹"的本质叫法。

《一个亟待解决的问题——宿伤发现》发表后，为了应答读者对治疗方法的的询问，同年发表了《药物揉摩治疗远伤》一文，详细介绍了揉摩方法。

虽说这是经过大量临床病例验证了的事实，在理论上也是成立的，但我们对待未予验证的部位上的病症仍在用详实的病例来检验。如痛经、斑秃、面痉挛。

根据人们的认识，尤其是中医的认识，顺理成章说明中风的原因，而且中风是危害健康最严重的意外疾病，所以发表了《中风与远伤》。

为了系统地介绍远伤这一病因，发表了《认识远伤》一文。

发现远伤和创立揉摩方法后，人类对待慢性疼痛以"镇痛"为目的举措，就会转变为对疾病的治疗而解除疼痛，慢性疼痛的治疗不再是件难事。在慢性疼痛方面，虽然已经找到了病因，找到了好的解决方法，但医学仍然是使用"镇痛"方法，而不去医疗疾病。这说明不是中医的科技落后，即使有了先进的科技，而不能或不会普及应用，也是徒然。中医即使以已经有了的成果应用起来，也可以在医疗人类疾病中挡大半壁江山，可以在维护人类健康中发挥更大的作用。中医在当前医治疾病的活动中却不是这样，不能全面反映出中医应有的的科技水平和做出中医事业应有的景象。在2011年发表了《中医科学技术的普及应用是解决中医事业发展缓慢的惟一途径》一文。

从大量的临床病例认识到，软组织损伤蛰伏后再次发病，症状较之损伤当初更持久更严重，应该是损伤部位的代谢出现了危机。这说明在非健康状态下，损伤部分的组织功能更差，损伤变得更加严重，机体在这种情况下，感觉机能发出感受信号。那么，慢性疼痛的各种症状，实际就是这种对人体的报警信号，不过这个信号是从内部来的，疼痛等感觉就有了在深度上的错位，常常把病位引向正常组织。或者，也许就真的是从正常组织发出的信号，可能正常组织正在受到病理组织影响的情况下，发出了这样的信号。

2011年，对痛经、班秃、面痉挛、小腿瘙痒症等已经通过多例验证，这种验证都必须同时具备两个条件：发现病灶和按远伤治疗而治愈。

根据多年的观察和验证，确定了其他疾病、尤其是疾病晚期或癌症晚期出现的疼痛，实质上是远伤病的疼痛，从而可将远伤病"剥离"开来加以治疗，以减轻病人的疼痛。

对白癜风的病因正在进行治疗验证，已经发现白癜风处远伤的存在，在初发时给予远伤治疗，可以终止白癜风的形成，但已经形成了白癜风，则难以改变，白癜风形成后似乎有扩张之势。但临床例证数量不足，是否存在偶然性的巧合，不能确定。

认识治疗远伤病 告别慢性疼痛

已经了解远伤对其部位毛发的影响，不生或异生。妊娠纹实际是远伤的痕迹，不是所有有过妊娠妇女都会有妊娠纹，也不是所有的妊娠纹都在相同的位置和有相同的形态。从妊娠纹我们了解到，具有远伤的皮肤妨碍了皮肤的扩展再生，皮肤扩展再生时形成断层，新生的皮肤光滑平整，而不能扩展的有远伤的皮肤多皱而老气。从这一观察发现，有远伤的皮肤实际是病理皮肤，与年龄和健康状态不相称的颜面，基本是远伤造成，尤其是面部上的远伤。病理皮肤容易发生一些皮肤疵病。

到这年的 9 月，认识远伤不光是一个病因，而是人体实际存在的一个最普遍最广泛的疾病病因。这个疾病有着共同的病因、病理、病机和一样的治疗方法。人体身上出现的慢性疼痛、异常感觉、无力和肢体行动障碍都是这个疾病的症状。身体各个部位上除了已经有名的这些病症是同一个病的不同症状，还有更多的部位和位置上出现病症而没有名也是同一个病的不同症状。还有不少人们本来认为是其他疾病的也是这个病的的症状，如"痛经""斑秃"、"癌症痛"等。

为了便于称呼，必须有一个统一病名。

如果远伤所发生的病症仅仅只有疼痛，我们也可以用疼痛作为疾病名来称呼，实际不是这样，而是有多种病症发生。我们已经知道，这个疾病的病因是远伤，远伤是由损伤而来，损伤都是用的同一个"软组织损伤"病名，我们用"远伤病"来称呼由远伤发生的疾病。

至此，我们基本上对远伤病有了较全面、系统的认识，根据这些认识，发表了《论远伤病》的文章。

这年，进一步认识到疼痛本身并没有急性和慢性之分，慢性疼痛的慢性是因为人们的不知道病因而没有正确治疗造成的，远伤病的疼痛本可随远伤的较快治愈而解除。

几年过去了，人们并没有了解远伤病，更没有认识远伤病。

医学仍然在用非远伤病来诊断和治疗远伤病，尤其是使用手术或置换的方法，给人造成新的伤害。尽管国外学者意识到手术的治疗并没有什么效果，但误诊错治并没有得到遏制，很多慢性疼痛患者不但得不到因病施治及时解除疼痛，而不同程度损坏了身体。我认为这样做是因为大家不明白远伤病的特征，这些特征确实把人们引入歧路。为了让医生和广大患者尽快明白慢性疼痛的病因，更好地认识远伤病，解除疼痛而不伤及机体，发表了《远伤病（慢性疼痛）的四大特征》一文。

实际上这些特征在以往的文章中已经阐述过，再次发表是为了引起重视，直接讲述特征与误诊、误治的关系。明白了四大特征，也就明白了我们是如何出现错误的。

远伤病的认识并不是到此结束，还有发生在身体上的一些病症，如荨麻疹，用揉摩可以消除，有的的高血压患者揉摩后血压恢复正常，但这都没有足够的病例来验证，也不明与远伤病有着怎样的关系。尤其是远伤发生的症状中，还包含有生理病变现象，让人们很难分清。远伤病对身体健康和其他疾病的影响，也还需要全面认识。远伤病的治疗方法，现在也只有揉摩方法。远伤病的研究，我们只做了一小部分工作，大量的工作还需要广大的专业人士和群众共同去完成。

55

认识治疗远伤病 告别慢性疼痛

参考文献

[1] 中医临床研究 2010 年 23 期：5 雷龙鸣 庞军 唐宏亮

[2] 余金龙 焦虑症确实很痛苦 健康时报

[3] 李勇 贺丹军 家庭医生报 2010 年 47 期 /8

[4] 靳自斌全身不适要看精神科 家庭医生报 2010 年 47 期 /8

[5] 复旦大学上海医学院实用内科学编委会主编 . 实用内科学 人民卫生出版社，2007:2529

[6] 吴钟琪 卢永德 临床症状鉴别及诊疗 人民军医出版社 2006:436

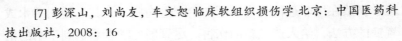

[7] 彭深山，刘尚友，车文恕 临床软组织损伤学 北京：中国医药科技出版社，2008：16

[9] 赵英 陈峰 头痛 中国医药科技出版社 2011：6

[10] 复旦大学上海医学院实用内科学编委会主编．实用内科学 人民卫生出版社，2007:2529

[11] 吴钟琪 卢永德 临床症状鉴别及诊疗 人民军医出版社 2006：73，75，105，106，107，108，109，110，112，113，114，115，116

[12] 中医研究 200901/22 卷第 一期：43

[13] 徐栋华 正确认识腰椎盘突出 家庭医生报 060515/3

[14] 肖武 骨质增生不是病 家庭医生报 9307−12/163

[15] [美] 乔纳·莱勒著 丁丹译 为什么大猩猩比专家高明 北京东方出版社 2010.1：117 、118

[16] 北京晚报 2009 年 3 月 23 日 贾晓宏 张献

[17] 刘炳凡 黄帝内经临症指要 湖南科学技术出版社 1998:383

[18] 谢观 中国医学大词典 中国中医药出版社 1994：627

第三章　远伤病病因病机

第一节 远伤病病因

远伤病来源于闭合性软组织挤压损伤，没有这个损伤，也就不会留下病理组织和病理物而成为远伤。发生闭合性软组织损伤，受损软组织会有多方面的损伤改变，并且有从破裂血管中溢出的血液。损伤的细胞或组织有的恢复了正常，有的仍未恢复正常但可以恢复正常，有的则已经坏死。离开血管的血液有的成份被吸收，不能被吸收的则滞留在组织之间，成了一种异物。但人体细胞、神经对自身的组织成份并没有不相容的反应。这是从临床观察到的现象进行的分析，再详细具体变化要从实验得到，这对于展开其他治疗会有帮助。

远伤病的病因实际就是闭合性软组织损伤后的损伤变化，长久未得到修复的继续存在，和滞留毛细血管末端的红细胞的改变刺激皮肤感受器，以及受损血管，包括毛细血管和细小的静脉血管（从观察到的个例发现，也有较大的静脉）"瘀积"比损伤时更多，范围更大。影响到受损病位的供血供氧，直接影响到周围组织的正常工作。

第二节 远伤病发病机制

远伤既然是一直存在在我们身体上的软组织损伤，为何自出

认识治疗远伤病 告别慢性疼痛

现损伤后不久皮肤就恢复了正常状态，症状也完全消失，且在相当长的时间内都没有病痛的表现。而后又是什么原因与机制，使它发生各种病症？

一 体质下降

闭合性软组织损伤后，部分血管和软组织受到了损伤，受损的血管的功能没有得到全部的恢复，有的血管则失去功能，挤压时滞留在血管内的血液一直停留在内。受损组织已经恢复到不反应病症的程度，损伤的血管也没有影响到机体发挥正常功能，一切都恢复到常态。所谓"常态"，即是在当时身体状况的整体条件下，可以发挥正常功能和正常感受的"临界点"，而不是复原。我们知道，人在健康状况非常好的情况下，一般是少有疼痛和其他异常感觉发生的，身体状态与损伤仍然保持在损伤愈后的相对的平衡状态中。但随着身体状态的变差，这种平衡就失去了。中医的"正气存内，邪不可干"的理论就是这样。损伤的"邪气"虽然存在，当身体正气可以抗衡它时，则"邪气"与人相安无事。而当体质下降时，损伤邪气则凸现出来，由其引起的对机体代谢的妨碍，根据程度不同和影响不同则出现各种病症。这种妨碍又加速、加重损伤部分的损害，组织机能变差，又进一步影响损伤组织和周边相邻组织的正常代谢，如果得不到控制，就形成了一种恶性循环。所以在一些部位上的严重远伤逞进行性发展，殃及邻近组织，如关节变形、骨骼肌乏力等。许多类风湿关节炎、身痛患者，就是在身体健康状态出现下降时开始的，如妇女产后。

由于毛细血管受到损伤或部分损伤，既不能给损伤处的组织释放氧和其他营养物质，也不能将损伤处细胞代谢废物带走。两种情况都会影响到组织机能的正常运转，损伤部位发生各种异常应该是机体的正常反应。

远伤处受损的细血管与毛细管血以及静脉血管（下简称血

管）会出现两种情况，一是由于损伤过后久未恢复，工作状态越来越差，二是由于身体体质下降，也越来越需要血管做更多的工作。这就出现了供需矛盾，周围组织供血不足。在具有丰富感受器的皮肤得不到应有的供给和进行代谢时，这些感受器可能发生反应。感受器的不同反应，对我们人体来说，就构成了各种不同的病症。至于感受器为何要发生反应，发生的反应为何不同，还只能凭分析来讨论，这种讨论对于我们目前所能采取的手段，有一些意义，但难肯定是符合事实的。

疼痛也许是身体的供血调节机制，以疼痛来调剂局部的供血。明显的供血不足并不发生疼痛，但可出现各种其他异常感觉，包括麻木，这从试验中可以了解到。不安腿的表现就是这种情况，需要强制活动来增加血液的供给。行动障碍和无力，可能同时受到瘀阻造成骨骼肌中的血与氧的不足和疼痛两方面的影响。

另一方面，病理改变，生理改变，外界条件改变时，都直接造成身体健康状态下降和血氧消耗增加，远伤病也会发生症状或症状加重。

所以，老年人常是远伤密集发生病症的对象，但是老年也不是人人都会发生病症，也要看身体健康情况。健康者不发或少发或发也轻微，而年轻人健康状态差时，也同样多发生。远伤病发生趋向年青，在妇女中比较多见，与妇女的身体状态在一个时期下降较快有直接的关系。

在中医治疗远伤病时，有一个经验，说是"治风先治血，血行风自灭"，用中药医治疼痛时，从两个方面给予考虑用药，扶正和活血，往往起到好的效果，一些患者的病症得到了解除，而且有的还保持了几年以至十几年的时间。但要发挥这样的效果，不是一定都能达到的，用药时间长短也不确定。

弄清发病机制，为控制远伤不发生病症是必需的，可以有目的的、有针对性的用药或采取什么方法，减少盲目性和不稳定性。

认识治疗远伤病 告别慢性疼痛

如果控制了远伤不发生病症，就是远伤的存在对身体健康有一定的影响，还不至于带来明显的病痛，人们也许并不一定要清除远伤。

二 红细胞变异刺激猜想

闭合性软组织挤压损伤，都会造成血管破裂，血液从血管中外溢。因为是闭合伤，外溢的血液只能留在皮下组织之间，损伤细胞渗出的内容物激发修复过程，血液中的血小板和凝血的纤维蛋白原一起形成纤维网络网罗红细胞作为血栓的起始。形成组织的成纤维细胞以及吞噬细胞碎片和异物的中性粒细胞聚集而成凝块，凝块逐渐变硬并排出液体成为结痂而脱落，组织在其下方愈合。这愈合的组织，恐怕还不是恢复到了最佳状态，这在前面已经说过。

这里要讨论的，是受损血管内的血液，有着各种情况。有的完全瘀阻，沉积在血管里，有的还能活动，只是受时间和条件的影响与限制。这些在血管中的血液，存留的时间有长有短，红细胞会有怎样的改变，会不会构成对感受器的直接刺激，是一个需要考虑的因素。

血液中 50%－55% 是血浆，血浆中 90% 是水分。1 毫升的血液约含 500 万个红细胞。水分可以被吸收，含量不多但数量庞大的红细胞则何去何从？

正常红细胞平均寿命为 120 天，每日约有 1% 红细胞被裂解。衰老的红细胞在脾、肝和骨髓等网状内皮系统中被裂解释放出血红蛋白。血红蛋白中的血红素经血红素氧合酶的作用转化为胆绿素，胆绿素再经胆红素还原酶的催化而形成胆红素。

从网状内皮系统释放至血液的胆红素，大部分以胆红素－白蛋白复合物形式在血中运行。这种胆红素由于尚未与肝内葡萄糖醛酸结合，称为非结合胆红素或游离胆红素；因在凡登白试验中呈间接阳性反应，故又名间接胆红素。非结合胆红素为脂溶性，分子量较大而不能从肾小球滤过，对中枢神经系统有毒性，能通过血脑屏障引起核黄疸。

非结合胆红素在肝血窦处脱去蛋白，经 D isse 间隙到达肝细胞的微突进入肝细胞，与胞质内的载体蛋白（Y 和 Z）形成复合物。非结合胆红素在肝细胞内质网内，经葡萄糖醛酸移换酶的作用与醛糖酸结合而形成结合胆红素。

结合胆红素形成后，连同胆汁中的其他成分排入毛细胆管，再经胆道系统进入肠道。

肝细胞与胆红素代谢密切相关，胆红素经肝细胞的摄取、结合两过程，由脂溶性转变为水溶性；而后经运转与排泄两过程，进入毛细胆管内，最后随胆汁排出肝外。从这里我们了解到：红细胞是可以变化的，某些变化的红细胞对中枢神经系统有毒性。

红细胞分解排出体外是如此复杂，而软组织损伤后损伤血管内的红细胞，有的可能已经超过寿命期，但无法再得到可以裂解的场所和条件。在另一种环境条件下经过长期的蕴藏，是不是会发生变迁？变迁后的红细胞，当释放到周围组织时，主要加予感受器后，会不会让感受器受到刺激？这些变迁的红细胞可能不会是一种形式，从远伤病会出现各种不同的症状这一点可以看出，应该是变化不同的红细胞对不同的感受器产生的刺激。同时，是否红细胞沿着自己不同的变迁路径在变迁，有的很快结束了自己某一阶段的变迁，有的变迁到一定阶段，延续很长时间。当然这一切也只能从它的症状表现来加以分析。也许这些溢出血管外的瘀血中的红细胞，就只是一个需要清除的一般的病理物，它本身不再构成对疼痛的直接影响。

笛卡尔说，"天下之理，非见之极明，勿遽下判断"。对红细胞的猜想，要想得到证实，还需要得到实验室对远伤红细胞的动态观察和对人体反应的实验。不过这些工作决非一朝一夕可以

认识治疗远伤病 告别慢性疼痛

做好，也不是所有的事情想作就可以做到的，还有待各种条件的到来，首先是科技手段。1996年，斯坦福大学医学中心进行的一项研究得出结论，40%的四十岁以上的人群都有椎间盘突出，腰腿痛与椎间盘无关，但至今也没有弄清腰腿疼痛部位上机体的微观变化，连容易看到的远伤都没有发现。

三 疼痛病机的分辨

痛觉，是外感受器的神经末梢接受到一定的刺激后，向中枢神经传递的信号反射。神经末梢是周围神经纤维的终末部分，它终止于组织或器官内。根据功能，神经末梢分感觉神经末梢和运动神经末梢。感受器一般是神经组织末梢的特殊结构。痛觉的外感受器是游离神经末梢，可能为一种化学感受器，某些物质，如$K+$、$H+$、组织胺、5-羟色胺、缓激肽和前列腺素，加在神经末梢上，均可引起疼痛。可以设想，在远伤处的红细胞变异后的某种物质，加于游离神经末梢上便产生痛的传入冲动。显然，某些药物确有改变或制止红细胞变异的功能，也许是加速而结束变异。不过，具体的有针对性的药物并没有完全弄清，因为到底是怎样的病理机制，并没有真正弄明白。不同部位的远伤红细胞，可能会发生不同的变异。在同一个部位的远伤中，也可能发生不同的变异。如腿部可出现疼痛和行动障碍，也可不出现疼痛而行动困难。用于治疗头部远伤的中药，对腰痛并不明显。这是今后研究用药物控制远伤病必须考虑的。所以目前还只得采取将远伤处的瘀血清除的方法。

皮肤内的痛觉感受器是身体上痛觉最明显的感受器。疼痛只能由感受器接受，没有刺激则不可能有疼痛。意识、神经自己不会发生疼痛。疼痛有错位的感觉，但不会有无源的疼痛，幻肢痛是错位的一个特例，但仍由对称的健肢相应处远伤发生，但不会出现上下肢错位。有时是刺激物直接刺激到痛觉感受器。还有一种是神经感受到的疼痛，是外来因素造成神经紧张而产生的疼痛。臀部肌注时，针头刺入肌肉中，切断一些微小神经，注入药液，但不会引起疼痛。但一旦药液注入过猛，引起微小神经紧张，疼痛方始出现。解除这个紧张后，疼痛又消失了。牙痛时，用中药散剂从鼻中吸入，可当即感觉到从吸入处至牙痛部位的松解，随着疼痛随松解消失。这种松解，可能还有让经受过紧张的神经产生记忆，一般不再轻易发生紧张，所以可以保持相当长时间不再牙痛。这一现象可以为今后研究解除疼痛提供新的思路：不镇痛而松解紧张的神经。意识和思想可发生痛苦感受，但不产生疼痛感觉。就是我们身体上在某个地方突然出现非常短暂一闪性的烧灼样痛或刺痛，也不是神经自发性疼痛，只要查看，也可以找到远伤的存在。

有时肢体行动障碍和无力，并不出现任何疼痛和其他异常感觉，中医叫做萎症者。这时用红细胞的刺激来解释是不通的，还有手和脚突然失力，不完全是骨骼肌的问题，可能是某一处远伤阻止了骨骼肌完全不能接受用力的指令。这种没有疼痛的肢体行动障碍，通过揉摩，也还是可以让骨骼肌的功能得到恢复，有时是很快恢复，这说明是远伤的直接关系。不过萎症仅仅是没有力，或使行动障碍或颓废，大多精神、情绪和感情上均不及正常时，语言思维也有些迟钝或障碍。这是不是中风后的情形，有待进一步观察研究。中风的范围现在只是对急性发生有所警觉，对于慢性中风以及以后出现的病症，可能缺少认识。萎症，痴呆症等，很可能就是中风后遗症，因为脑血管意外出现的位置不同，对某一功能区供血产生障碍，而缺乏及时治疗，造成患区的功能迟钝或损坏，不能接受疼痛感觉和思维障碍可能就是在这种情况下出现的。

在远伤病的治疗中，还发现一种《经脉篇》指的"甚血者"现象，治疗过后，青紫突出。这可能为软组织损伤时受损的静脉，

认识治疗远伤病 告别慢性疼痛

血管功能未完全恢复，或失去弹性，或内有瘀血。《经脉篇》所发现的应该是软组织损伤后不久的情形，可以看到"结"，即使见不到"结"了，还可见到"甚血者"。"甚血者虽无结，急取之以泻其邪而出其血，留之发为痹也"。在远伤病时期，是不可能见到这个现象的，如果不是通过长期的观察，是无法知道"留之发为痹"这个事实的。

这个瘀血最大的危害，在特定的身体条件下还有引起中风。揉摩虽没有将这些瘀血"放出"，但通过揉摩已经将其溶解在血液中了，消除了形成血栓的可能。

我们对皮肤功能还有认识不到的地方，皮肤上的远伤病常常出现骨骼肌的运动障碍。当远伤病出现症状较为严重时，肌肉萎缩消瘦极为明显。这也许是骨骼肌中的毛细血管受损，出现代谢障碍的缘故，这种障碍甚至还影响到骨骼、关节的改变。

皮肤与骨骼肌运动的关系，皮肤在慢性疼痛中的角色，皮肤损伤后对血液滞留其中的处理与反应，皮肤在人体寿命中举足轻重的影响等，并没有引起人们足够的关注和研究，没有一个明朗的认识。

皮肤对于骨骼肌的运动有一定的调节和影响作用，这是不容置疑的。当人们做精确和难度大的运动时，着装很少，并不纯粹是为了观赏和怕热。这都是因为皮肤外有异物干扰时，影响运动的准确度和力度的发挥。如果在某个骨骼肌上的皮肤中出现疼痛和其他异常干扰时，这个时候骨骼肌不能发挥正常的功能是不难理解的。这在治疗过程中可以充分感觉到，当手臂某个部位有远伤时，就是没有疼痛，患者往往在拿如筷子之类很轻的东西时，不自觉地握不住而失落。而一旦将瘀血清除出血管，病灶显露出来，立即就恢复了正常力度。下肢也一样，当行动困难得不能正常行走，治后也马上可以正常行走。可想而知，用在皮肤上的短暂的时间揉摩能修复骨骼肌的疾病几乎是不现实的，这里解决的只是皮肤上远伤。

昏晕是否也由感受器发出的信号，瘙痒是不是有专门的感受器，还是其他感受器的综合感受，还是痛觉感受器的轻微感受，我们都不得而知。但昏晕和瘙痒可以由远伤引起，且为常见。

软组织损伤造成的组织损伤，显然不可能全部修复，如上述的"甚血者"现象，就说明有的血管没有恢复。但肌肉和皮肤也会是这样，远伤病灶显现出来的图形轮廓，说明软组织损伤时外物边缘挤切的损伤还在。但这些未修复到位的损伤，似乎不构成对人体好大的危害，并且大多数通过揉摩，也可以消除。这些"轮廓"痕迹，还不能就说全部都是疤痕，其中是受损的血管，否则揉摩不会那么容易消除它。

人们往往难以分辨身体上的慢性疼痛，到底是发生在皮肤上还是发生在肌肉、骨骼、关节或内脏器官中。所以在临床诊断中，常常将发生在内脏器官近处的疼痛，考虑内脏疾病，并反复求证。人体最丰富的感受器集中在皮肤，一块指甲大小的皮肤含有 1000 个不同类型的感受器，首先我们要考虑的是皮肤。肌肉注射在进入皮下的瞬间会疼痛，再深入下去则无反应。（有的疼痛是因为注射太猛扩张挤压带来的"急性"疼痛，肌注可以做到无痛注射）。静脉注射在进入皮下时疼痛，在刺进血管时则没有疼痛。烧伤一、二度非常疼痛，但三度以上则疼痛并不厉害。

其实，皮肤和内脏，是由两种完全不同的感受器接受刺激，一个是外感受器，一个是内感受器，而皮肤又是外感受器中具有痛觉感受器的部位。而内感受器虽有痛觉（有的则没有，如脑）感受，但因为没有专门的痛感受器，对痛觉的反应并不明显。一般疾病几乎难以引起明显的感受异常，尤其是疼痛。高血压、糖尿病、甲亢、胃病、肺病、肝病、肾病等内脏疾病，往往没有明显的自我感觉的症状，就是一些占位性疾病，肿瘤（包括癌症），结石，人体的感受反应也没有或非常微弱，以至于病人不能知晓。

即便疾病到了晚期，如尿毒症、肝癌、脑瘤、仍然只表现自身功能性缺陷不足。在某些特别情况下表现出来的疼痛为急性，且非常强烈。就是说，体内同样存在预警的疼痛机制，只是在一突出的、严重的、危险的功能将要阻止的条件下，才会表现出来。而对于慢性的，缓慢进行的疾病，这种功能则无法表达出来。癌症也是一样，癌痛往往表达的仍然是皮肤远伤之痛，并非癌症本身疼痛或癌细胞转移之痛。没有远伤的地方，即使相处于癌症部位的表面，也仍然相安无事，而远离癌变部位的体表如有远伤却疼痛异常。

有人认为，某一部位的疼痛，有时是内部器官疾病的反射，事实上这种"反射"并无临床依据。如果真的存在这种生理"反射"现象，那么每一个人发生同样疾病时，均会有某一部位疼痛，但并不是这样。如感冒太阳穴痛，当你太阳穴没有远伤时，感冒也不会出现太阳穴痛。在临床上，治好了太阳穴的远伤，再感冒时，则没有太阳穴痛了。人们常讲肾虚腰痛，而肾衰患者或慢性肾炎患者，几多并无腰痛发生。所以，所谓某一疾病出现某部位疼痛，仍然是因某部位本身存在远伤，在疾病发生的同时，也有了疼痛的表现。

在诊断疼痛时，首先要考虑的是远伤，疼痛部位首先要考虑的是皮肤。只有排除皮肤的因素之后，再来考虑内脏器官。这样作，是因为皮肤上的疼痛诊断、排除要迅速和容易得多。出现运动障碍时，首先要考虑的是也是皮肤。骨骼肌虽是运动的动力，但皮肤受到伤害时发生运动障碍是常见的事。

骨骼、关节自身发生疾病的机率很低，除非外伤造成的直接损坏。骨质增生或椎间盘突出，一般也不会引起痛苦。痛感受器似乎对来自自身的占位、挤压并不在乎，很少出现疼痛。血管压迫神经、关节磨损、退行性变的疼痛和行动障碍，都是想像中的事。内部组织发生病变，也不易出现疼痛。梅尼埃病由内耳淋巴积水引起，是人类疾病中最难受的疾病，但它也不至于出现疼痛。远伤普遍存在于人体中，不能自我清除，在未发现远伤之前，人们也不会去清除它。只有它，才时不时地发生疼痛或让肢体行动产生障碍，刺激某一感受器或影响正常代谢而出现各种异常感觉。

对这些疼痛病机的分辨，是从临床实践得来的，因为揉摩治疗远伤病时，有的得到了证实，有的得到了否定。揉摩只在表皮上进行，既不可改变骨骼关节，也不可能隔离任何东西对神经的压迫，更不能让机体一下子不因年老而退行性变，但病症都解除了，说明除了远伤，不关其他方面的事。

认识治疗远伤病 告别慢性疼痛

第四章 远伤病的临床表现

　　远伤病的特征之一是它发生的症状表现广泛和复杂，实际上它包括了人体非健康状态下的全部症状和表现，现分类说明。

第一节 疼痛

　　发生在人体的疼痛，并不全是由远伤发生的，只有被人们称为慢性疼痛的疼痛，才是它发生的。为了理清这些疼痛的关系，我们花一些篇幅来说明。

　　急、慢性疼痛并不是以疼痛特征划分，而是出自对慢性疼痛不知病因而久治难愈这样一种认识。有人撰文这样讲述急性疼痛和慢性疼痛：

　　疼痛分为急性疼痛和慢性疼痛。急性疼痛定义为：与组织损伤、炎症或疾病过程相关的、持续的时间较短（通常短于 3 个月）的一种疼痛类型。如蜜蜂的蜇痛、刀刃的刺痛等。慢性疼痛被定义为组织损伤后持续存在的、或者持续时间超过 3 个月的一种疼痛类型。如癌性疼痛、纤维痛、带状疱疹后遗神经痛等。急性疼痛是症状，慢性疼痛则是一种疾病，即如果疼痛持续了 3 个月，就是一种疾病，需要及时上医院诊治。而且急性疼痛如果不被控制，可能发展为慢性疼痛。

　　显然这种看法与我们普遍讲的慢性疼痛不是一回事。也与发现远伤和认识远伤病后的事实大相径庭。

所有的疼痛都是由疾病或损伤（下统称疾病）发生的，都是控制或治愈了疾病，疼痛就会消失。

远伤病是一种继发性疾病，继发于有过急性疼痛症状的损伤。急性疼痛时间长短取决于损伤程度和控制或治愈的时间。急性疼痛的症状相当单一，一般是疼痛和可见的外部变化。慢性疼痛的继发中间的跨度实在太长，往往让我们无法再记忆起急性疼痛。

不是所有的急性疼痛还会有慢性疼痛，我们反复强调，只有闭合性挤压伤才会有这个远伤病，也才有慢性疼痛。这是一个特例，但这个特例告诉我们如何去研究它的特殊性的本质，告诉我们从什么地方去解决它。如果是所有的发生过急性疼痛的疾病与损伤都会再次转化为慢性疼痛，则对它的思路和研究又会不一样。

我们知道，人们在急性疼痛面前，不会束手无策，是因为急性疼痛可看得见病或可检查出病来，疼痛发生在这些疾病中，治疗时，也主要是针对疾病本身，一旦引起疼痛的疾病得到控制或治愈，疼痛也就没有了。只有极个别的情况，疾病痊愈了还有疼痛，如带状疱疹。但带状疱疹的愈后疼痛也是远伤发生的。慢性疼痛不同点仅仅是因为人们看不到它的病因，见不到它的病位、病灶。除了镇痛，人们也想治其发生疼痛的疾病，但总是事与愿违。

慢性疼痛与急性疼痛还是有着各自的不同点。

1、急性疼痛包含多种疾病和外伤。开放伤，骨折，闭合性软组织损伤，烧熨伤，化学物伤，皮肤及软组织病变，疖、痈、丹毒、脓肿、痔疮、带状疱疹、内部器官组织病变，急腹症，泌尿系结石，牙痛等，由多个疾病发生。慢性疼痛则由远伤发生，病因就是远伤，比较单一。

2、急性疼痛的症状比较单一，一般是疼痛，异常感觉较少，病理现象可见或通过检测手段可以观察到。慢性疼痛的症状要多得多，除了疼痛，各种异常感觉和异常现象都可能出现，大多不

认识治疗远伤病 告别慢性疼痛

为肉眼所见。

3、急性疼痛治疗明确，除了疼痛难以忍受需要止痛外，一般无须治疼痛。慢性疼痛在以前则病因不明，往往专治疼痛，叫做"镇痛"，治疗难度大。两者各有特色，急性疼痛治疗有的迅速，有的则时间较长，治疗难度也有大有小，全由发生疼痛的疾病决定。治疗慢性疼痛一般可很快消除疼痛，但治愈也有快有慢，取决于远伤的严重程度和多方面因素。也有极个别损伤紊乱和严重的，很难治愈。

4、急性疼痛具有危急性、变化快的特征，有的危及生命，常伴一系列病象出现。慢性疼痛一般不具危急性，除了对身体因疼痛行动障碍，疼痛严重时消瘦，体质下降之外，无其他快速变化。只有中风是特殊情况，但中风不是在身体上的某部位上具体远伤病，而是远伤出现的另一种危害。

5、急性疼痛部位复杂，可能在深层次，也可能在皮肤及其软组织。慢性疼痛部位一般在皮肤和皮肤相连的软组织之间。

6、急性疼痛感觉一般在部位上有明确的定位，而且病因明确，病灶明显，少有出现判断错误。但慢性疼痛除了在体位上的感觉定位准确之外，在深度上感觉常错位，一般感觉朝深度上靠。

远伤发现后，所谓慢性疼痛已经名实不符了，所有的疼痛都可以叫疼痛，只是治疗方法有所不同。不同的治疗方法是根据不同的疾病而决定的，不构成疼痛的本身的差别与不同。

有时急性疼痛和慢性疼痛不易分清，如急腹症多为腹内脏器或腹外脏器的器质性病变或功能性障碍为主的临床表现，疼痛是一个主要症状。这时疼痛主要是急性疼痛。但也有腹痛查不出器质性病变者，经过两三天又好转，这时检查发现，疼痛是由远伤发生的，才知道疼痛是慢性疼痛。

那么急性疼痛与慢性疼痛怎样区分？

如急性腰扭伤，发生急，好象是急性疼痛，但实际是远伤病的疼痛，因为远伤早已存在于腰部，并非当时因损伤发生的疼痛。崴脚，有时是第一次出现，确是扭伤带来的疼痛，是急性疼痛，但有时并未发生新的扭伤，而只是引发了远伤病的疼痛，为慢性疼痛。疾病癌症晚期，疼痛出现突然而严重，看似急性疼痛，实际这个疼痛也是慢性疼痛，因为疼痛还是出自于远伤。此时反映出身体虚弱的一个特点是，远伤并不是十分严重，可疼痛却非常难忍。骨折痊愈后，有的人还因疼痛活动出现障碍，这时也是慢性疼痛。摔伤并不重，而且无青紫现象，或疼痛的位置并非摔伤处，这时也是慢性疼痛。如何分辨？一个简单的道理，急性疼痛一般可见病灶或可检查出病来，慢性疼痛则不可。但是，不是所有的疾病都会有疼痛出现，当一旦发生了疾病，又出现了疼痛，是不是就可以认定是由疾病发生的急性疼痛呢？同一种疾病，在甲身上可能出现疼痛，在乙身上则不会发生，出现疼痛的位置也不尽相同。这种情况，一般都不是疾病本身发生的疼痛。实际必定发生疼痛的疾病要比我们认为的发生疼痛的疾病少得多。大部分的疼痛是因为疾病发生时远伤也同时出现疼痛症状。为进一步确定疼痛是属于哪种病，可用揉摩方法进行检查，在疼痛部位出现远伤，则揉摩可减轻疼痛，就可以认定是远伤病。但这不是否定内脏器官疾病，比如胃痛，胆囊炎痛、心痛，还需要对这些器官作检查，以发现疾病及时治疗。治疗的慢性疼痛仅仅是解决疼痛问题。在临床中，可能有些人们看似急性疼痛疾病，其疼痛本身还是远伤发生的疼痛。

区分急性疼痛与慢性疼痛的意义何在？

在未发现远伤前，有一定意义，急性疼痛因明白病因，主要治其疾病，慢性疼痛不知其病因，主要"镇痛"。但发现远伤和认识远伤病后，疼痛分急性与慢性，主要是分清发生疼痛的疾病，才好采用不同的治疗方案。远伤病的疾病，只要一经出现，马上加以治疗马上解决。两种疾病同时出现时分别治疗两种疾病。如晚

识治疗远伤病 告别慢性疼痛

期癌症病人出现疼痛，一方面治疗癌症，一方面治疗远伤病，及时地为病人解除疼痛。关键是要了解两种病的同时存在，才好不在一个病上纠结。肺结核是一种疾病，但出现胸背痛，当你熟悉了远伤病之后，明白这个胸背痛是远伤病，不待结核的痊愈，你可以及时治疗远伤病。解除疼痛，对结核病的治疗有益而无害。胃痛常成为胃病的代名词，不发生疼痛时一般认为胃是没有问题的，而出现胃部疼痛，才作胃病治疗。分清胃病与疼痛，可以分别治疗，疼痛会率先消失，胃病也会较快治好。

痛经不是两种疾病发生的，它的疼痛是远伤发生的，只不过在生理改变这个时期发生了，所以只需要治疗远伤病。当然也可以通过药物调整生理的异常变化达到止痛的目的。急性软组织损伤疼痛已久，虽然成了慢性疼痛，但它不属于远伤病，它是软组织损伤没有治愈发生的。这关系不大，都是治它的病，且这两者都可以用揉摩方法治疗。

弄明白了急慢性疼痛，也就明白了慢性疼痛是远伤发生的一个最主要症状。疼痛的轻重程度差别极大，从"痛不欲生"，到隐约微痛，从大面积疼痛到一个点的刺痛，从长时间疼痛到瞬间疼痛。

发生在身体各个部位上的疼痛，经常有身痛、头痛、偏头痛、眉棱骨痛、三叉神经痛、面部疼痛、眶痛、耳痛、鼻痛、颈痛、肩痛、背痛、背痛彻心、脊骨痛、尾骶骨痛、胸痛、胸痛彻背、胁痛、腰痛、胃脘痛、少腹痛、脐腹痛、小腹痛、四肢疼痛、四肢关节痛、手指痛、足背肿、足跟痛、前阴痛、尿后痛等。

下面情况在身体各个部位出现的疼痛，除疾病本身必然会发生疼痛和极个别特殊情况外，基本是远伤发生。

妇女在经期、孕期、产后，更年期出现在身体各个部位上的疼痛。

儿童、青少年身体各个部位出现的疼痛。

患其他疾病时身体各个部位出现的疼痛。

老年人身体各个部位出现的疼痛。

幻肢疼痛是健肢的远伤病错位感。

疼痛的强弱、感觉不一样，不完全反映远伤的轻重，也不反映所处位置不同。但一个位置出现的疼痛特征，可以较长时间不变。同一位置也可以出现不同病症。如三叉神经位置有的出现三叉神经痛性质的疼痛，有的就是一般的面痛，有的只有痉挛，有的只有异常感或异物感。

第二节　肢体行动障碍

肢体行动障碍和无力有伴随疼痛等症状出现和不伴其他症状出现两种。

伴随疼痛症状出现的行动障碍和无力，一般大家都熟悉，只要不发生疼痛等症状，也就不会出现。只是苦于不知其病，总也消除不了疼痛等症状。这个情况，一般消除了远伤病，疼痛消失，功能也就恢复到正常。常有被诊断为网球肘的患者，平时连提一个很轻的袋子都不行，揉摩过后，让患者提动沙发之类的重物也可以。

无症状出现的障碍和无力，一般不易被发现，也难找到原因。常在行动中感受到，如行走或上楼梯，感到腿脚的某位置乏力或沉重。手臂运动或做同一动作时，感受到手臂的某一段或某一位置特别累和无力。但这个时候，只要在这些感受到的位置消除远伤，一般都能马上恢复正常。但不是所有的患者都是这样，有的萎软无力患者，尽管也确有严重的远伤，揉摩后也不一定就能恢复，还有待身体状态的恢复，也许患者还有另一种疾病需要治疗。无症状障碍患者有的初次揉摩时无疼痛，但有的经过一、二次揉摩后又知道疼痛，这种情况预后较好。

肢体行动障碍和无力，有症状和无症状都有短暂和长久的。短暂的只有一瞬间，如失握，拿在手里很轻的东西也会掉。脚的失用，去蹬车时却不发力。远伤对力的传递和对骨骼肌的影响，还有待研究。

第三节 异常感觉

从临床来看地，远伤会发生所有的异常感觉。但最多异常感是冷、热和异物感。

五心烦热、身重、头胀、头冷、头热、头晕、头重、头摇、脑鸣、头面轰热、颜面麻木、耳鸣、耳聋、耳痒、耳痛、鼻酸、鼻冷、唇痒、项强、背冷、背热、背火辣、胸闷、胸中烦热、胁胀、腰酸、腰重、腰冷、腰如绳束、胃脘胀、胃堵压、胃莫名难受、小腹胀、腹满、四肢麻木、手指麻木、手指胀、手足冷、心慌心忙，某部位不安、酸胀、怕冷发热、嘈杂、表皮不仁等。

冷和热表现出来的异常，常常不可思议。有的头冷，夏天也要戴帽子围围巾。腿冷、膝冷、肩冷、手臂冷，或身体其他某些部位冷，不敢进空调房，再热的天，也不敢裸露，睡觉还需要覆盖被物。手冷不能接触凉水。

热的感觉，总感到热得难受，有的一热则身发痒，为了消除"热"，冷天也穿衣极少，还时不时敞衣露背。冬天也要有冷风拂才舒服。

异物感的发生是远伤所专有特点，掌握了这一点，可以明确肯定地了解异物感的由来。异物感多发生头、咽部，也有发生在上身的，发生在下肢的少一些见。异物感分两种感觉，一是在身体位置的静物感，感觉的异物静止不动。粘帖、紧压、刺扎、被灼。眼睑内异物刺扎，牙异物嵌塞，咽痰粘。脑内感到有异物，在头脑的外部某个位置或两个位置上有远伤。二是运动感，异物是运动着的，像虫子蚂蚁在爬行，像水在浸渍流动。最怪异的是中医称为奔豚的现象，突然一物从少腹起，滚动至咽喉，感到气欲绝难受。

异物感的时间有长有短，长的常驻不去，如肩颈的帖物感，有的则很长时间出现一次，如奔豚。异物感的出现，也会时有时无，注意力分散，心情好的时候，发生就少一些。

第四节　其他症状

远伤病可观察到临床表现，多是远伤病对周围产生了病理影响后表现出来的一些症状，有些症状也可以由其他疾病发生，这是需要分清楚的。有的本身属于远伤病引发的感染，积水，皮肤、毛发改变，可以待症状控制后，检查治疗。

肌肉瞤动、口眼㖞斜、目胞肿胀、口角流涎、多唾、唇颤动、颈脉跳动、抬肩、皮肤发硬、脐下跳动、四肢肿胀、膝积水肿胀、手指挛急、手指发绀、发肿、痉挛、僵硬、强直、摇头、走跑跑偏，眼动行走不稳，触动身体某部则呃气，动脉可见到急促跳动。皮肤有红斑、妊娠纹、硬节、抽动、肿胀、积水，或肌肉跳动、咀不自主嚼动或强迫性咬牙等等。还有远伤病长期形成的结果，关节变形、结石。

远伤发生的各种症状，并不是全都一齐表现出来，有的多种症状同时出现，有的一种症状严重，其他症状较轻。一般一个部位上发生的症状，会保持相对的稳定不变，但症状加重常见。同一部位症状减轻或消失，增多或减少也常见。

对远伤病的认识，都是通过临床观察得来的，有些疾病和现象的发生，是否与远伤相关，需要通过长期的观察验证，有的还需要通过对某种疾病发生的可能，采取措施之后，确实可以控制疾病的发生来证实。或者通过实验室或解剖的证实。

远伤病所在部位邻近器官，表现器官功能异常的症状。胃部上的远伤病，胃痛是错位感觉，可是发生的胃胀、饿感、嘈杂、烧心就不能说不是胃病症状了。面部器官比较集中，损伤也比较多，凡在器官上或近处的远伤病，都有器官本身功能异常的的症状。现在发现的有眼蒙眼睸，耳鸣耳塞，鼻空鼻塞，干渴饮饮，胸闷气憋，心慌心忙，胃饥腹胀，尿胀尿频（总感觉还要排尿，有的干脆就长久地呆在厕所里），性功能缺失等等。

这些现象常让人把注意力集中到器官上，以为真是器官有了病变。会阴部或下胯部远伤病者，受到干预最多是膀胱、前列腺，有的甚至对其手术；诊断最多的是盆腔炎，妇科病、前列腺病、膀胱病、子宫某病。

作为一个器官，皮肤及其软组织受到多处损伤，损伤直接损坏皮肤组织和功能，损伤血管。这些都会给人的正常生理带来影响，这些影响还需要通过有目的的长期观察才能被发现。至少我们现在知道，许多人的亚健康状态与远伤病直接相关。皮肤不正常状态和面色的不佳，有的也与远伤病相联系。

至于对其他疾病的影响，主要是中风。原来并不知道血管系统里有一个因软组织损伤造成的血管损伤，有部分还仍然存在，也不知道还有阻积在受损静脉内的瘀血。这些瘀血本身就是一个血栓，而又有可能进入脑血管。我们应该对这一现象引起高度关注和研究，以求可以采取切实可行的方法预防、控制中风，减少中风的发生。

目前认为中风发生的原因，并未得到实验室证明，认为是远伤发生，也没有得到实验室证明。都不能作肯定的回答。提出来是因为远伤有这种可能性，所以需要通过可行的临床实践进行进一步观察研究，因为这种研究在现代医学上是可以付诸行动的，也是可以具体实行做到的。

附 中风与远伤关系探讨

中风是危害人类健康和生命最严重的疾病之一，它所带来的不只是疾病患者本人的不堪痛苦，而且增加身边亲人的拖累，是一个不可忽视的疾病。要防止中风的发生，在未认识引起中风的原因时，是很难做到的。中风到底有不有一种引起它发生的病因，是不是人们所认识的那些因素？为什么中风的发生得不到控制而减少，其中主要的原因是没有找准引起中风的原因。而认识到的原因，人们对它采取措施并不能发挥作用。

中风在医学上有多种说法，具体病名也比较细。但是中风是不是同一种疾病，同一种病机，是不是由于同一因素引发，值得进一步研究。认清这些，对于预防和减少中风是必不可少的。

中风，是脑血管病的总称，人们分析其病因时，无非是考虑血管、血液、血流三个因素（下简称三因素）。人们承认，"仅有一小部分是局部的脑血管病损"。如果没有别的因素出现，仅是三因素出现的问题，这不但可以监测，而且可以定出指标，超出什么指标会发生脑血管病。在医学发展的今天，对这些是完全可以做到的。人们无法在这三者中间找到一个肯定的因素，这三者也不能很好地解释为什么必然会出现血栓。而中风几乎都是离不开血栓，或叫栓塞、微栓子。这些栓子暂停、停留、或是骤停后使血管破裂，出现不同的现象和后果，都不外乎脑血管意外。

一 中风没有先兆

中风是突发性的脑血管疾病，只有发生了才知道中风了。医家有的认为，中风病人中风之前是有先兆的，"肌肉瞤动"、"大拇指麻木不仁"、"手足少力"、"手足不用"、"眩晕"、"手足间酸痛"、"周身有如虫行"、"肌肉微掣"等等，并认为可

认识治疗远伤病 告别慢性疼痛

预测和治疗。王清任的《医林改错》所列举中风先兆云："每治此症，愈后问及未病以前之形状，有云偶一阵头晕者，有头无故一阵发沉者，有耳内无故一阵风响者，有耳内无故一阵蝉鸣者，有下眼皮长跳动者，有一支眼渐渐小者，有无故一阵眼睛发直者，有眼前长见旋风者，有长向鼻中攒冷气者，有上嘴唇一阵跳动者，有上下嘴唇相凑发紧者，有睡卧口流涎沫者，有平素聪明忽然无记性者，有忽然说话少头无尾语无伦次者，有无故一阵气喘者，有一手长战者，有两手长战者，有手无名指每日有一时屈而不伸者，有手大指无故自动者，有胳膊无故发麻者，有腿无故发麻者，有肌肉无故跳动者，有手指甲缝一阵出冷气者，有脚指甲缝一阵阵出冷气者，有两腿膝缝出冷气者，有脚孤骨一阵发软向外棱倒者，有腿无故抽筋者，有脚指无故抽筋者，有行走两腿如搓蒜者，有心口一阵气者，有心口一阵空气不接者，有心口一阵发忙者，有头项无故一阵发直者，有睡卧自觉身子沉，皆是元气渐亏之症。因不痛不痒，无寒无热，无碍饮食起居，人最易于疏忽"。

其他历代医家对中风先兆的认识也大致相同："肌肉蠕动，命曰微风"，"人有患头晕目眩，或湿或风，口眼瞤动，非痰，乃风之渐也""凡人如觉大拇指及次指麻木不仁，或手足不用。或肌肉蠕动者，三年内必有大风之至"，"眩晕者，中风之渐也""中风者，人本气血两虚，或有形盛气衰，或指节不时麻木，或手足间酸痛，或头眩眼吊，或虚跳，痹于半身，或周身有如虫行，此中风之先兆也，人未之常见，不谨调护者多"，"在大凡见眩晕之渐，劳即耳鸣，目眩背膊酸痛，有时腰酸者，此中风之履霜也，是病之缓也"。"中风症必有先兆，中年人但常见拇指时作麻木或不仁，或手足少力，或肌肉微掣，三年内必有暴病"，"此病之来，必有朕兆，如神志忽忽，语言失常，上盛下虚，头眩脚软，皆痰火内"。"病者当先患眩晕，头胀目赤，手足渐常见不遂，或足趾手指麻痹不仁，言语蹇涩，胸膈痞闷，性情暴躁，吐痰得缓，六脉弦滑或虚软无力"。[1]还有将轻微中风和一些现象也看成中风先兆，"一、年龄在50岁以上，或既往有肝阳上亢眩晕，或虚损病史。二、近期内无外界动因，反复突发，一过性、可逆性以下征象：（1）肝阳暴张，突发真头痛，冲热面赤，眩晕昏仆，恶心呕吐，黑蒙，血压剧增，甚或偏身麻木，言语蹇涩，神昏抽搐；（2）单侧麻木，力弱偏瘫；（3）言语障碍，失语，失读；（4）突发眩晕昏迷，音痱，吞障碍，步履不稳，行如醉汉、甚则昏迷仆倒；（5）偏盲，偏身感觉障碍，眼球震颤或浮动，伸舌偏斜，一侧瞳孔散大双侧眩孔缩小；（6）强握，摸索，幻视；（7）小中风（突发性，一过性24小时内可复的半身不遂），脉弦硬而长，或大于常脉数倍，或暴疾外越，毫无缓和之象。或沉涩坚滞。"

　　我们注意到，这些中风先兆提到疼痛的比较少。为何既然远伤是中风的主要原因，而疼痛又是远伤病的一个最主要症状，在中风先兆里人们提到的现象反而没有讲到疼痛。这里有两个原因，一是人们认为疼痛是属于痹症范围，如王清任说，"肩痛、臂痛、腰痛、腿痛，或周身疼痛，总名曰痹症。"所以医家有意规避了疼痛。另一方面，发生中风的患者，一般都是健康人，平时都在从事正常的工作，远伤病的疼痛症状出现并不是太多。"人老病出头"的这个"病"主要是指远伤病，其实人老只是身体虚弱者的比例较大，身体虚弱时在各个年龄段都可产生。同样老年人也有身体不虚弱的，所以不少老年人还没有出现远伤病疼痛的表现。在健康状态下，远伤病表现一般是"提醒式"的，发出的信号表示"我"的存在。而中风之后，不少人则出现肢体疼痛，尤其在偏瘫一侧更突出，说明中风以后，身体转变为虚。

　　在人们认为的中风先兆中，有些是小中风或叫一过性中风，它本身就是中风，不过中风出现较轻微，主要是出现时间短。脑如果发生血管阻塞，没有新鲜血液的供给，4-8分钟缺氧就会受到损伤。一过性缺氧，实际也是中风性质，并不是先兆。因为出现过轻微中风者，也不一定还必然发生严重中风。如果再次发生中风，也只能说是二次中风。象短暂脑缺血发作，时间短，有的恢复完全，且不留神经功能缺损体征，即使有些症状，也容易与局限性癫痫、复杂性偏头痛、眩晕、晕厥等病症相混淆。"TLA患者的病史和临床表现不尽相同，所以临床上没有常规、标准化的评估和辅助诊断的检查范畴。因此，TLA仅能提供临床诊断和进一步检查意见，

但不提供肯定诊断，亦没有确诊的诊断标准。"[7]，还有脑出血前的一些表现，如果没有造成脑出血，也常容易忽略。

中风之后，没有疼痛的肢体行动障碍、无力，一般是中风对神经功能的损坏。这也正是萎症难治的原因之一，它不象有慢性疼痛病症那样，至少有位置有表现让人知道是那里出了问题，可以在那些地方施治。而萎症仅仅是没有力，或行动障碍或颓废。不过，萎症者，大多精神、情绪和感情上均不及正常时。语言思维迟钝或障碍。萎症和痴呆症一般精神沉闷，感情淡薄，表情呆板，行动迟钝，语言不利索，吐字不清，记忆和思维缺如。一般都把它看成是脑实质性病变，这是值得研究的。因为脑组织自然发生病变的可能性总是不多，人们至今没有找到这个病因，而慢性中风的可能性大。当然这种慢性中风也是一种轻微的非全部损坏。比如疼痛，在初次治疗远伤病时不存在，而在经过几次治疗后，就有了疼痛的感觉。行动困难的患者，在经过远伤病的治疗后，有的可以行动，但其灵活性难以得到恢复。从这个角度上分析，萎症和痴呆症，仍然可以积极治疗和训练，可以让某些功能恢复或朝好的方面进展。

在生活中，出现过轻微中风而不自知者并不少见，萎症及那些身体慢慢出现局部障碍的患者，实际都是隐性中风留下的蛛丝

马迹，是一个不可忽视的问题。

如果一个疾病的发生确有先兆，应该是可以采取某

些措施防止发生的，但事实上，目前并没有有效的防止中风发生的办法。所以尽管这些现象出现，有可能引起中风，但以往既无法不让这些现象出现，也无法不让中风出现，对中风的预防措施基本上无济于事。

"脑出血发生前常无预感"，这是从临床中了解到的，而脑出血前出现短暂的异常现象，实际是已经中风。中医所认识的所谓中风先兆现象，正是远伤病症状表现。而远伤病中风有着直接的联系。所谓先兆，并非空穴来风，是医家观察、调查、总结的结果。他们基本上窥探到引起中风的原因，但不知远伤这回事，也就只能认为是先兆了。

二　远伤是中风的主要原因

我们认为远伤是中风的原因，而医家认为的中风先兆也是远伤病的病症。并不是因为有了医家的这个说法，我们才认为远伤病是引起中风的因素。远伤如何可以引起中风，我们从观察到的情况来分析。

我们知道，软组织损伤之后，产生的瘀血，都是"离经之血"，这些瘀血，显然不可能再进入血液循环，也就不可能造成脑血管的障碍或损坏。但是这些软组织损伤，一般是挤压伤，血管受到挤压后尽管血管得到恢复，但损伤严重的血管没有恢复到正常，血管内部仍有瘀血。受损的血管仍然是血管的一段，仍然与循环系统保持连接，但它基本不能参与正常的循环，成了真正意义上的"顽瘀死血"。但这些管道系统中的静脉多处被"瘀堵"，且是经历过十几年、几十年的"瘀血"，只要有一处的"顽瘀死血"在一定的条件下，移动进入了循环系统循环，在循环系统中又没有被分解溶化，而是以较大的瘀血团进入脑血管，

有可能就会在某个地方或停留或阻滞或阻塞。有的阻塞产生过大压力而使血管破裂。这些瘀血毕竟是血液形成的，所以有的只是一时性滞留，然后在增大压力的情况下，血液对瘀血发生溶解、稀释，被阻塞的血管又畅通了。这些经过溶解、稀释的瘀血，也会向远端流去，再次进入循环是不可能的，也就不可能再次阻塞脑血管了。如果在当时的条件下，溶解、稀释后的瘀血还达不到通过的程度，就有可能使血管破裂。

血液以一定的速度（也就是以一定的压力）向一个方向运行时，如果瞬间受到阻挡，这个阻挡的反力与后面跟上来的压力形成的合力，将是很大的，是有可能将脆弱的血管，在应力集中的地方挤裂。另外，脑血管阻塞之后，血液中的 CO_2 增多，引起血管扩张也会增加对血管的压力。文献记载，原发性脑出血"常在白天活动时，或在过分兴奋或情绪激动时发病。脑出血发生前常无预感，个别人在出血前数小时有短暂的手脚行动不便，言语含糊或短暂意识模糊"。[2]

这说明什么问题呢？首先说明确有血管扩张的因素，使得血管扩张后远伤瘀血汇入循环系统，这个因素就是过分兴奋和情绪激动。然后，说明脑出血时脑血管可能已经有意外了，所以有手脚行动不便，言语含糊或短暂意识模糊的中风现象，或在短时间内得到疏通或延续到脑出血。

脑血管意外与血压高低并无直接联系，几多血压特别偏高的，也不发生脑血管意外。脑血管如果不出现堵塞，在它自身压力下，它是不应该发生破裂的。因脑处于坚硬的颅壳中，其容积比较固定。因此，脑血管受到一定的限制，不但血管是被周围组织所包裹，而且这些包裹组织，也对血管外周产生一定的压力，管内压力与外周压力抵消后，单向外压力一般都不会超过太多。血液在血管内流畅的情况下，还不足以使血管破裂。同样的血管，同样的血压，在这之前和之后，为何都不发生血管破裂？

医学上认为的栓塞是从哪里来？

除了血管自身发生问题之外，除非人为从体外输入血管，否则是不会有栓子的。我们的血管在正常的循环时，出现可以堵塞住血管的栓子，总不是偶然的。平时本身可以让血液畅通的血管，就是真有什么剥脱下来，也不至于堵塞整个血管。脑血管的动脉也只有不长的颈总动脉、椎动脉，这一血管发生脱落物可能性实在不大。

所有的因素人们都已经考虑到了，远伤则落在我们的盲点上，而软组织损伤直接损坏血管，破坏血液，形成瘀血，这不得不引起我们的注视。

有人认为"血栓的碎片形成的栓子可来自身体的任何部位，但最常见的是来自腿部和盆部的静脉。"[3]如果这个认为是可信的，则不容置疑，这些腿和盆部的瘀血主要来自远伤，这是我们已经观察到了的。据报载，荷兰莱顿大学医学中心开展了一项针对深静脉血栓或肺栓塞的研究发现，"腿部受过外伤的人，其发生上述两种血栓的风险是普通人的3倍"。如果将下面两种因素考虑在内，就不是三倍的问题，可能是90％以上或全部都是因"受过外伤"。首先，受伤是指腿部，全身还有几倍于腿部的各个部位，其次90％以上不知是"受过外伤"，也就不可能进入统计了。在脑部，各种神经丰富而又集中，只要一出现滞留，就是很短的时间，也会带来一些后果，容易被发现。身体的其他部位不是不发生瘀血滞留，一般在短时间都不会造成感觉到的后遗症，不易被人发现。有一个现象，就是"脉之卒然动"。最初认为是远伤引起的动脉血管跳动，因为在"卒然动"之处发现了远伤。后来才发现，人一身的远伤是如此之多，到处都存在，"卒然动"处的远伤可能是一种巧合。而真正引起动脉血管"卒然动"的原因，很可能是血管内受到了血栓的堵塞，血管采取的一种生理应急措施，将血栓溶解击散通过。这种"卒然动"时间很短，很猛烈，并不与心脏同步。走访过"卒然动"多人，揉摩前经常出现，揉摩后则未再出现过。但这些受访者也并不是将身体上的远伤瘀血全部清除干净了，但揉摩应该 会将静脉中的瘀血清理了。

这些静脉中的瘀血是如何进入动脉的呢？

"人体的心血管系统是一个具有复杂分支而又非常完整的管道系统，无论是动脉、静脉或毛细血管，内壁都覆盖着一层内皮细胞，极其光滑。在生理状态下，血液以液体状态在这条管道中循环流动"．[4]血管是一个极为严密的封闭循环管道，但不是往返直通的循环管道。静脉是从远端向心脏流动，动脉是从心脏向身体远端流动，它们之间还受到肺血管网的分隔交换，一般的栓子是不可能从静脉进入动脉的。所以远伤的瘀血也不可能进入脑血管。我们知道，因从静脉回流到右心房的血液，并不直接泵入动脉中，而是由右心室泵入肺动脉，经过肺内血管网的交换，即使血液中混有瘀血，也不能再到左心房、左心室而泵入动脉中来。正是因为这样，所以大量的人有远伤，尤其有非常严重的远伤，也并不发生中风。有一个生理现象，虽说已经列入疾病中，但并没有引起我们在中风方面的注意：分隔左、右心室的室间隔主要由心肌构成，但在接近心房处有一缺乏心肌的卵圆形区域，称膜部，是室间隔缺损的常见部位。这样，从身体各个部位而来的远伤的瘀血，进入右心房之后到达右心室，在右心室泵出血液到肺动脉的同时，也就有部分由左右室间缺损的卵圆形膜部直接进入了左心室，而后进入到动脉，由上肢动脉的颈动脉而进入脑血管。

极有可能中风发生率与有左右室间卵圆形膜缺损存在率相当。心室间隔缺损，缺损小，分流量小的病人可无症状。而缺损小时，X检查无异常发现，心电图检查也正常，一般不易发现。

还有心房间隔缺损，据说在20%－25%的成年人中，胎儿时期允许血液自右心房流入左心房的卵圆孔道，会留下极细小的裂隙。当然缺损较大的人可能被检查出来，缺损较小也同样不易检查。不过，由位于左心房面的活瓣组织覆盖，在正常情况下左心房的压力高于右心房，该活瓣关闭，不至于发生分流。但在右心房压力增高的情况下，该活瓣开放，可引起右至左的分流，来自静脉的瘀血有进入动脉的可能。

远伤引发中风，只有在某种特定条件下才有可能，首要的就是必须让远伤处的"瘀血"离开原来的位置汇入循环系统里循环。

大家都发现，"其发病与恣食饮酒、情绪激动有密切关系"。那么，饮酒与激动对血管有什么影响？我们知道，二者都会使血管扩张，血管扩张后给远伤的瘀血离开原来的位置创造了条件。而不会对"三因素"的其他方面产生影响。

当然，血管扩张还要有自身的条件，如果一个身体虚弱的人，就是有外部因素作用，血管扩张也是困难的。中风虽说发生在中老年人之间，但身体还是健康的。一般发生中风之时，都是处于正常劳动、生活、休息中，如脑出血则发生"常在白天活动中"，身体并无疾病的征兆，尤其是没有衰竭性疾病。身体虚弱和慢性病住院病人以及老年人（70岁以上），发生中风的人就比较少了。这说明，远伤处的受损血管内的瘀血，还需在血管扩张和血液的冲击的情形下，才能离开原来的位置，汇入循环中。饮酒和兴奋是常见的因素，某些药物也具有这样的功能。但主要的还是有赖于气血的旺盛来鼓动，身体虚弱者是缺少这一主要条件的。认为的一些其他因素，显然并不随年龄的增大和身体衰弱而改善，为何中风发生反而减少。中风瘫痪病人再度出血"可能性极小"，也说明这一点。中风病人的虚弱是中风以后出现的，一般是元气大衰，对于元气大衰的患者，再次中风的可能性极小，而身体受到中风打击不太严重者，则出现二次中风的可能性要大些。中医对中风后元气大衰的认识，反映在治疗中，张景岳认为治疗中风病"只当培补元气为主"。王清任说的也是元气亏损。

认识治疗远伤病　告别慢性疼痛

中风为什么是一个成年病，多在 40 岁到 60 多岁。因为远伤病是一个成年病，当软组织损伤经过很长的时间后，才会形成远伤，可能这个时候才会有作为栓塞的瘀血出现。

中风的危险因素，人们首推高血压。高血压患病率 3.51－10.27％，而中风患病率不过才 0.70－1.006‰。有人作过统计，高血压者发生偏瘫者也不过 1.48％，而中风病人有 80％出现偏瘫。"在中国、日本等东亚人群中，血压升高对脑卒中发病的作用强度约为西方国家人群的 1.5 倍"，由此看来，高血压作为引发中风的病理解释，并没有规律性，而中风患者之间同样有血压正常者和血压稍微升高者，大量的舒张压和收缩压较高的高血压者，并不发生中风。

从脑卒中的鉴别诊断中可以看到高血压与中风无必然性联系。[5]

	脑血栓	脑栓塞	脑出血	蛛网膜下腔出血
发病年龄	老年	青壮年	中老年	不定
高血压史	有或无	无	常见	无
发病情况	安静、休息时	不定	活动、活动时	活动、活动时

除了脑出血常见、脑血栓有或无高血压病史外，脑栓塞及蛛网膜下腔出血均无高血压病史。高血压被普遍认为是中风的因素，是因为大家看到，脑血管破裂的中风现象，是血管直接出现问题。其实，轻微中风、脑梗塞、脑溢血，只是病情轻重不一样，都是脑血管受到瘀血的梗塞，但梗塞物有大有小，梗塞时间有长有短，有的在一定时间内溶解、疏通了，有的则可能因骤然梗塞而产生较大的压力而至血管破裂。

如果将中风归于高血压，没有高血压而发生中风又作何解释？再说血压高，也不至于产生血栓，更不至于发生梗塞。医家认为"中风病发生仅有一小部分是局部的脑血管病损"。[6]把高血压看成是中风的原因，是在不知有远伤存在情况下的分析、推测。

推测的其他因素还有不少，但在临床上，血压正常，血脂不高、身体不肥胖、平时无重要疾患的中风者很普遍，说明所认为的这些因素也与中风无必然的联系。

三　预防中风和中风后的康复

当对要采取措施的对象认识不符合实际时，行动要取得预期的效果是很困难的，除非歪打正着，但这种机率是非常小的。从人们对中风先兆所说的现象我们可以看到，这些都完完全全是远伤病的症状。要想消除远伤的"瘀血"，也即对中风先兆的治疗，目前中药的辩证论治、针灸疗法和补液都很难发挥作用。如果不能消除远伤的瘀血，也就谈不上预防中风的发生，因为身体血管中的有形的瘀血，随时都可能发生移动而参入循环，一旦受阻于脑血管中，危险的中风就不可避免。

既然中风的根源是远伤，预防就是治疗远伤。要得到临床实践的验证，并不是一件容易的事，因为中风发生率并不是很高，为数不多的治愈了远伤病的人不发生中风，并不能说明和证实预防成功。除非有大量的治愈了远伤病的人没有发生中风者，才能说明问题。而治愈，在目前的认识下，基本是难做到的，患者一般都只是在局部出现比较严重的病症时才针对性地治疗，也还不是人人都将局部的远伤治愈了，有的只是症状消失或减轻了，就不再治疗了。为了清除身体上的远伤而进行治疗的人并不多。

如前所述，有左右心室间隔卵圆形膜部缺损的人，静脉血液中的瘀血可能就会顺利进入动脉循环，则有发生的可能中风。从这一认识出发，用科技手段检测出这些有缺损的人员，而采取措

87

认识治疗远伤病　告别慢性疼痛

施，就会容易得多。再者，如果直接对这一情况作处置有难度，也可将这部分人员的远伤加以治愈。这样，为预防中风需要而治愈远伤的数量就会小得多。

采取有效措施，防止和减少远伤的出现，和积极主动治疗远伤，减少中风的发生应该是可行的。

中风是突发性疾病，发生时并非身体发生了什么变化，发生后或未留下任何病症，或产生脑损病变和身体虚弱。在控制住脑血管意外之后，中风即告结束，剩下的是后遗症的治疗。这时受定式思维影响，容易出现一些不恰当的作法。

治疗后遗症首先必须认清哪些是中风后遗，哪些是远伤病病症，哪些是身体虚弱表现。分清这些是为了有针对性地加以处理。中风后凡属神经功能方面的疾患，象智能、语言、肢体活动失灵，都是中风后脑神经受损的结果。而象疼痛、运动障碍、部分无力则属于远伤病。语言低微、部分无力、疲倦则属于身体虚弱。对于这三种不同的情况，要分别采取三种不同的方针。在考虑治疗时，它们之间又不是绝然分开的，而是互相依存、互相补偿的。如神经功能的恢复和远伤病的改善，都有赖于身体状况好转，神经功能的恢复和远伤病的治疗又会促进身体状况的好转。

实验及临床研究表明，由于中枢神经系统存在可塑性，在大脑损伤后的恢复过程中，具有功能重建的可能性。同时多次重复的活动可以向大脑反馈信息，使其尽快地最大限度地实现功能重建，恢复肢体自主运动。

在康复中，由于一些顾虑，开始时间往往延后。偏瘫病人一旦处理好了脑血管意外后就要考虑康复，早期的康复对于神经功能的恢复至关重要。按摩是首选方法，配合病人自主活动肢体，并不要求活动幅度的大小，哪怕没有活动动作或只有微小动作，只要有意识在动作即可。一定要循序渐进，不要急于求成。这些康复，再度引起脑出血的可能性极小，而对预防则不无益处。按照远伤瘀血引起中风的血管扩张认识，偏瘫病人大多气血亏损，血管扩张困难。

神经功能恢复所作的康复，起步早会带来好的成绩，但不是说以后的康复不重要。偏瘫病人对康复要有信心和恒心，有的半年才有进步，也有的在一年后或更长时间仍有进步。

在康复中，把康复与锻炼等同起来，往往适得其反，常导致关节肌肉损伤、骨折、肩部和髋部疼痛、痉挛加重，出现异常痉挛模式和异常步态，以及足下垂、内翻等问题，明显出现"误用综合征"。

错误的训练方法，如用患侧的手反复练习用力抓握，则会强化患侧上肢的屈肌协同，使得负责关节屈曲的肌肉痉挛加重，造成屈肘、屈腕旋前、屈指畸形，使得手功能恢复更加困难。过多的被动运动不是康复神经功能的好方法。

身体整体健康状况的恢复，对神经功能的恢复必不可少，我们有时往往忽视了这方面。在康复时我们却过多地将注意力放在中风上，对未经证实的所议论的中风因素深信不疑，一味强调饮食禁忌，列出一系列病人禁食食物，限制病人的营养摄取。生怕血脂、血液黏度、血压等检测指标高。血脂、血液黏度指标偏高与中风本来就没有必然联系，而"维持一定高度的动脉血压对保证脑组织的血液供应具有重要意义"。[8]

首要考虑的是尽快把已经虚弱的身体恢复起来。中风病人尤其是偏瘫病人，都会出现元气受损。张景岳的"治此之法，只当培补元气为主。"是从临床实践中得出来的经验，不管他对虚损的认识是在病前，还是在病后，虚损是存在的事实。过分的禁忌，往往造成患者身体体质恢复和神经康复的困难。中风患者中风之后，就是一般的病人，比一般病人不同的地方，就是有少部分人还有脑神经的受损。

在用中药治疗中，也有这个倾向，仍在按照中风的模式思考，

认识治疗远伤病 告别慢性疼痛

"培补元气"考虑少，用药不足，而活血药用得过多。尽管一些病人较长时间服用中药，而对身体康复见效甚微。这也影响到神经功能的恢复。

无论身体上出现疼痛或是四肢出现疼痛，行动障碍而非神经功能的关系，四肢的具体部位上的无力，都是远伤病。或体表部位的麻木，异常感觉，抽动，基本也是远伤病所为。对这些现象，只要按远伤病的揉摩治疗方法治疗，就可顺利得到解决。中风后非神经功能缺损的肢体运动障碍治愈，对神经损伤的功能障碍的康复也会有好处，可以明显减轻或减少瘫痪。从所了解到的中风偏瘫病人中，基本都有远伤发生的症状和障碍。

凡中风病人出现偏瘫，都要注意保护好肩关节脱臼。由于拉扯或扎针、拔火罐之类损害过度，或自身垂吊，肩关节容易脱臼。临床报道，"肩关节半脱位在软瘫期发生率为 60％ -80％"。关节脱位之后也要采取积极的措施复常。王清任认为"肩膀脱落二、三缝，…虽不能愈，常可保病不加重"。其实肩脱是可以复常的。方法是首先要用绷带托起手臂，辅以按摩或远伤病的适当治疗，加以服中药"培补元气"，随着身体健康状态好转，脱肩就可复常，手臂功能仍可恢复，这是得到临床证实了的，不要失去康复机会。

参考文献

[1] 张云鹏　中风病　科学技术文献出版社　2002：59

[2] 复旦大学上海医学院实用内科学编委会主编.实用内科学　人民卫生出版社，2007:2675

[3] S;teve Parker 著　左焕琛主译　人体结构、功能与疾病图解　上海科学技术出版社2010：158

[4] 福州军区军医学校　福州：福州军区后勤部卫生部　1977：上481

[5] 复旦大学上海医学院实用内科学编委会主编．实用内科学 人民卫生出版社，2007:2676

[6] 复旦大学上海医学院实用内科学编委会主编．实用内科学 人民卫生出版社 2007:2665

[7] 复旦大学上海医学院实用内科学编委会主编．实用内科学 人民卫生出版社 2007:2668

[8] 钱梓文 人体解剖生理学 北京 人民卫生出版社 1991：193

认识治疗远伤病 告别慢性疼痛

第五章　远伤病的诊断

　　远伤病的诊断有多种方法，以观察到远伤病灶为准。观察病灶是诊断的一个阶段，在未观察到病灶之前对远伤病的判断也比较重要。对远伤病特征的了解，是判断远伤病必不可少的。

第一节　远伤病的特征

　　远伤病是一个客观存在的疾病，人们对这个名字陌生，也对它的远伤病因陌生。虽然远伤与我们的眼睛处在咫尺之间，还是因为不在表皮上显现而躲过我们的视觉。它的由来很随意，有时引起我们一时的重视，有时我们毫不在意。发生严重的软组织损伤后，我们对它进行一番治疗，目标就是消肿止痛。因为在大家的心目中，损伤处恢复正常，疼痛消失，这个损伤也就好了。除了极为严重的软组织损伤，我们很少把它作为一种疾病来治疗，它本身具有自愈的功能。的确，当时过多的治疗也没有必要。谁也不曾想到，这个软组织损伤好了还有别的什么需要解决。这就是我们说的远伤，当我们没有发现它之前，任它如何肆无忌惮地活动，对身体进行怎样的攻击，我们也只见烟不见火。远伤病的确不同于一般疾病，所以人们用对待一般疾病的方式来思考时，很难得出正确的答案。还没有哪一种疾病象远伤病一样长期存在而不显山露水，倘若不是发现了它的病灶，人类对它的存在还不能作肯定的回答。远伤病为何长期不被人们认识，为何让人们发生各种误会，与远伤病的特征不无关系。所以，认识远伤病的特征，对于远伤病的诊断非常重要。医学上出现的误诊错治，正是因为不了解远伤病的特征而造成的。

远伤病的特征有存在的隐蔽性，症状的广泛性，感觉上的错位和病位上的创伤可暂时缓解或消除症状。

一　远伤病的隐蔽特性

它的隐蔽性表现在三个方面。

一是存在上，闭合性软组织损伤痊愈之后，皮肤上再也见不到病灶，用现代的检测手段一般也无法检测出它的存在，症状也消除得一干二净，且大多数都长久平安。远伤不但在平时未出现症状之时见不到病灶，就是出现症状之时，一般也还是见不到病灶，叫人有一种无缘无故就在某个部位发生了问题的感觉。中医的"有诸内必形诸外"的司外揣内的观察方法在这里，也无法发挥作用。现代医学的解剖学，在这里也派不上用场。几多用手术进行治疗的，手术之后因疼痛未除，揉摩治疗时，手术刀口上的远伤极为明显，医生在手术中也发现不了异常。

但也不是完全没有一点可见性表现，如"脉之卒然动"，头发突然掉光（斑秃），有的人汗毛比较发达者却出现一些位置汗毛稀少，膝关节的肿胀、甚至积水等。但这是以病理现象出现，完全失去了软组织损伤的痕迹，在我们没有认识远伤病之前，对这些可见现象熟视无睹或认识的先入为主，朝各方面去分析判断了，仍然不知这些现象由何而生。

二是时间上，软组织损伤愈后，消失得无影无踪，毫无动静，不留一点蛛丝马迹，而且不是一天，也不是一年，一般至少十几年或几十年。有的在十多岁发生过软组织损伤，七八十岁都一直相安无事。即使我们身体遍体鳞伤，在身体健康的情况下，也感觉不到半点异样。

93

三是在出现症状时，也非常隐蔽，没有预兆，没有警告，说不行就不行。有时睡得好好的，突然发生了疼痛，有时在工作和正常活动中，突然之间失力。更有甚者，在别的疾病出现时，它不声不响出现在其中，给人们一种误会，以为是别的疾病的一个症状。在人体生理变化时，也会伴随出现症状。如感冒、经期头痛、痛经、乳腺增生痛、胃痛、癌细胞扩散痛，某某疾病发展到疼痛。让人根本就不知它的同时存在，不知单独解除它所发生的疼痛。

实际上远伤因外界气候变化，身体生理变化和疾病出现时所表现出来的病症，我们除了知道气候影响之外，其他均没有辨别。

远伤不但有长久的平静期，也有出现症状之后的"自愈"期，如肩关节周围炎，症状出现多少年后，症状悄然消失，似痊愈。在其他部位的疼痛或其他症状，也不都是时时刻刻保持不变，有时好一段时间，一天之内都有几个正常阶段，有的在好长一段时间都平静无事。它来无影去无踪。

各种检查对于远伤来说总是阴性，人们对最具火眼金睛的MRI满怀希望，以为从此可以解开慢性疼痛这个结。国外学者就是通过临床比较，认识到从所认定的病因出发作的手术没有什么效果时，他们仍然无法了解真相，可见远伤病有何等的隐蔽性。

隐蔽性是指未认识远伤病和没有揉摩之前，在认识之后，揉摩下则远伤暴露无遗，隐蔽性不复存在。

二 远伤病临床症状广泛复杂特征

远伤发生的病症复杂表现在症状之多，症状复杂怪异，反映在几个方面。

一是人体所能感受到的异常感觉和异常现象全部都有发生。远伤病在精神上、感情上、体力、体质上都有表现。对生活中的睡眠、饮食也有影响，对体表状态也有关系。从这一特征出发，凡出现不明的异常感觉或不正常状态时，都可以先从远伤病找原因，一般是远伤病所为。

当软组织损伤部位出现远伤病病症时，与当初软组织损伤症状不全相同。这些症状的出现，在未明远伤病前，不知其因其病，多以疑难杂症处理。有的虽给其命名，但并不清楚什么病，对症状更不能作出合理解释。就面部的远伤病，已有病名眉棱骨痛、三叉神经痛、面瘫、面痉挛、白癜风，这并不包括面部所有位置上的远伤病。仅头面上远伤病所发生的症状不少于 20 种。

二是病症表现程度从严重到轻微全范围都包括。

病症表现程度的差别极大，或无明显症状，或疼痛要命。三叉神经痛是天下第一痛，有的部位则在有意感受时才发现轻微不适；或出现行动障碍，或很快消瘦，几天下来体重掉下几斤或十几斤，或体能下降极快，或一身不适或痛苦不堪，生活不能自理；有的使关节变形或产生异物，如类风湿、痛风；有的甚至不声不响就身体瘫萎，四肢无力，检查诊断无法确定病因；有的突然中风，给你造成可怕的危害。

在时间上，有的症状只出现几秒钟时间，如动脉卒然动者，有的一日出现多次，有的几日一次，有的偶然发生，有的又不知不觉症状消失。有的在经期出现，如痛经，有的在感冒时出现，如头痛，有的在生其他疾病时出现，如癌痛。

象这种变脸太大的远伤病，在别的疾病中并不多见，所以人们不知原委，不知所措，很难有效控制。只有在知道远伤病之后，人们才掌握了对它的控制权。

三是疼痛发生无序，此起彼伏。

让人们以为疼痛移动了，以为疼痛是他处引起的，以为疼痛是内脏器官牵涉而来的。在中医则认为是不同性质的疼痛，曰："行痹"、"痛痹"、"着痹"，以为是由不同外在因素造成的，"其风气胜者为行痹，寒气胜者为痛痹，湿气胜者为着痹也"。

认识治疗远伤病 告别慢性疼痛

其实这些都只是在不同时间出现的不同程度疼痛，对于外界风寒湿条件的影响，并不会出现符合或风或寒或湿的单独一种症状表现。基本上"逢寒则蛊，逢热则纵"，但也不是所有的远伤病都是这样，有的额头部位远伤病者，则需要寒冷和风吹才缓解；小腿部睡觉时有的在冷天也要放在被子外；一身瘙痒者怕热，遇热全身发痒。

三　症状感觉与病位深度不符的特征

远伤病部位发生的症状感觉，在定位上与软组织损伤不同，软组织损伤时感觉定位准确，而远伤病则在体表平面位置上感觉准确，在体内层次上感觉出现偏差，分不清疼痛是出现在骨骼、关节上或内脏器官还是在软组织上，而且自我感觉多在深部。

在平面上的准确定位，为我们确定远伤病的位置提供了方便。不管是疼痛还是其他异常感觉，出现在什么位置，远伤就在什么地方。在身体上出现的任何蛛丝马迹，都是提供给我们一个可靠的信息：此处有远伤，可以准确地在这个位置"捕捉"到远伤。所以慢性疼痛病症，都是发生在远伤的所在地，不存在牵涉、放射和转移。

远伤病在深度上的感觉错位，是远伤病的一个非常重要的特征。这个特征又给我们带来了极大的麻烦。正是这一特征将病位引向错误的组织或骨骼、关节。病人就诊时对医生说，我的关节痛、骨头痛、胃痛等。医生不能说你不是关节痛、不是骨骼痛。"那么好吧，去检查检查"，检查单开出，患者接受了一系列检查。报告单已写明，腰椎如何，颈椎如何，骨骼如何，胃如何。这时医生和患者都认准了病症就是检查到的疾病。于是一股脑儿地治这治那，骨质增生、颈椎突出、腰椎盘突出，骨和关节成了远伤病的替罪羊；心脏病、胃病、胆囊炎、附件炎、痛经顶上了远伤病的差。

明明病灶在皮肤，而感觉疼痛在骨骼或内脏。这一结果给患者带来的后果往往是身体受到新的伤害，因这种错位感觉而将治疗引向骨骼、关节的作法普遍存在，因远伤病而置换关节、骨骼不乏其人，进行关节清理术手术也不少见。

如果这些不能表达合理，就认定神经的问题，责怪的对象多为骨骼或血管，怪罪它们压迫了神经。这种感觉由病人的述说而引起医生判断错误，将大量的远伤病归咎于骨骼和内脏器官。需要强调的是，这些检查结果不能说不正确，因为它确实为影像所见，只是医生的判断结论是不正确的。影像观察中一些异常改变并不就一定是疾病，而可能只是生理性的改变。另外，检查到的病变也不一定是发生另一种症状的疾病。如果将症状表现的发生疾病找错了对象，检查不但于事无补，而往往被引导到误区，这是病人最常遇到的。为什么一些本不难治的疾病成了难治病，总也不见症状消失，就是因为真正表现症状的疾病没有得到治疗。如果知道远伤病的存在，就不会轻易把生理变化的骨骼作为病理变化来对待，也不会将远伤发生的症状来作为内脏病来治。病人一般是因为这些症状表现而来求医的，而治疗的却是另一个地方或另一种病。也许这种有意治疗的疾病只是远伤病的一个诱发因素，而即使诱发因素改善，但远伤病仍然具有症状。这种现象也影响其他检查到的疾病的正确治疗。这就出现久治难愈的胃病、胆囊炎、前列腺、痛经、心脏病等等。

这种错误一般很难得到纠正，前面说的肝部和下腹部发生疼痛的患者，经过 21 年，相继在 5 个医院动过 5 次手术，经济和身体都受到了很大的损失。在第 6 次住院，医生又要求手术，时因患者家庭经济困难无力支付经费，才"带病"出院。后经远伤病揉摩，发现体表严重的远伤，之后疼痛消失，至今未发。

感觉错位最明显的是幻肢的疼痛，本来不存在的肢体却感觉疼痛或异常。一般的病肢和健肢之间不会出现，幻肢痛也不会出

认识治疗远伤病 告别慢性疼痛

现在上下肢之间，而只会出现在左右肢之间。幻肢所感受到的异常（疼痛），只要在健肢相应位置对远伤病进行揉摩，很快可以消除。

最能说明问题的是咽异症和膝关节的酸痛，感觉分别在咽内和关节内。如果说这种感觉也许确实是伤及到了咽喉软管和膝关节造成的，但为何在外皮上揉摩远伤显现之后，症状就缓解或解除了，最后痊愈了呢。

远伤病感觉的错位或模糊，还表现在手术之后的疼痛，疼痛到底是发生在什么位置仍然不清楚。当然，如果清楚，患者能明确指出疼痛的位置，手术也不会进行，就是手术后也能分辨疼痛在那里，也不会"望洋兴叹"。

这种因感觉错位和模糊，检查别的疾病也未必不是好事，如胃痛检查有胃炎，肝部疼痛检查出肝硬化。但分清远伤病和其他病还是完全必要的，因为光治胃病，胃部的疼痛或胀痛仍不能好。几多患者就长年累月治胃病；光治肝硬化，肝部的疼痛仍无法消除。而分清胃病、肝硬化和远伤病，就可二病同治，痛的问题很快解决，胃病和肝硬化也可不针对疼痛而正确专门用药。

远伤在身体正常状态下，很少发生病症，它总是伴虚弱、伴疾病、伴老年发生。虚弱是远伤病的温床，无论是外界条件或是自身代谢情况改变，都会有远伤病的出现或加重。伴随其他疾病出现的情形也较普遍，而几乎天衣无缝，如妇女经后、产后、更年期常成为远伤病频繁发生的时期。感冒头痛、五十肩（肩周炎）是远伤病在疾病和年龄上的明显标志。在未认识远伤病之前，要想分辨出远伤病来是不可能的。疾病晚期是远伤病的多发期，临床上，尿毒症，中风偏瘫、肝癌、肺癌、乳腺癌、脑癌、胰腺癌、胃癌、食道癌、鼻癌等等，我们都发现了远伤病的共存。它的主要症状是疼痛，其次是无力，将远伤病治疗之后，疼痛也就缓解或解除了，无力肢体也恢复得好一些。

从远伤病的这一特征，我们想到了什么？为什么会有感觉错位呢？假象是本质的一环，恰恰是一种本质产生一种假象，让人们更容易从假象中认识事物的本质。急性软组织损伤，是从外部给予感受器以刺激，这种刺激一般只有疼痛、冷、热，这也是根据人体警示需要而出现的反应。而远伤病的刺激不但不是从外部，而且也与警示人体反应无关，而是红细胞变化之后对感受器刺激的结果。所以，凡是人体所具有的感受器，只要受到相应的刺激，都会出现反应，这就是为何远伤病的感受要比软组织损伤复杂得多的缘故。而感觉错位则表示这个刺激源缘于内部而不是外部。

四 远伤皮肤创伤反而缓解疼痛的特征

人们对这一特征并不陌生，只是没有提升到理性认识上来，或者经过长久时间的具体应用以后，忽略了这一特征。针灸起源就是这种情况，"早在新石器时代，我们的祖先，为了自卫自治，常常在患病后，用锐利的小石片发溃决脓，或刺割某一部位来缓解疼痛，人们由无意识的发现到有意识的运用。"这一意识也不是一开始就从特征上认识到了，只是从个别现象中得到启发。后来又针对血管，可能是受到血管中"邪气"学说的影响："为此诸病，盛则泻之，虚则补之，热则疾之，寒则留之，陷下则灸之，不盛不虚，以经取之"，"故诸刺络脉者，必刺其结上，甚血者虽无结，急取之以泻其邪而出其血，留之发为痹也"。后者与前者治疗的目的显然不同，前者是虚拟的邪气，后者是实在的瘀血。到后来这种"急取之以泻其邪而出其血"的作法消失了，剩下的只有"欲以微针通其经脉，调其血气"了，随着针刺血管的危险性出现，人们尝试针刺脉外，显示的效果一样。并不是认识到创伤可以缓解和暂时止痛。

消除疼痛，仍是在"尝试"中发现。为何本来是意识到片石

认识治疗远伤病 告别慢性疼痛

刺伤和火灼伤可以减轻病症表现，到后来注意力却集中到了方法上。这主要是没有从个别现象中总结出普遍规律性特征，或是在对某一方法具体应用之后，对原来产生这一方法的本义忽视了。虽说还不明白这一特征，在临床治疗中，中医一直都在利用这一特征来缓解和暂时消除患者的疼痛，针扎、小针刀割伤，埋线、梅花针刺，烧、灼伤（有人用火直接烧伤痛点而后溃烂的治法）。拔火罐、刮痧虽说也给皮肤造成伤害，但它们本身就是直接让感受器失去功能。手术不仅仅只有创伤，还有麻醉药的直接麻醉止痛。美国 Bruce Moseley 医生在做关节镜手术中发现，真做和假做都是同样的效果。人们不得其解，就是因为不明白远伤病的这一特征。利用创伤来医治远伤病，只需要切割至真皮即可。

　　偶然无意的创伤也一样具有这种作用。一位三叉神经痛患者，治疗久不能愈，后一次意外的摔伤，正好摔在痛点处，形成了开放伤，以后就没有出现疼痛了，他自己因祸得福，高兴地把这一消息告诉笔者。

　　除了创伤，一般用药，也可以收到让疼痛缓解或暂时止痛的效果。但这有三种情况，一种是药物真的发挥了作用，有相当长的"治愈"期，可保持多少年。这种药物治疗是可以用来治疗远伤病的，但难掌握规律，不是每个患者用药都可达到如此效果。有二位肩周炎患者，在十年前服中药都很快"治愈"，一位在去年又出现了疼痛，一位一直没有出现疼痛。对二位同时观察和揉摩治疗，远伤显现明显。

　　另一种情况，是用药直接作用于神经，达到了止痛的目的。如中药川乌、马钱子之类，西药普鲁卡因、吗啡。还有一种情况，凡用药物，都有一定的效果，抗生素或其他药物，也可以缓解或暂时止痛，但不同于创伤那么显著或普遍，有的只是稍微发挥了点作用，有的则没有作用，有作用时间一般也较短。

　　有人认为"神经官能症治疗起来难度确实很大，具有明显的戏医的特点，就是说找任何一个医生头三剂药都管用，然后用着用着就不管事了，这个特点很明显，所以说这是一个不要命，但是使人非常痛苦又非常难治的一个病。"列举的头痛、胸痛、胸不任物、瞀闷、心慌心跳等，这些并非神经官能症，而是远伤病。很明显，所谓"戏医"，就是没有摸准疾病的根源而对药物的一时反应。这也正是远伤病的一个特征，远伤病的症状在任何内、外治疗下有一时缓解或暂时消失的特征。但也不是在所有的时候、所有的情况下都会这样。比如有的腰腿痛发作，用杜冷丁都不能止痛的情况也有。

这些症状，经远伤病的揉摩治疗，可以很快解除，远伤病治好了也不再出现，也就不存在"戏医"的事了。从这里我们应该想到，凡用药或其他治疗方法无效或一时见效者，首先要考虑是否找到了疾病的根源。

这一特征带给我们的思考是，为何远伤病可以因外部创伤刺激而暂停自己的刺激，是因为发生了机能转换，还是因为外伤的疼痛刺激影响了红细胞的变化？这种外伤刺激与强弱有关，越是强的刺激越能起到效应。火烧是最有效的一种，在时间上保持长，在创伤上也是最严重的一种，切割（扎入也是一种微型切割）时间短，而且在切开皮肤之后再深入下去，并不增加刺激，因为那里没有过于丰富的感受器。

当我们了解了这一特征之后，Moseley 医生的真假手术效果一样的现象就不难解释了。首先，是疼痛感觉在深度上的错位，病人的诉说"关节痛"，医生也不辨别，把治疗的目的直接指向关节，认为真的是关节发生了疼痛。并提出了一个"脱落物"的假设理论，在对"脱落物"进行清洗时，制造的创伤无意中迎合了远伤病部位创伤可以缓解和暂时止痛的特征，其实这种创伤只要发生在皮肤上即可，在这里发挥作用的只是远伤病部位的皮肤创伤，所以真手术和假手术，都对皮肤造成了创伤，都具有同样的

认识治疗远伤病 告别慢性疼痛

效果。至于对骨骼、关节进行的所谓清洗也好，手术也好，都是一厢情愿的无用功。

Bruce Moseley 医生 1995 年已经通过临床证实：做与不做"膝关节清理术"其效果是一回事，快 20 年了，可是医学上还是继续进行。既然是一样的效果，谁都明白，至少做一切口，对病人来说，痛苦和经济负担要轻得多，为何不采取切口制造创伤的方法，还是继续采取费用多的"关节清理术"，其中的主要原因，就是不明白这一特征。美国已经明确利用创伤来镇痛，2009 年美国出版的第一期疼痛医学（pain medicine）杂志发表了编辑部文章，对慢性疼痛治疗原则提出首选微创、低成本方法；次选小创伤、一般成本方法；最后选择高费用及创伤或置入电刺激、泵系统的分层次、阶梯治疗系统。显然，这里对 Bruce Moseley 医生的实验还不是了解的，否则，就知道微创、小创与大创关系不大，差别可能是在使用麻醉剂上。

关节置换也会是一样的情况，有一双膝关节炎患者，置换了左膝关节后，疼痛稍微缓解，但不久又积水疼痛，行动仍然困难。后来按照远伤病治疗，积水、疼痛很快消失了。远伤病的治疗根本未触及骨骼和关节，只不过将远伤的病理物从皮肤中清除出来。而未做关节置换的右膝经治也显示如左膝部同样严重的远伤。虽然经过远伤病的治疗双膝都解决了疼痛和恢复了功能，可想而知，只有右膝是健全的了。

另一方面，"关节清理术"的起源不过是大家认同了一个这样的理论，"关节内的滑膜增生，还有软骨剥脱，掉到关节腔内，又引起关节腔内的炎性因子增多。因此，如果采用手术，清理掉这些脱落物，冲洗掉炎性因子，病人病情便会好转。"医学的认可不是投赞成票，而是要通过事实证明，首先是不是在关节里发生疼痛，这一点如果不弄明白，所有的理论都会落空。有些事物无法证实，但从生理和病理上可进行分析，是否合乎道理；在临床中也可进行验证，果然是关节囊内滑落物引起的疼痛，那么清除之后，问题就解决了。尤其是关节置换，"皮之不存，毛焉何附"，关节都不存在了，原认定的关节疼痛还会出现吗？这是简单道理，医学并不是不讲逻辑没有道理与普遍真理相悖的学科。医学认同要有一个科学态度，只有科学态度才会"众人添柴火焰高"，如果只是一味跟进，就容易挤入死胡同。

当然，不可能每一个人都能对每一个理论和说法进行论证，但当临床效果与"理论"出现矛盾时，总要问一个"为什么"。验证是必须要的，至少也要做到自己明白。因为你所做的一切，不管是认同别人还是自己独创，都是要落实在病人身上，都关系到人的身体完好和健康，是一件不小的事情，不可不严谨和慎重，不可不对自己所做的工作的效果负责。

隐蔽性虽说是远伤病的一大特征，也不是全方位完全的隐蔽，否则它的存在就不为一回事。它的隐蔽只是在可视性上。除了不能看到它的形态之外，各种表现并不少见，只是我们对这些表现不知何来。疼痛错位感觉实际是它的一个假象，与隐蔽性其实是同样的事情：有病的病位皮肤完好如初。一个事物出现什么样的假象是由它的本质决定的，假象也好，隐蔽也好，都正好反映它的不同于其他疾病的特异性。我们认识了这些之后，这所有的一切就是向我们开启的一扇窗，向我们发出的一个信号，都是向我们提供它存在的信息。所谓假象，是超出我们常识和常规想象和认识的现象。在未认识之前，它是假象，在认识之后，它是必然。假象是人们认为它不应该是这个形式、方式出现的现象，有一种不真实感，与常识有距离。事物不存在假象，它的每一个现象表现，都是它的必然性的反映。病症发生处的皮肤没有任何变化，骨折肿瘤、开放伤、溃烂都不会有这种现象，唯有远伤病是这样；膝关节给予一个创伤，就可以缓解或暂时解除疼痛，关节损坏不可以，骨髓病不可以，只有远伤病可以。这就是远伤病

103

认识治疗远伤病 告别慢性疼痛

区别其他疾病的特异现象。当我们认识远伤病后，远伤病的这些特异现象，就明明白白地告诉我们：远伤病在那儿，是什么样，如何去解决它。

认识远伤病，对这些特异现象，应该不会熟视无睹而称其无病，应该不会在一些现象面前谓疑难杂症，再也不应该将这些现象指向不相干的组织或器官，再也不能在这些现象面前束手无策。因为我们已经认识了远伤病，知道了它的脾气性格，它所表现的各种现象，不管是自己独立出现，还是与生理变化或病理变化一起出现，我们都不再难辨认它了。在认识的基础上，针对病因的治疗方法，就应该能及时解除慢性疼痛病症。

在医学上，这些特征现象都被赋予了各种病因和解剖学原因，这些似是而非的东西与假象结合起来，深深地扎在人们的心中不能自拔。正如培根说的，"从错误中比混乱中容易发现真理。"同样，从混乱中弄清真相也不是件容易的事，尤其是当人们还处于对现代影像设备所展示的图片缺乏正确认识的情况下。即使像美国这样已经认识了诊断错误而要求医生不要参考 MRI 图片和所有检查的国家，也仍然有人坚持以 MRI 图片为依据给患者手术，"这一执迷不悟的做法让人们付出了巨大的代价。"但我们相信，大家都认识到了远伤病的特征之后，"执迷不悟"的理由不复存在，就都会回到正确的轨道上来。

第二节 诊断远伤病

现代医学目前对远伤病还无法清楚诊断，借用设备仪器的结论并不是正确的。但现代医学对身体各个部位出现的病症诊断，还是给远伤病诊断提供了借鉴。不过远伤病的诊断并不困难，可以通过直接观察到的病灶得到明确的诊断，又可通过病灶的显现缓解症状来加以验证。不要受列出疾病的限制，主要还是要从观察到远伤病灶和远伤病灶消除，发生的病症能痊愈上确定。有的可能是别的疾病也有远伤病的症状，有的可能就是远伤病发生的症状，这里列出的，只是我们通过临床实践验证后确定的，还有不少具有远伤病病症的病名，我们还没有临床验证，大家可以验证。

一 借助医学已有诊断

（一）已经被现代医学诊断为下列疾病的，可以诊断为远伤病。（特殊情况除外）

（以崔天国 王文奎 2009 年主编的《全科医师手册》为准。）

头痛（ICD-9：784.003）偏头痛，丛集性头痛

眩晕 （ICD-9：780.401，梅埃尔氏眩晕除外）

胸痛（ICD-9：786.501）

面神经麻痹，面肌痉挛 （ICD-9：351.001）

三叉神经痛（ICD-9：350.101）

坐骨神经痛（ICD-9：724.302）

颈椎病（cenvial sponoly lopathy）

肋骨炎（ICD-9：733.601）

肩腱袖病（ICD-9：726.1）

肩周炎（ICD-9：726.201）

网球肘（ICD-9：726.302）

棒球肘（ICD-9：841）

急性腰扭伤（ICD-9：95.106）

慢性腰肌劳损（ICD-9：847.2）

腰椎间盘突出症（ICD-9：722.101）

骨性关节炎（ICD-9：715.905）

痛风 （ICD-9:274.902）

类风湿关节炎（ICD-9:714.002）

认识治疗远伤病 告别慢性疼痛

病症的部分病因或部分情况：

转绝经期综合征（ICD-9：627.201）

经前期紧张综合征（ICD-9：625.401）

瘙痒症（ICD-9：698.901）

突发性聋（ICD-9：388.201）

鼻中隔偏曲 （ICD-9:470.001）

临床软组织损伤学中的身体各个部位上的病名：

除急性损伤、个别或部分有其他原因之外，基本上可以诊断为远伤病。（病名略）

在其他医学著作中的病名：

经行头痛 经行身痛 经行眩晕

妊娠下肢抽筋 妊娠偏头痛 产后身痛

眼轮匝肌抽搐 眼睑痉挛 眶上神经痛（眉棱骨痛）

咽异物感 落枕 项椎综合征

躯体形式障碍

肋间神经痛

不安腿（腿风） 退行性关节炎 腓肠肌痉挛

冈上肌肌腱炎 肩峰下滑囊炎 尺骨鹰嘴滑囊炎 臀上皮神经损伤 梨状肌综合征

腰椎椎管狭窄症

病症的部分因素或部分情况：

眼睑位置异常 结节性红斑 斑秃 髋部滑囊炎 髌骨软化症跟痛症 股骨坏死 股骨头坏死

（二）因远伤病症状诊断为下列病因者可诊断为远伤病（特殊情况除外）

腰椎盘突出

骨质增生

股骨头（股骨）坏死

膝关节退行性变

缺钙

神经性压迫

血管性堵塞

精神异常

（三）一些疾病或术后发生的疼痛可诊断为远伤病（特殊情况除外）

带状疱疹后的疼痛

骨折手术愈后的疼痛

癌症时的疼痛

失去的肢体感觉疼痛（"幻肢痛"）

鼻中隔手术后的疼痛

中风后的疼痛

腰椎、颈椎手术愈合后的疼痛

骨关节、股骨头置换愈合后的疼痛

（四）一些部位出现的病症可诊断为远伤病

（特殊情况除外）

鼻痛 脸痛 口渴不欲饮 口内口水不断 咀不自主嚼动 牙异物感（用舌顶牙）口内如脱皮感 、火辣刺痛串痛 舌麻 舌痛 咀张开有限

上眼皮下垂 耳突然耳塞耳鸣 脑鸣 脑重 脑荡 脑紧如束 脑怕

识治疗远伤病 告别慢性疼痛

冷 动

额胀发闷、发热、脑热 脑抽、 脑异物感 运动感 全身各处抽

嗳气与身体某处抽动联系

辣

检查阴性的尿频，检查阴性的尿痛或尿后痛 会阴部疼痛、火

额冷痛 额晕沉 脚热喜冷 心慌心忙心闷 胸痛

痛

肚子上象压了一块铁（其余部位也有） 饥饿感 腹胀感 胃痛

肝痛、癌痛 乳痛 臀痛 手腕痛 手指痛 脚足痛、脚痛 脚髁骨

痛、性交痛

静脉炎痛 膝腘痛或行动障碍 手臂各段痛 腋窝痛 锁骨痛

小腹痛 大腿内侧痛 失眠 迷蒙困顿 头发稀脱

皮肤局部出汗 某处时肿发热 关节积水 肢体突然失力（失握）

动脉卒然动 胸不任物 胸需压重物 不仁 水流、虫行。蚁爬感

一物冲向咽喉欲绝感 走路跑偏 眼观周围发晕跑偏

颅内一处异物感 与年龄不符的显老 弯腰不直 背部火烧火辣

萎软无力

（五）中医列出的症状

中医诊断下列症状，全部或部分是远伤病发生的。
（特殊情况除外）

（以卢祥之 王晓鹤 2001 年主编的《临床中医师案头参考》列出，症状出现也有其他原因者，以 # 标示，）

（列出注明为：症状 页面 其他原因标示）

全身——发热定时 7# 五心烦热 10# 身痛 19 身重 20# 身痒 21# 身振摇 22# 半身不遂 23# 角弓反张 25# 消瘦 29 # 疲乏 30# 肌肉瞤动 31 皮肤肥厚 36# 皮肤白斑 39#

头面——头痛 54 偏头痛 56 眉棱骨痛 57 头胀 57 面浮 67# 头

热 59# 头晕 60# 头重 62 头倾 63# 头摇 64# 脑鸣 65 （脑荡）头面轰热 68# 面色发赤 71# 面色黧黑 72# 面色萎黄 74# 面部疼痛 75 颜面麻木 77 口眼斜 77# 脱发 83#

眼目——目眩 89# 目胀 90# 目痒 91# 目昏 92# 目胞肿胀 95 # 上胞下垂 97# 眼睛跳动 98 眼眶痛 87 眼珠突出 109#

耳部——耳鸣 138# 耳聋 139# 耳痒 140# 耳痛 141#

鼻部——鼻酸 146 鼻痛 147 鼻冷 152 鼻肿 148# 鼻煽 149#

口唇——口渴 159# 口角流涎 160# 口歪 162# 口噤 162# 多唾 164# 唇绛 164# 唇青紫 165# 唇颤动 167# 唇肿痒痛 169#（不自主嚼动）

舌 ——舌歪 172# 舌颤 172# 舌强 173# 舌麻 174# 舌瘘 175# 舌痛 176 # 舌卷 177# 舌弄 178# 啮舌 179# 舌面瘀斑 193#

牙齿——咬牙啮齿 200#（牙异物感）

咽喉——喉痒 212# 咽干 213# 喉中梗阻 216#

颈 ——项强 218# 颈脉跳动 220

肩背——肩痛 221 抬肩 222# 肩不举 223 背痛 224 背冷 224 背热 225 背痛彻心 226 脊骨痛 226 尾骶骨痛 227

胸胁——胸痛 230 胸闷 231# 胸中烦热 232# 胸痛彻背 234 胁痛 235 胁胀 236 乳胀 238#

腰部——腰痛 241 腰酸 243 腰重 244 腰冷 245 腰如绳束 245 腰部疱诊 245#

腹部——胃脘痛 248# 少腹痛 250# 脐腹痛 251# 小腹痛 253# 腹满 254# 脐下跳动 262（腹胀、胃饥嘈）

四肢——四肢疼痛 263 四肢麻木 64# 四肢肿胀 266# 四肢软弱 267# 膝部肿痛 269 股阴痛 270 足胫肿 270# 足径枯燥 271 # 下肢红肿 271#

手足——手指麻木 273# 手指胀 274# 手指挛急 275 手颤 278 # 手指发绀 279# 指头肿痛 281# 足背肿 283# 足跟痛 284 手足

冷 86# 手足心热 286#

前阴——阳痿 288# 阴冷 298# 睾丸胀痛 301# 小便刺痛 315#

内脏——气少 341# 太息 342# 哈欠 344# 心悸 346# 不寐 348# 易醒 350# 烦躁 352# 善惊 363# 善恐 366# 善怒 367# 善忧思 368# 嗳气 370# 嘈杂 372#

妇科——经行腹痛 405# 经行腰痛 407# 经行身痛 408 经行乳胀 409 经行抽搐 413 怀孕腹痛 421# 产后腹痛 435# 产后眩晕 437 #

二 病位检查

通过以上可以了解到远伤病，部分也还有其他病因，为了确诊，仍需要在病位上直接检查，获得直观的诊断结果。

患者往往先告诉你已经诊断的结果和病因，带来检查图片，从这些介绍中可以初步断定是远伤病或不能断定远伤病，还要详细询问患者的临床症状表现。根据患者讲述的远伤病症状，指出的病位，在病位上揉摩检查。

用手在患者指出的病位上轻轻按压，有疼痛或酸胀感，说明是远伤病所在位置。我们平时用按摩来暂时解除身体上的不适感，那是因为皮肤不健康。而正常健康的皮肤本身是最佳状态，并不对外来的干预产生舒适感。稍用力按压远伤病疼痛位置，如果是小面积或一个点的疼痛，按压几秒到一分钟，一般有缓解或止痛的效果。

观察也是一个可行办法，在还没有感受上的异常时，可以检查远伤处。皮肤色泽暗淡粗糙，皮毛异常，皮肤凹凸不平或有条纹状（妊娠纹），皮肤色斑、蝴蝶斑、老年斑、皮肤白癜风，某些皮肤病，或皮肤上有病久不能愈者，要考虑是否为远伤病理皮肤。

感觉：除了普遍的远伤病感觉之外，如果做某一动作或重复做某一件事，在肢体某个部位出现酸胀痛或无力，或伸展肢体疼痛或不能到位，一般基本为远伤病处。

为获得可见性肯定，用药物在病位上揉摩。因药物没有刺激皮肤的成份，还有抑制正常皮肤不受刺激的作用，非病理皮肤不会发红。揉摩不需要用力，只要揉上药物即可，时间长短可视情况，一般最长不超过一分钟。皮肤出现发红，甚至可观察到远伤病轮廓范围痕迹，则得到了证实。

实际在临床上，只要有远伤病症状，基本都是远伤病。进一步检查是为了万无一失，也能观察远伤病的范围、严重程度。

除了一些部位的病症完全由远伤发生之外，远伤病诊断没有排它性，只是根据症状，寻找症状发生的病因，不排除诊断部位或附近器官的其他疾病。要注意，有时正是因为远伤病近处或内部器官有其他疾病，远伤才发生症状，但这也没有必然性。

三 远伤病诊断优先原则

在发现远伤病后，经常遇到把远伤病的症状作为别的疾病症状，反复多方面检查，甚至认定是某病而加以治疗，总是难以见效。

凡出现远伤病所有症状，应优先考虑远伤病和检查远伤病，这是因为：

1、慢性疼痛都是由远伤发生的，其他远伤病症状主要是远伤发生的，诊断可直接观察到病灶，诊断准确率高。

2、远伤病诊断简单易行，不需要设备仪器，人人可以学会。诊断时间短，几乎不花什么费用。

3、诊断后还可用揉摩解除病症，进一步得到确诊。探查和揉摩均不会耽误和影响其他疾病的诊治。

对于突发性情况不明的疼痛，还是要先进行其他疾病的排查，以免耽误如急腹症之类的处置。

认识治疗远伤病 告别慢性疼痛

　　事实上，目前远伤发生的症状，基本都已经经过多方面的多次检查、诊断。对这部分患者，应该检查远伤。远伤病诊断优先原则只是对初次出现病症的患者而言了。

　　对于身体各个部位上的远伤病症状，陆续出现的新病名，如鼠标手、办公臀、纤维肌痛，也是远伤病。

　　对远伤病进行手术、置换后的疼痛，如腰椎手术后疼痛综合症，股骨头、关节置换后的疼痛和行动障碍，实际还是远伤未除，仍然是远伤病。

　　诊断应该明确告诉患者，如果患者希望得到进一步验证，可以作揉摩性验证：病灶出现和症状缓解或解除，让患者自己观察和体验、认可。

第六章 远伤病的揉摩方法

正如招荨华在《祝味菊医案经验集》中所说，"病因学发生改变后，必然导致治法的改变。"远伤病发现之后，也必须有医治远伤病的有效方法。通过临床实践，我们创立了揉摩方法。

第一节 揉摩方法的创立

一 何谓揉摩

远伤病的揉摩治疗方法，采用了多种传统的推拿方式的形式。"揉"是指治疗达到的效应，强调各种方式的力度与作用要定位在揉动性摩擦上，排除传统推拿方法对身体造成充血或瘀血的作法，保留操作方式和动作，达到揉摩的效应。而又不同于传统推拿手法所针对的目标和要达到的目的。拔火罐是"造成瘀血现象的一种疗法"，"刮痧出痧的过程是一种血管扩张渐至毛细血管破裂，血流外溢，皮肤形成瘀血斑的现象"，拍法"平稳而有节奏地拍打体表，拍打次数以皮肤出现微红充血为度"。这些传统推拿都有充血或血管破裂，皮肤形成瘀血斑的后果。推拿的基本作用认为是对特定部位的机体生理、病理状况发生影响。说法是疏通经络，促进气血运行，调整脏腑功能，滑利关节，增强人体抗病能力等，都是意识目标和目的。揉摩的目的在于让损伤血管内的瘀血清除出来，所以在力度和方法上有所不同，避免对皮肤、正常血管的损伤。但适当的用手推拿确实发挥了一定作用，有时

认识治疗远伤病 告别慢性疼痛

是不可替代的作用。所以揉摩方法同时强调手法的推拿。在治疗中或前后，常常用来缓解机体的紧张状态。揉摩实际包含着几种形式上的推拿，主要是摩、擦、搓、抹、拍等。

人们有时分不清揉摩与传统方法不同之处，其实两者的设想、目的、目标、方法、过程、反应和结果都是不同的，实际不完全是一回事。揉摩是将病理物清除出来，将损伤的组织修复或改善，达到疾病治愈。慢性疼痛病症的解除是疾病减轻和治愈而自然获得的。在不知道远伤时，不会设想和做这些，也没有殊途同归巧合，还只是镇痛。

二 为什么用揉摩治疗远伤病

以往，解除疼痛方法叫"镇痛"，按实际意义讲，镇痛是治人、治神经而不是治病。凡疼痛发生的地方，不管是感受器还是传递神经都是正常的。当人机体受到病理物的妨碍和影响时，它应该及时准确地发出痛的信号。远伤病的诸多症状表现，我们可以看成是远伤的呼唤，是远伤通过人体组织功能发出的语言信息。只是在未认识远伤病之前，没有人能诠释这个语言信息，既不知是由谁发出，也不知其意义。正是因为不能正确认识感受器所发出的信息，反而无可奈何地制止神经，让其处于不正常的病态状况，而不能感受到刺激和不能正常地发出信号。这就比较难治，因为人们并不可将神经功能彻底消除，又要让神经不接受作传递刺激而发出痛的信号，所以才创造这么多的治疗神经方法。

这里牵涉到一个"治愈"的概念问题。"治愈"是针对机体上的疾病而言的，将疾病从机体上清除，机体恢复正常状态了，才能叫"治愈"。镇痛不比中医的辨证治疗，中医辩证治疗是间接地调整出现疾病的身体机制，有可能在某些时候和某种情况下，由于身体整体得到调整而疾病治愈。而治神经是直接让无病的组织失去功能，病灶仍存在，侵害未停止，最多也只能说将症状或表现缓解或暂时消除。

用普鲁卡因浸润麻醉药止痛，是封闭神经，阻断感觉冲动的对中枢神经系统的传入。而使用吗啡等镇痛药镇痛，是抑制中枢内许多部位的神经元活动，阻断痛觉的上传。最新出现的手术又有了脊髓后正中点状切开术、脊髓后根髓区毁损术、双侧扣带前部毁损术，其目的是"将疼痛的传导通路打断"。恐怕这也是意想中的事，真正要打断传导通路并不是件易事，可能是药物和创伤发挥了作用。倘若真是断路，就会疼痛若失，象电话线断路一样，什么也感受不到了，又何止疼痛"缓解"、"降低"、"减少"。这样用手术来解决远伤病的情况，还有多种，虽说其出发点不同，但都是以解决疼痛为目的。在术后取得一时效果，可能都与脊髓手术的作用原理大同小异。这种使用高昂代价对付远伤病的方法，有杀鸡用牛刀之嫌。

中药所谓治风湿之类的用药，基本是属于麻醉神经之类。如马钱子中的马钱子碱，就对感觉神经末梢有麻痹作用。川乌的生物碱（Ac）的镇痛作用部位主要在中枢神经系统。它们本身含有一定的的毒性，会对肝肾产生损坏，有的引起胃肠大出血。这类药物使用之后，引起疼痛的病灶丝毫没有改变。

服用中药治疗远伤病，可能就是利用中药中的某种反物质加于神经末梢，与致痛物质中和或抵消；也许是直接终止病理物的变异，这还需要进一步研究。但中医从提高身体体质和加强血液循环方面解决问题，加之前述的个别用药作用，排除止痛用药，往往会获得较好的效果。服用不含有毒性的中药治疗不同部位的远伤病，一些部位的远伤病很快就得到了缓解或疼痛消失，且能保持多年不发。但中药治疗并不是对所有人的任何时候都这么有效，我们还没有摸准病理和找到可以控制疾病的用药规律。很可能，某些药物确有改变或加速或制止红细胞的变化的作用。不过，具体的有针对性的药物并没有被掌握，病理机制也没有真正弄明

认识治疗远伤病 告别慢性疼痛

白。不同部位的远伤的红细胞，可能会发生不同的变化，在同一个部位的远伤中，也可能发生不同的变化，如腿部可出现疼痛和行动障碍，也可不出现疼痛而行动困难；用于治疗头部远伤的中药，对腰痛并不明显。这些对我们来说都是盲目的，最多也是总结归纳了一些治疗经验，既不知道病理病机的发生、变化规律，也没有掌握用药的普遍规律，用药就很难具有针对性与准确性。用药对甲病人很效，对乙病人则无效。在同一个病人身上，一个部位有效，另一个部位则无效。在同一个部位一个时期有效，另一个时期则无效。这种疗效的不确定性，不利于及时解除患者的痛苦。

另一方面，人们利用远伤病的创伤特征来缓解和暂时消除病症，有时也能出现一段时间的平安期。但是，这种平安期的出现也不是必然的和可以掌握的，且造成对身体的损坏。某个地方（医院）烧伤治疗是先从膝关节炎开始，取得一定疗效后又应用到其他部位。这种治疗不但可以暂缓解疼痛，而且在烧坏点永久地不会出现疼痛，因为此处的感受器已经损坏不复存在。远伤病往往多处、面积较大，这种治疗终究不能将远伤病病灶处的皮肤全部烧毁而达到烧坏皮肤中的感受器目的。暂时的效果也不是稳定的，有的保持时间很短，有的效果达不到消除病症的效果。

我们知道，目前在世界范围内，远伤疾病的治疗，仍处于一种艰难状态中，中医认为是"顽疾"，美国人认为是件"恼人的事儿"。

人们也想通过治疗某种疾病达到治愈慢性疼痛或肢体行动障碍，但都没有成功，最根本的原因是没有找对真正的病因。对于这一点，美国的学者从90年代就开始清醒起来。前面讲的关节清理术，还有对腰椎间盘突出手术，关节置换等，他们都用临床疗效来加以对比，发现这都是一厢情愿的事，疾病并没有按照人们设想的方向好起来。

这是指解决慢性疼痛的问题，但远伤病不光只有疼痛，严重的远伤病处的皮肤，实际是一种病态的皮肤，它对外界的各种环境条件的变化，都无法适应。而皮肤的完好状态仅仅只在表皮上，只要稍加揉摩，表皮下的病态皮肤立即显现出来。乌紫黑的颜色与凹凸不平的皮肤，与严重软组织损伤当初的情形，别无二样。不要以为这是揉摩造成的，经过同样揉摩而没有问题的皮肤，仍然完好如初。经过几次揉摩之后，皮肤对外界的适应正常了，皮肤也完好了。

远伤的发现，找到了它的病位，见到了它的病灶，掌握了它的特征，认识了远伤病。如果仅仅停留在此，对疾病的意义并不重要。远伤发现的真实意义，在于按照病因在病位上直接治疗。这就是远伤病揉摩方法产生的必然性。

远伤病揉摩方法克服了疗效不确定性，除了极个别的难治之外，普遍地都能即时产生效果，最终治愈疾病。

远伤病揉摩，是在认识远伤病因的基础上，治疗远伤疾病的系列方法，这个方法，现在还不能说是尽善尽美的方法，但它的先进性和有效性已经显示出来，能安全、快速、经济地解决绝大部分远伤疾病。至少在目前，它是最具生命力、最具前景、最具有有效性的解决远伤病的方法。至少已经使得慢性疼痛不再成为"顽疾"和"恼人的事"了。慢性疼痛的治疗，已经打破了镇痛的局面，开启了治疗发生慢性疼痛疾病的新局面。

三 揉摩的依据和临床作用

皮肤表面的角质层耐摩擦，真皮的网状层由致密结缔组织纤维束纵横交错构成，使皮肤具有很大的韧性和弹性，揉摩具有可操作性。

正常皮肤具有一定吸收作用，尤其受损皮肤，更是容易吸收油脂类和乙醇类挥发性物体。远伤病部位的皮肤属于受损皮肤，

117

认识治疗远伤病 告别慢性疼痛

吸收能力更显著增强。有些药物可以通过表皮而被真皮吸收，达到治疗效果。这就是药物配制所要选择的渗透点：正常皮肤一般的吸收情况不能够吸收，受过损伤的皮肤则可以吸收。

许多毛细血管进入组织内形成毛细血管床，在此释放氧气和其他一些营养物质进入组织细胞，同时将细胞代谢废物带入血液。由于毛细血管受到损伤或部分损伤，既不能给此处的组织释放氧和其他营养物质，也不能将此处细胞代谢废物带走。两种情况都会影响到组织机能的正常运转，损伤部位发生各种异常应该是机体的正常反应。另外，这些在血管内和在组织中超长滞留的红细胞或其他物质，也有可能会刺激感受器。揉摩是将毛细血管内的瘀血驱逐出来，新鲜血液进入毛细血管。在揉摩作用和新鲜血液进入血管的情况下，血管的功能得到修复和改善。首次揉摩，我们看到，总是有较多较严重的瘀血，而这些瘀血与周边的界限非常分明。损伤当初由于毛细血管的损伤，从毛细血管中溢出的血液不止仅仅分布在损伤位置也弥漫到周边，说明在毛细血管未受损地方，这些血液得到了及时的清除，而在损伤地方，这种清除功能受到破坏，不能清除，所以形成了绝然不同的界面。而第二次揉摩，这些瘀血就少多了，这是由于第一次揉摩将大量的瘀血带向表皮或扩散到周边，使瘀血得到了清理。以后的揉摩，瘀血就一次比一次减少，最后不再有瘀血出现的现象了。这也说明，受损血管需要揉摩来修复，不仅仅是驱逐其内的瘀血。这些原来受损的毛细血管，已经恢复到正常血管的行列了。所以，对正常毛细血管不造成损伤与破裂的揉摩，这时对曾遭受过损伤的毛细血管一样，不会产生任何改变，也不发生任何异常变化。

揉摩可以让损伤部位的症状立即缓解或解除，行动功能恢复，让病理皮肤恢复到健康状态。皮肤健康状态的恢复，最明显反映在皮肤上原先久不能愈的疾病，揉摩后很快就痊愈了。这里主要是毛细血管的功能得到改善或恢复，揉摩也对损伤组织本身发挥了康复作用，否则，效果不会这么迅速地出现和持久。

揉摩的效果取决于损伤程度，虽说经过揉摩后的血管功能得到了恢复，但不是所有毛细血管都恢复到正常状态，有的只是得到了改善。所以有的血管在不太长的时间内，功能又变差，以致血液又在血管内停滞过长时间。不过此时，用手掌揉摩或其他不伤及皮肤的理疗方法就可以暂时解决了。

我们知道，损伤除了必然伤及毛细血管，有时对静脉或小血管也造成伤害。虽然损伤的是一段血管，但对受到损伤的一条小血管和静脉，可能都受到影响。有的血管完全失去弹性陷塌，揉摩轻轻接触即弹起显现青紫，说明静脉和周边受到损伤后的瘀血一直未得以清除。揉摩让血管受到揉动，血管复原，血管内的瘀血在揉动中稀释，与正常血管段的血液融合在一起，让循环系统来正常代谢处理。一般的情况下，第二次揉摩时，小血管和静脉血管的这种现象不再出现，说明已经得到了恢复。

这些都只是从临床现象中的分析和理解，还没有得到实验室的观察。但这不妨碍揉摩的应用，揉摩的实效是在临床中体现出来的，也经过时间的考验。

第二节 揉摩方法及注意事项

揉摩方法要点：

目的： 治疗远伤疾病

目标： 针对远伤部位的病灶

用物： 柔软丝绸或光滑物体。

用药： 专用药液。

力度： 力度轻微。

结果： 远伤显露出来，正常皮肤承受面无改变。

疗效： 消除病灶，解除病症，恢复功能。

认识治疗远伤病 告别慢性疼痛

一 揉摩目的

解除患者的病症，是所有治疗疾病者的目的。这只不过是一种表面上的应急目的。明白自己所采取的方法是从那些方面解决问题，则不一定是每个治疗者所明白的。往往因为认识的偏差，出现治疗的偏差。有的本来就是采取止痛的方法，并不能真正治好病。有的则以为症状暂时消失就是治好了病，有的则认为是采取"根治"的方法治疗，但不能根治。这都是对疾病的病因缺乏认识或认识不正确。有的甚至对病位都弄错，这种情况，要达到治愈的目的，是不太可能的。远伤病的揉摩治疗方法，就是要从根本上解决疾病，既没有直接止痛的药物，也没有采取对神经的措施，而是靠消除病灶达到解除病症的目的，随着病灶的消除，疼痛和其他症状随之消失，功能得以恢复。

但不是所有远伤病一经揉摩治疗，都能达到预想的效果，有极为少数的患者，由于体质过差，或反复软组织损伤对软组织的损坏，病灶不易消除，病症也不易完全消失。要经过反复多次的揉摩，而揉摩的时间也相对的长。这种情况要充分估计到，还需要采取推拿按摩和服中药综合治疗。

二 揉摩目标

远伤病的认识，首先是认识到了它的病因，知道了它的病位，见到了它的病灶。远伤病治疗的目标，就应该直奔目标，那就是病灶所在处。

揉摩治疗不同于其他治疗方法的根本区别在于，揉摩是有目标的有针对性地清除病理物。因为有目标，就明白所治之处为疾患之处，知道在这一部位发生的各种症状，就是这一部位的具体位置上的远伤病。这些远伤病，不管叫什么病，还是不为人知的疑难杂症，是已诊断出病因，或还是未诊断出病因，都能证实对远伤病的判断诊断，不会受到其他各种说法的干扰而直奔病所，治其疾病，所以目标明确。

三 手及物品的使用

从治疗的目的和治疗原理可以看出，治疗的目的是针对远伤病灶的，不应该伤及皮肤，不论正常皮肤还是远伤处皮肤，都不能伤坏。所有与皮肤接触的物体，必须考虑柔软或光滑。在未研制出专门揉摩工具前，目前用已有物品代替，有丝绸、牛角梳、刮痧板、推拿梳、罐体。有时直接用手。

1）、手

揉摩

沾上药液，揉摩。手部用手指肚或掌部肌肉丰厚处，在施治处揉擦。一般对老年人，体瘦者，疼痛时间长，不能忍受触动之痛。此时以擦为主，以药入肤而发挥效力，待比较正常可以耐受时再行揉摩。本法以缓解疼痛为主，不可过擦，要保证揉擦经过之处的正常皮肤无变化。

拍

手伸开，掌心面向患处皮肤，放松。拍时贴切所治部位外表，手抬高度离患部不超过 10cm，药液可喷在患处，也可喷在手心。一般次数在 50 下左右，对深处远伤可超过这个数，以病灶显出，皮肤无变化为准。不可形成击打，击打过后击打处红肿，而拍过之后远伤明显显露，被拍过的无远伤皮肤只略显微红，顷刻即消。

2）、罐体

走罐揉摩

罐体分直口和弯口，适用于不同部位。大小一般以直径 25mm 为好，可以取到揉摩的效应。轻吸之后不要停留，立即稍带压力移动，要加上润滑剂，喷上药液，速度快慢随情形变化，来回移动次数一般不超过 5 次。以瘀斑显现明显为度。注意不要形成拔罐，吸罐揉摩只让远伤显露，移动经过的正常部位皮肤无变化。

罐口侧身揉摩

操作要领：握牢稳住，力在罐上。喷润滑液和药液，顺一个方向滑动，作刮态势，力度以病人感到触及到病灶深处为准。罐的角度灵活调整，根据病灶部位的大小和轻重而定。重者，角度增大，接触部位减少，压力增大。一般用在关节处，也可用在颈部、手臂部。走罐前后或其他形式揉摩前后使用，取到探测和补充揉摩的作用，也可直接用于某个部位的揉摩中。注意不要形成刮痧，罐口滑动经过的正常部位皮肤无变化。

3）、梳

梳理皮肤，用齿端平滑的牛角梳，待患部喷上药液后，即可行梳。梳对皮肤的压力，相当我们平时为了舒适头皮时梳头的用力。角度 90 度 –10 度都可，随时根据情况调整。可以齿尖前走或齿尖后拖，最好一个方向，路径有起有收，起收平稳，行走流畅。以病灶明显显现为度，不要形成强刮，要保证所梳部位的正常皮肤无变化。

4）、丝绸

擦、勒、搓，用于检查时多用丝绸沾上药液擦，还可对一般不是很重的远伤病擦摩。或双手捏住两端，沾上药液，从皮肤上介过，对不规则外凸部位多用。搓，将丝绸卷成筒条，沾上药液，用手掌压在皮肤上搓滚，一般用在表面凹凸不平的部位。

5）、刮痧板、刮痧梳，用法如罐体

使用何种物品揉摩，视患者身体状况和部位，以及远伤轻重和治疗方法而定。

四 揉摩的具体操作

操作形式有擦、刮、梳、揉、拍，根据不同的部位和位置，

根据不同的皮肤和远伤程度，选择不同的操作形式，把远伤病灶充分显露出来。

1）、擦法

用品，手指手掌、丝绸，沾上药液，直接用手指或手掌，或手捏住丝绸在病位处揉动摩擦。

这一方法除了头部因头发不适合外，可以用在全身各个部位，尤其是作为诊断检查和确定病位时常用到。不管是用手还是用丝绸揉动摩擦，力度都要适中，不可过重，也不可轻飘，与皮肤接触的力应让皮肤刚好达到皮肤下组织阻挡不能再下陷为好。如用丝绸则还要轻些，对于皮肤薄嫩的地方，更要轻，并且沾上润滑剂。

这一方法在消瘦的老年人患者比较常用。这类老人由于过度消瘦，皮肤菲薄，远伤病病灶可能因皮肤过薄更接近表皮而大部分消散，所以远伤病灶一般并不严重，所以用摩擦揉动就可。

如在眼睑皮肤上进行揉摩，更要特别小心，这个部位是人体中皮肤最薄的地方，又容易过敏出现肿大，药液擦在手指肚上，轻轻在眼睑上摩过，最好由手指嫩软者进行。

2）、刮法

用品，推拿用板或梳，或罐体，加上润滑剂，用药液在病位处作滑动揉摩。

这一形式用得比较广泛，力度变化比较大，不但可以用来直接清除远伤，往往在拍击前用来查看病灶深浅。滑的方向一般顺肌肉纤维从上至下或从中向外，单向。用罐体时，在不同部位和不同阶段，除了力度有所变化之外，角度也要根据具体情况变化，在同等力度下，罐口全部与皮肤接触时压力较小，而顷斜角度越大，压力越大。

3）、梳法

用品，牛角梳，用药液在病位处梳动揉摩。

123

最常用在头部，头部头发遮挡不利于其他方法揉摩，如剃光头发，也可以用其他形式。额头、面部也常用到，以减少对皮肤的压力而又保证足够的深度。

4）、揉法

用品，拔罐器，丝绸，用药液在病位处挤动揉摩

用拔罐器，在负压下移动揉摩。或用丝绸搓成圆卷用手掌加压力在皮肤上搓动揉摩。

选用 25mm 口径的拔罐器，适合达到揉摩的目的。一般用在皮下肌肉丰满面积较大的部位。此法可来回揉动，行程可长可短。吸力不可过大，要根据远伤严重程度和皮肤状态来定。一般只要稍带吸力，让皮肤与罐体相连即可，绝不可如拔罐将皮肤过多吸吮起。为了适合一些圆度部位皮肤，可用 25mm 弯口罐。

5）、拍法

用品，手掌，多层软片或条，单层多层或丝绸布。

用药液在病位处拍击，可以直接在病位上进行，也可以垫上单层或多层丝绸布。

多用在外形多变的关节处，但除了头颈，身体其他部位都可用，主要是为了清除深部的远伤。

拍击力度在未加药液前患者不感到疼痛，或用药液后无远伤处也无疼痛感觉，手抬高度不应高于 10cm。拍的次数相差比较大，有的只需要几十下，有的需要几百下或更多。但都要掌握一个原则，不能让无远伤处的皮肤发红充血。只要掌握要领，用药充分，再长时间的拍击，皮肤也不会发红充血。

这些形式的应用，都会带来一定的疼痛，但一经停止操作，则不会有疼痛。而且这些操作如不加药液时，也不应有疼痛。操作时的疼痛程度与远伤的严重程度一致。所以一般第二次疼痛感觉要轻些，以后会越来越轻，因为远伤病越来越轻了。

这种在治疗中的疼痛感觉，一般都能耐受，患者反映，这种

疼痛中包含着舒适和轻松感，有的患者在揉摩过程中凭感觉，告诉你揉摩还要到达什么地方，过来一点或是过去一点。与治出的远伤痕迹完全一致。所有患者治疗结束，都有清新感、轻松感。

五 揉摩注意事项

大多数远伤病只需要揉摩就可治愈，要注意依仗现代技术所能做到的手段，动辄手术。美国皮特．格斯丘、罗杰．吉廷斯写作的《除痛》书中指出，"这显示出我们已经痴迷于现代工具和技术，毫不在乎牺牲人体最不可摧毁的结构。"远伤没有要侵入皮下要做的任何事，而只需要在皮肤上来清除远伤和修复损伤。没有这个概念，是不明白揉摩所能发挥的作用，也还是不了解远伤。

特别需要注意，揉摩的操作不允许带来对皮肤的任何损伤，包括正常皮肤组织下的毛细血管的充血。对习惯于拔火罐、扎针、刮痧等的人，再利用揉摩来治疗患者时更要注意。而对于传统按摩人员来说，又容易把按摩来代替揉摩。揉摩是要在不损伤机体的前提下清除病理物，是一种针对疾病的治疗方法。也是一种认真细致的操作，不可草率马虎、似是而非。从表面上看，这些操作不到位或操作过度，都能在短时间内暂时解除患者的疼痛，但对于根治疾病不利。要防止在一个新事物出现之后脱离本质性的东西而只追求形式上的东西，这样的后果往往造成流于形式，让新事物的优势大打折扣或变样。

治疗技巧的掌握关系到远伤病的治疗质量，更关系到人们对远伤病的认识，揉摩本来可以基本上解决远伤病，如果效果发挥不出来，还是不能解除疾苦。

揉摩有如下事项需要注意：

1）、力度轻微、均匀、流畅、到位，是揉摩的要领，也是操作的关键。一些治疗效果不理想的情况，用力掌握不好是一个

125

认识治疗远伤病 告别慢性疼痛

主要因素。不是所有的揉摩人员在形式上操作就可以达到治疗效果，大多数的学习者未达到要求，出现治疗不理想的现象。这是要在推广中必须加以注意的，否则泛泛而为，患者仍然不能得到好的治疗。

2)、治疗不要急于求成，不能过度用力，不能将操作形式变成原操作模式，揉法成为拔罐，刮法成为刮痧，拍法成为拍打，一定要保证无远伤处在同样的操作下，皮肤没有充血现象。最好经过揉摩的专门培训。一般多加实践，也可以掌握方法和技巧，但要做得更好，还需要心中有数和灵活运用。

要清楚刮痧与揉摩治疗之间的区别。

3)、不要试图用抽取瘀血或放掉瘀血的办法来消除病灶，即使在手术刀口上的远伤病灶都不会减轻，实际上远伤的血液决不是可以抽取的血液，目前只有揉摩方法可以清除它。

4)、要注意治疗过程中的过敏反应。有极个别过敏者，皮肤发硬，还会出现肿胀。一经发现，立即停止或改用别的药液，要同时用金黄散调凉开水频涂，或让带回家频涂，一般会很快消除肿胀。对过敏体质患者，象有支气管病、哮喘、某些心脏病等，治疗部位不可过多，时间不可过长，一般不可超过 10 分钟，还须特别注意保暖。尤其是患有这方面疾病，远伤病又极为严重，初次治疗之后，可能因受凉等原因，远伤病部位反而出现明显的疼痛。

5)、大部分患者远伤病治后即恢复正常，但也有少数患者因组织损坏过多过重，揉摩后并未彻底清除病理物，消除病灶；或是清除了一部分，还有一部分未清除到，治后发痛。观察到疼痛位置未经揉摩的，可以再行揉摩，有的要反复多次揉摩。不强调一次揉摩就必须解除疼痛，只强调揉摩必须把远伤揉摩到位，让远伤充分显现，在随后的揉摩中，随着远伤清除，自然会解除疼痛和其他病症。因为揉摩药物和方法并不止痛，揉摩的任务是清除远伤，修复损伤组织，病症的解除是在完成这个任务的基础上达到的。

也有经过揉摩后既见不到远伤，也没有病症，但过了一段时间，这些部位又会出现轻微症状。这时揉摩又有少量的远伤出现。很可能深部的远伤通过一段时间的活动会趋表。

6)、有极少数远伤病因为重复受损，或受损特别严重，或经过不当治疗，或身体不能承受治疗，都为远伤病中的难治者，要采用多种方法帮助减轻痛苦。手法推拿按摩、外敷、服中药都是有一定效果的方法。患者在家中，也可以由家人抚摸按摩，用电热吹风，边吹边用手摩擦。

7)、治疗远伤病，不是否定其他疾病。远伤病本身有一个伴随其他疾病的特征，所以更要考虑是否有其他疾病存在。比如胃病因胃痛而治疗胃部的远伤病，只解决了胃痛这个症状，并未治疗已有的胃病；肝病因肝疼而治疗了肝部的远伤病，并未治已有的肝病。有的诊断为糖尿病并发症或高血压现象的病症，虽说是远伤病，治后病症消失了，但也不是治好了糖尿病或高血压。

另一方面，在内脏器官部位或骨骼关节处发生了病症，也并不一定非得是这些器官或骨骼关节有了疾病。总之要实事求是地认真对待，既不因治远伤病而耽误了其他病的治疗，也不要因远伤病又无故生出它病来。

8)、注意治疗室内适宜温度和卫生规范。

六 远伤病的揉摩过程

1)、诊断

揉摩之前必须诊断是不是远伤病，按照医学诊断常识，怎样肯定某一疾病呢？

如拟诊的疾病能解释病者的全部主要临床表现，并已找到预期应见于该病的"特殊病征"，则可作出该病的诊断。另方面，遇到缺乏"特殊病征"的疾病时，一组具有确诊意义的临床综合征也可以起到类似"特殊病征"的作用，但其可靠程度则不及"特殊病征"。我们要首先熟悉远伤病的全部主要临床表现，还要熟悉少有的临床表现，因为有时只有少见的临床表现的患者，往往容易被漏诊。几乎所有的异常感觉和现象，远伤病都有可能出现。远伤病的诊断既复杂又简单，虽然症状复杂，但特殊病征却明显，那就是远伤病病灶。

凡身体各部出现疼痛、异常感觉，行动障碍，包括已经医疗设备检查为骨质增生、腰椎盘突出、或被医生诊断为内脏器官疾病者，某某转移痛，牵扯痛，放射痛，或以血管性、神经性、心理性、精神性诊断，均要考虑远伤病，但不否定内脏器官疾病，或许同时存在内脏器官其他疾病也未尚可知。

关键是进一步检查，用药液喷洒患处，远伤在病位处皮肤有泛红，否则没有任何变化。也可用手掌沾上药液推动揉摩检查。

2)、询问告诉

要将揉摩出现的情况如实地告诉患者，有病灶显现在皮肤上，显现的病灶是本来就在表皮下的损伤病理现象。揉摩不会伤及任何血管，更不会有新鲜血液溢出血管，在揉摩清除中，原损伤瘀血等病理物在逐步减少，最后清除完毕，再揉摩皮肤也不会出现异常。

治疗过程有与远伤病严重程度相一致性的疼痛，即远伤严重的疼痛较重，轻微的疼痛轻微，正常部位无疼痛。疼痛只在揉摩操作中出现，操作一经停止，疼痛消失。这种疼痛是可以忍受的，临床中，7岁小孩到90多岁老人，都可坚持揉摩。治疗中从未出现过如同针灸晕针现象。并要告诉揉摩并不是一次可以痊愈，治后症状消失了，也不是治愈了，只有远伤病灶消除，才是治愈。

询问患者是否有特殊疾病或特殊反应，如不能接触某种药物或酒类者，则考虑选择不同的揉摩药物。

3）、操作

沾上药物，用手掌揉摩。也可用丝绸、光滑物等。揉摩时加入润滑油剂，揉摩过程中要保持药物浸润，但不可施药过多而流失，以免浪费。

揉摩方向，以顺骨骼肌竖纹单向运动，一般从上至下，从中间向侧部。

揉摩时间长短，以远伤明显现出，而无远伤的皮肤虽经同样揉摩，肤色保持不变或稍微变红，变红的皮肤很快消退。

4）、治疗检查

询问患者，还有没有疼痛的地方。在活动部位，要让患者自由活动，以发现何处还有疼痛或行动障碍，再行补充揉摩，以最后解除疼痛，恢复行动为准。

对于较为严重的远伤病，治疗的关键是第二次，因第一次疼痛位置虽明确，但治出的远伤是弥漫性的，体表瘀血较重。第二次体表瘀血已消除，患者疼痛感觉有了更加明显的具体位置，揉摩也能找到具体的需要治疗位置。揉摩范围内，即使患者在当时还没有出现病症，也应该给予揉摩而消除病灶。对还有疼痛的地方，可以在当时通过揉摩解除疼痛。对原先未加以治疗的患处，可能又出现疼痛，或第二次虽经揉摩但仍未完全消除病灶，有病症或无病症，都还应继续揉摩。这个过程，可能要延续几次，视具体情况而定。

七 揉摩的临床效果

在治疗时，必须做到心中有数。根据病症和揉摩过程中的观察，清楚在多大范围内，严重程度如何，什么样的情况才是达到了病灶充分显现。不能过度揉摩，也不能揉摩不够。否则，疼痛解除只是一时的，或者损伤了皮肤。

治疗最终要达到清除病理物，消除病灶，解除疼痛，恢复

认识治疗远伤病 告别慢性疼痛

功能，这是治疗目的所确定的。但每次治疗完毕，也要达到一个肯定性目标，也就是效果。当然这个效果不是长久的也不是最终的，因为毕竟是在治疗过程中。但不要以为在治疗过程中，而忽视了所应该取得的效果。一般局部远伤病，范围较小，首次就应该达到病症消除。病灶不是十分严重的，治后可以在相当长的时期无病症。而范围较大，病症明显的患者，要解除疼痛和恢复功能，让患者感到治后的轻松感和舒服感。个别揉摩之后感觉变化不大，但只要远伤充分显露，也是揉摩到位，在以后的揉摩中，是会有明显效果的。由于范围较大，严重程度不一，很难在一次中每个具体位置的远伤均治疗到位。所以在结束前，要让患者活动感受，发现疼痛和功能异常处，再逐一进行补充治疗，直至没有症状时为止。就是这样，也还是不可能将每一个地方的全部远伤病治疗到位，可能当时并无异常感觉，待一两天后又出现病症，则可在出现病症时揉摩。如果不是很严重，也可以在下次治疗时再予以揉摩治疗。

　　有的部位严重的远伤病一次治疗只能改善功能，不可能一次就全部恢复到位，象肩周炎一次治疗功能恢复到位的是少数，大多数要通过多次治疗，加以功能锻炼，最后才可以功能恢复正常。外表皮肤不正常时（其他治疗过程中造成损伤），治疗难度比较大，可预先向患者交待，可能要的次数更多。有的患者揉摩时皮肤毛孔不能张开，平时就不出汗，多为严重远伤处，经过几次揉摩，会恢复到可以揉摩，排汗功能也可恢复。

　　与目前医治慢性疼痛方法相比，按远伤病治疗的揉摩方法具有下列优越性。

　　1)、揉摩对身体的组织无伤害。除微量药液渗入皮下外，再无任何物体进入皮下，包括微小物体。揉摩过后，只有远伤红细胞和损伤病灶显现在表皮，无皮肤损伤。揉摩经过之正常位置，皮肤状态保持原样不变。因远伤病存在而不健康的皮肤，经过揉摩会恢复正常。

2)、为患者缩短治疗时间和减轻经济负担。患者的病症，大多数能在揉摩当场解除，无须住院，无须观察。以往的治疗，一方面要多个疗程，旷日持久，耽误患者的时间，有的还需住院，有的还动手术，费用更是不菲。

3)、能解决以往十分难解决的问题，解除不能根治疾病的后顾之忧。如三叉神经痛、坐骨神经痛，膝关节炎，也能有效的治愈，无复发和依赖。

4)、可以解决一些疑难杂症。如中医称之为奔豚，梅核气，面痉挛，胸痹，胃痛非胃病，胁肋痛、眉棱骨痛。眼脸刺痛，部分耳鸣。这些疾病都是辗转诊治无效。但通过揉摩治疗，并不难解除。还有被诊为精神病的"躯体形式障碍"，揉摩即可在病位上显现远伤，可以明确地摘除精神病帽子，解除疾苦。

5)、90%以上的患者，都能在独立的一种揉摩下治愈疾病。95%的患者都会在一次揉摩中病症暂时缓解或解除，个别患者在揉摩 2–3 次后症状才开始解除。

揉摩治愈远伤病，并不是进行一次都可以的，严格的说，一般都需要 2–3 次，有的还要更多的次数。一次见效也并不就是一次痊愈了，可能过一段时间，又会"旧病复原"。但要清楚是旧病未愈，同一个部位，还会发生疼痛或行动困难，这是因为有的地方并未治到，有的地方是治疗不到位，更多的时候是揉摩本身需要多次。这一点必须明确，否则就有可能以为是"复发"。

还有一种情况，也是容易引起误会的，在身体的一些部位或位置揉摩解除了病症，过了一段时间，在身体上又有一些部位或位置出现病症，一方面以为是别的病，一方面以为是以前的揉摩无效。其实，这些又发生病症的地方，可以用揉摩解除病症，仍然会见到病灶，可能是未曾揉摩，也可能是揉摩未继续到远伤消除。要有一个充分的估量，我们身上，有时远伤太多，要清除全

认识治疗远伤病 告别慢性疼痛

部远伤，不是一蹴而就的事。

有的患者揉摩一、二次后症状没有消失，以为还是别的病，又去重新检查，绕一圈后再来揉摩，才最后治愈。另外，体质衰弱的患者，因远伤病更因体质虚弱而行动困难，治愈了远伤还需要其他辅助治疗，如服中药，有待体力恢复。

远伤病的揉摩，主要是解除远伤病病症，不是让其损伤组织完全复原。人体的任何组织和器官一经损坏，都不可能完全复原。所以，有的软组织损伤，使组织受到较重的损坏，还会有些病症难以解决，但这毕竟是少数。

八 揉摩病例

举例说明远伤病的治疗过程，从中可以了解更具体的细节。

一位患者写来的感谢信对治疗的过程讲的比较清楚，录于下。

我叫（某某），现年73岁，家住（某某）村。

2009年，腰腿经常发痛，5-6月疼痛加重，腰不能伸，腿不能行，由家人带我到（某某）医院检查治疗，通过照片，医生诊断说我是"坐骨神经痛"病，当时就住院治疗，在院治疗14天，没有好转。后经朋友介绍，说长炼张医生很会治身上痛的病，我当时将信将疑，于09年6月27日由外甥和老婆带我抱着试一试的态度找到张医生，张医生通过观察诊断，说是远伤病，当时用药物揉摩治疗，治完后，张医生叫我到地上走一走，试一试看还有没有什么地方不舒服，我当时起来，把鞋穿上，站立起来，我的腰、腿都不痛了，还可以用那（原来）疼痛的左脚单跳，当时我老婆和外甥更是感到惊异，问我这是真的吗？我说这还有假吗？回来后第二天就办了出院手续。后我听张医生的话，于7月4日。7月31日连续揉摩3次，腰腿上的病灶都不见了，就这样我的所谓的"坐骨神经痛"病就好了，一直到现在都没有复发，我全家人都非常高兴，特写信表示感谢！

（某某）

2011 年 12 月 20 日

当时患者由家人搀扶来治。先了解病情和治疗经过，确定是远伤病，并向患者和陪伴家人讲清楚是什么病，怎么发生的，治疗的作用原理是什么，怎样治疗，治疗过程中会出现那些现象，治疗会有疼痛，根据病的轻重程度疼痛也会有轻有重，但都能耐受。并将预计治疗结果、需要治疗次数告之。患者明白同意后，即开始揉摩。因是左侧腰腿痛，患者右侧卧。在患者左侧疼痛位置擦上药液，用手掌推动摩擦三、四次出现红色，找到需要治疗处。加少量的润滑油在需要揉摩处，用揉摩梳轻轻梳理，皮下的病灶慢慢显露出来，继续揉摩梳理，病灶颜色和形态充分显现。有几处乌青并没有充分趋表，喷上药液，用手轻拍，待乌青充分显现。此时，再喷药在其他左侧未经揉摩处检查，未再发现有明显病处，手掌沾上药液，在整个左侧腰腿处推动数次。问患者还有哪儿疼痛。患者说没有。让患者起来，在地上正常行走，没有出现疼痛。再让加大动作，用患脚单跳，未出现疼痛，揉摩结束，前后大约 40 分钟。患者问还要注意什么？告诉他，不要过于劳累就行，如果在下次来治疗之前出现较轻疼痛，一般是正常的，病还未治好，如果疼痛较重，有可能是揉摩未到位处，可随时来治。

也有揉摩比较简单的。有一 28 岁男青年，因两大腿内侧到两腹沟经常火辣感、抽缩与痛。性功能差，诊断为性病，诊治多年，未找对象。08 年 4 月 21 日来治，告之揉摩情况后，开始揉摩。用丝绸沾上药液擦揉，并不是十分重，10 多分时间就揉摩完，所有感觉都正常。当时嘱再来一次，直到 2013 年 3 月 29 日才来，说是上次治后都正常了，已结婚生子，所以就没有来。现又出现

认识治疗远伤病 告别慢性疼痛

隐约痛，且性功能似降，所以复来治。

九 揉摩在其他方面的应用

这里介绍揉摩方法主要是针对远伤病，是清除闭合性软组织挤压损伤病灶的，这个病灶，不管是当初，还是陈伤阶段和远伤阶段，实际是一回事。所以可以用来治疗损伤当初的病灶清除，也可治疗迁延未愈的陈伤，其效果等各方面，都要比目前国内外的治疗优越。

以往治疗陈旧软组织损伤的方法，我们了解的都比较复杂，效果不肯定。

如介绍的当代名医使用的治疗方法：

内治：1、内服中药：三七伤药片，每次 3 片，每日 3 次，1 个月为 1 疗程。

2、内服药酒：用活络效灵丹 + 味（丹参 10 当归 10 乳香 3 没药 4 白参 10 续断 6 骨碎补 6 牛膝 6 黄芩 6 红花 4 桃仁 6 苏木 6 五灵脂 6 川芎 12 赤芍 6 三棱 4 白酒 15000ml）早晚各一次，每次 30ml，1 月为 1 疗程。

外治：1、针刺，局部取穴和阿是穴，日 1 次，1 月 1 疗程。

2、药酒按摩：处方：川乌 草乌 马钱子 红花 桃仁 地鳖虫 续断 骨碎补 苏木 白芷 牛膝 木瓜 桂枝 海桐皮 羌活透草 乳香 没药各等分，局部疼痛点自行按摩，每日 3 次，1 个月为 1 疗程。1-3 个疗程：治愈 76%，显效 20%，有效 4% [1]

我们明白，这些治疗还达不到清除损伤病理物的目的，而且相当复杂，内服中药、药酒，外用针刺与按摩；耗时长，1 月 1 个疗程，1-3 个疗程需要 90 天。

用揉摩首先避免了服药，揉摩一般 3 次可愈，每次耗时 0.5–1小时，3 次最多也就 3 小时。

即使创新的治疗，还是不比揉摩治疗优越。如最新报道治疗头痛用"微创手术"。据介绍"以额部疼痛区域为中心，设计大小约 8*4 厘米的过中线皮瓣，于皮瓣下将疼痛皮肤下方浅筋膜层环形电凝，切断了所有供应局部疼痛神经分支"。显然这是镇痛的方法，还是要损伤机体且复杂。

闭合性软组织损伤的后续治疗，在还未出现其他办法之前，也需要用揉摩来真正治愈，不让疾病遗留。

美容方面，可以改变面部或周边的远伤病理皮肤，而使皮肤恢复到健康状态，是真正的美容。

揉摩的主要作用应该发挥在损伤痊愈之后的清除病灶上。这项工作做好以后，损伤才算是真正完全痊愈，远伤就可杜绝或少有，远伤病就不会像现在这样普遍。

参考文献

[1] 赵东升 张钢钢 吴希进 当代名医诊治秘验 北京 中国中医药出版社 1996：636

第七章　远伤病的治疗

　　远伤从软组织损伤之后就一直存在于我们的身体上，有的暂时还没有发生症状，有的则已经发生了明显症状，因为治疗远伤病是消除远伤，有无症状均可以治疗。

第一节　暂无症状的远伤治疗

　　一个成年人身上的远伤，基本上分布在全身各个部位。远伤还没有发生病症时，我们也可以对其进行治疗。根据个人的目的要求，可进行预防性和健康美容目的的治疗。实际上预防性治疗也会达到健康与美容的目的。

　　预防性揉摩，是先行将严重的远伤清除，以免日后"发病"，尤其发生其他疾病或年老时，身体羸弱，"浑欲不胜簪"，怕揉摩时"吃不消"。

　　由于远伤病对人类的危害我们并没有完全掌握，远伤在身体上的存在总不是一个好事，即使身体强壮时风平浪静，但中风似乎不嫌身体强壮。清除远伤，总会有益无害。实际也是达到健康的目的。

　　由于还没有明显的病症，一般都不知道具体病位，可作周身揉摩检查，将观察到的远伤清除或是揉摩一遍或几遍，由要求揉摩者决定。从临床实例观察到，严重的远伤经过揉摩后，哪怕只进行过一、二次，日后有其他疾病（包括癌症）时，远伤也很少有严重疼痛发生了。

　　健康与美容为目的的揉摩是指还没有出现任何病症，但明白远伤病的危害和对身体的影响，而要求先期进行治疗，以提高健康和获得美容。为健康美容目的揉摩，则着重在面、头、颈胸背上身的远伤。

　　健康是美丽的泉源，也是美丽的根本保证。若是疾病缠身，还是只得先把摆脱疾病放在前头。疾病不去难得有个好容颜，这时的美容要发挥作用，就得用化妆来代替。而中医美容的想法是通过滋润五脏、补益气血、经络、活血化瘀、祛除风热、燥湿散结来达到目的。这里除开虚拟的对象，但想法是对的。这些都是还不知道皮肤有一个远伤的情况下的思考，美容的主要对象是皮肤，皮肤作为一个器官，如果有病而不能去病，要想让它美好起来就实实困难。这就是为什么我们的美容总是不尽人意的秘密所在。而将皮肤中存在的远伤消除，不用说，则直接达到了美容的目的。当然，对于有症状的远伤，我们一般还是认为身体有病，人们也认识到了对容颜的影响。而还没有症状时，人们并不知道身体有病，更不知道皮肤是一个病理皮肤。一个成年人有着比较完美的皮肤者并不多，许多人的皮肤几乎都是伤痕累累，尤其是女性，这是在临床上直接观察到的情况。在临床上同样观察到，经过揉摩后不几天，容颜也要亮丽得多，也更显年轻。有些人面部就少有健康的皮肤，正常的皮肤只不过是在表皮上，实际表皮下到处是远伤，有的反复出现痘疮之类皮肤病，经揉摩后，就不再发生了，就是因为那是一个病理皮肤，抗病能力差。有的经过揉摩后，原本粗糙的、皱折或毛发不正常的皮肤就改变过来了。美容不是治病，但在病理皮肤上进行的美容，恐怕难以建立起来。解决皮肤上的远伤，是美容的根本。解决了这个主要问题，再注重精神健康、活动恰当、饮食合理、起居有常，一个好的皮肤自然会保持自己的最佳状态。一个最佳状态下的皮肤，无疑是最美的皮肤。皮肤是一个整体器官，它的局部不健康会反映在整个皮肤上，尤其是远伤病，直接影响着人体气血运行和营养供给。当然，一般影响最明显的还是在病的本位及周边，这是指可以观察到的。实际上在消除了身体大部分远伤病之后，容颜获得改变之后，人们发现原来容颜也受到了很大的影响，在面部皮肤上的远伤病自更不用说了。

这些身体上虽有远伤但还没有发生病症的人，一般体质较好，检查后一次可以做几个部位，或几个部位分几天揉摩。同一个部位的几次揉摩，在时间间隔上最短还是以一周为好，超过一周多长时间下次揉摩，对揉摩没有什么影响。

第二节 对远伤病治疗

远伤病已经发生了各种病症，此时患者的要求是解除病症的痛苦。

慢性疼痛是远伤病的一个主要症状，它所表现的各种独特性也已经被我们认识，如同急性疼痛一样，我们可以不必过份应对疼痛，而只要专注于疾病。这是医学普遍遵循的原则，当一种症状由疾病发生，控制和治疗这个疾病是首要任务。在急性疼痛的处理中，普遍都是这样做的。除非疼痛无法忍受或影响到治疗时，才使用镇痛措施。远伤病不是一种危急病和难治病，由它发生的疼痛也不是一种顽固性和不易控制的症状。只要远伤病得到了治疗，病灶趋向了表皮，绝大多数的疼痛症状会立即消失。而远伤病在大多数情况下可以及时控制，最终可以治愈。这样，慢性疼痛的较快缓解、治愈就是完全可以实现的事实了。而远伤病的揉摩又是一个目标明确，病位准确，病灶专一的临床操作，具有可见性与即时效应，更重要的是可获得长久效果。它的诊断是透明的，不会产生歧义与错误；它的治疗是安全的，不会对身体产生任何损坏；它的效果是肯定的，不会出现反复与依赖。完全达到了疾病明确诊断和有效治疗的要求。

在治疗效果和直观到的事实上来看，这种治疗对人是安全的，但又关心疾病痊愈得这样迅速，会不会有一种潜在的代价，带来意想不到的负面影响。这种关心是正常的，我们每一个患者接受治疗前都应该提出这个问题，我们也同样要关心这个问题。往往在医治中，确实存在这样的情况，获得暂时的症状缓解或一种疾病的治愈，却对身体带来远期的或他方面的负面影响。这些疾病的治疗往往是在无可奈何的情况下只能作出一种选择。远伤病治疗不是处于这种情况，它既不构成对机体的伤害，也没有影响机能的因素。所用药物，每一味都是无毒无害的，且经过多人揉摩前后血液自动分析仪的检测项目测试，所有的结果均没有任何异常变化。治疗后情况观察，揉摩处皮肤的变化，机体功能和身体整体状态，都有明显的改善和进步。这种改善和进步，许多年后依然存在。还未发现一例治疗后有负面影响者。

治疗远伤已经发生的症状，以身体部位来分别介绍。原本远伤并不是身体那个部位的机能出现病变，可以按部分划分的，而是完全由于意外随机产生的软组织损伤后形成的，独立于某部分的病变在理论上是不成立的。事实上大多数远伤都不是独立存在于某个部位，而是一个部位与另一个或二至三个部位相连。如颈部远伤病的病痛就经常连接到头部、肩部、背部，盆腔部远伤病的疼痛也经常连续到腰部、腿部。远伤病病灶有时即使并不相连，或有间断，或完全独立，但也可能是同一时间发生的软组织损伤造成的。

但是，远伤毕竟是一个发现，人们不可能马上从长期的习惯性认识中解脱出来，同一远伤病在各个部位的病名已经被大家所熟悉。为了利于人们理解和对照这些疾病名来认识远伤病，所以以身体各个部位来分别介绍。主要是介绍这些部位有那些病名是属

认识治疗远伤病 告别慢性疼痛

于远伤病。然后按目前医学上所称病名，分症状、诊断、治疗、思考与讨论、病例来介绍，有的还介绍了相关疾病的有效治疗。

症状介绍一般比较简短，详细情况可以参考目前医学称谓的疾病的临床表现。

远伤在全身各个部位普遍存在，以前由于不能认识它，没有形成统一的有效治疗方法。现在远伤病得到了认识，不管发生在身体上什么部位的远伤病，都可以用同一种揉摩方法有效地治疗，无须局限于所列"病名"，不管什么地方，只要有远伤病症状，都可检验揉摩。不同的是各个部位在表面会处于不同生理形状中，对待这个不同，只是操作上变化的事。

治疗并不是逐一介绍具体的揉摩方法，这些具体的揉摩方法已经在治疗章节中作了详细介绍，只要通过临床培训和实践，都是可以做到的。这里主要是讲注意事项、治疗要点及应该取得的效应。

思考与讨论是对一些已有的看法和认识进行思考和讨论。这一叙述的宗旨是让人们尽快地走出误区，取得共识，让我们明白错在哪里。美国物理学家李查·费因曼说："我们要尽快地证明我们错了，只有这样我们才能进步"。当然，一个存在事物被发现，照理见到事物之后就应该一切明了，似乎用不着解释和说明什么，就能说明问题，解释现象。但一件事物要让人们充分认识，除了将事物呈现在人们面前之外，还是要作一些必要的讲解。尤其是对被长期错误认识的事物，更是有必要直接指出其错误之处，否则，人们难以用新的观念和认识来置换旧的观念和认识。

治例介绍的病例具有普遍性，并非特例。不同的是揉摩前的一些情况，或诊断成什么，或医治经过等，对揉摩没有太大的意义。如腿脚部远伤发生的症状，可能诊断为椎间盘突出压迫神经、坐骨神经痛、不安腿、膝关节炎、痛风或类风湿、缺钙等各种病和病因，如果将每个诊断的病例都举出几个，需要篇幅，也没有必要。这都是远伤发生的症状，只要揉摩到位，在"治疗"中介绍的应达到的效果，就能达到，只要动手揉摩，具体的病例就会有了。为了满足一些读者的要求，还是举出了一些病例。

许多老年人经过长久的远伤病的折磨，多出现全身性症状，反应出过早衰退，而普遍被看成是正常的退化而予以默认。有的则多年求医而罔效，就认为是不治之症，放弃治疗。这部分老人，不但本人，还有身边子女，都应该了解远伤病，从新树立信心，通过揉摩解除疼痛或获得行动自如。老年人不一定非得是老态龙钟，如果没有其他疾病，就是身体虚弱，也可以通过中药的调理达到正常。一个健康而行动自如的老人，不但自己能安享晚年生活，对子女也少一些拖累。

介绍列出的"病名"，只是经过临床验证而确定了的，并不是所有具有远伤病症状的"病名"都经过了确定，所以不要受这个介绍影响，自己可以进行临床验证。

一　全身远伤病的揉摩

远伤病在全身都存在，由于多种因素，并不是全身同时都会发生症状，即使是一身尽痛，也还是有不少地方暂时没有发生症状。但多个部位发生症状，一般反映整个身体虚弱。这里有远伤病的局部疼痛或肢体行动困难，也有因患其他疾病，疾患与治疗过程中的药物毒副作用，对身体造成了不同程度的损害，身体状况变差。

凡全身具有远伤病症状者，一般处于3种情况。

一是有轻微表现，身体不同部位不时发生症状，此起彼伏，但一般可以忍受，大多数人并不特意去医治，只是以为内脏疾病时，才作为其他疾病去检查和治疗。如自己以为疼痛或其他异常感觉与内脏疾病无关时，则或自购膏药贴贴，或买治疗仪按摩，自己或家人帮助敲敲拍拍，以缓解不适。这个时期的不适并不是一直存在，有时并没有感觉，时好时坏。这种情况的人数最多，老年人更是普遍。

二是具有明显症状，在身体各个部位出现不同程度的疼痛、麻木、僵硬、酸、胀，肢体无力，疲倦，甚至行动困难，这个时候一般要寻找医治。

三是因过劳引发的远伤病，本来身体较好，劳动过渡，开始出现衰弱现象，一旦治不得当，每治愈下，其预后不良。而隐性中风和其他疾病引发的远伤病，主要矛盾是其他疾病本身难治，而其他疾病晚期因身体虚弱，很难承受揉摩之痛，只能保守治疗，以缓解病人的疼痛，是一个十分麻烦的事。

我们已经知道，全身性的症状发生多因身体变差，所以扶持身体，扭转状态尤为重要。正确用中医中药，会有效果。再加以揉摩清除远伤，一般能恢复到健康状态。

要解决全身的远伤病，则从疼痛严重处和行动障碍处开始，每天治一部分，轮番治疗。每处治疗二到三次后，大多数随着治疗进展，身体开始康复。

大面积多处揉摩，由于时间过长，影响患者休息，忍耐疼痛刺激，会对身体不利，尤其是体弱者。这种情况，要注意以下几点：

避免大面积多处治疗，每次只治疗一部分，以患者感觉舒适为准。

治疗中拉开时间距离，保证充分休息，或一天一治，或几天一治。

有的要先期中药调理，纯手揉摩，以改善症状提高体质，再行揉摩。在揉摩的过程中根据情况，有的也需要服中药，主要是解决身体一些远伤病症状，扶植正气，恢复体质。但不需要服用风湿痹痛而把中药，以免伤害身体，也不需要用中药止痛。还要强调营养的加强，有些病人受禁忌的影响，营养状态极差。

根据远伤病的轻重，有的治疗一次或两次症状就消失了，但病灶并未完全消除。这一点要告诉患者，因为远伤病的治疗与以往的治疗有本质的区别。揉摩治疗只是消除病灶，并无止痛的手段和药物，病症的消除完全依赖于病灶的消除。在病灶还未完全消除的情况下，即使病症已经消失，但不是真正最终病症消除，有可能在今后还会出现症状。只有彻底清除了病理物，病灶消除，才能叫治愈。患者明白这个道理之后，才不会一旦症状消失就放弃继续揉摩。

即使是局部治疗，往往一个部位牵涉到另一个或几个部位，有时远伤病的范围不会正好在一个部位，只要发现跨越到邻界的远伤病病灶，也要告诉患者，最好同时揉摩，不管现在有不有疼痛或其他症状，有可能在治好了一个部位上的远伤病，那些未治之处又会出现症状。如头痛，往往会有颈椎的不适，而颈椎病又同时有肩部的远伤病。揉摩时一次可以治 3-4 处，较大的部位一次可治疗 2-3 处，面积不大的分散部位可治疗得更多一些。

局部揉摩还可对稍微影响行动障碍或无力的部位，实行揉摩，以解除障碍和无力，这对于运动员来说是非常重要的。对某些运动员来说，一些部位是关键部位，如脚踝、手臂手腕、膝关节都会影响到运动的正常发挥，有的诊断为骨质增生或其他原因，但大多数实际是远伤病。一旦消除了远伤，这些部位的活动灵活性和力度还会是一样的。消除运动员身上的远伤，不少运动员可以延长自己的运动生涯。

◇ **纤维肌疼痛综合征**

"纤维肌疼痛综合征"就是指这个时期的远伤病，认为是一种非关节性风湿病，临床表现为感觉肌肉骨骼系统多处疼痛与发僵，并在特殊部位有压痛点。对于这方面的一些的情况，我们可以直接引用有关纤维肌痛综合征的说法，

"纤维肌前综合征的流行病学情况，国内尚未见报道，国外

亦无精确统计资料，但从一些初步资料看来，该病并不少见。英国一个调查资料表明，在因病不能工作的人群中，10.9%是由风湿疾患所致，其中纤维肌痛综合症约占一半。美国风湿病协会指出原发性纤维肌痛综合征最常见的风湿病之一，仅次于 RA 和 OA，占第三位。"

1. 主要症状：全身广泛疼痛是所有纤维肌痛综合征病人都具有的症状。虽然有的病人仅主诉一处或几处疼痛，但 1/4 的病人疼痛部位可达 24 处以上。疾病遍布全身各处，尤以中轴骨骼（颈、胸椎、下背部）及肩胛带、骨盆带等处为常见。其他常见部位依次为膝、头、肘、踝、足、上背、中背、腕、臀部、大腿和小腿。大部分病人将这种疼痛描写为刺痛，痛得令人心烦意乱。

另一个所有病人都具有的症状，广泛存在压痛点，这些压痛点存在于肌腱、肌肉及其他组织中，往往呈对称性分布。在压痛点部位，病人与正常人对"按压"的反应不同，但在其他部位则无区别。

2. 特征性症状：这一组症状包括睡眠障碍、疲劳及晨僵。约90% 的病人有睡眠障碍，表现为失眠、易醒、多梦、精神不振。夜间脑电图显示有 α 波介入到非快支眼节律中，提示缺乏熟睡。50—90% 的病人有疲劳感，约一半病人疲劳症状较严重，以至于感到"太累，无法工作"。晨僵见于 76—91% 的病人，其严重程度与睡眠及疾病活动性有关。

3. 常见症状：这一组症状中最常见的是麻木和肿胀。病人常诉关节、关节周围肿胀，但无客观体征。其次为头痛、肠激惹综合征。头痛可分偏头痛或非偏头痛性头痛，后者是一种在枕区或整个头部的压迫性钝痛。心理异常包括抑郁和焦虑也比较常见。此外病人劳动能力下降，约 1/3 的病人需改换工作，少部分人不能坚持日常工作。以上症状常因天气潮冷、精神紧张、过度劳累而加重，局部受热、精神放松、良好睡眠、适度活动可使症状减轻。

4. 混合症状：原发性纤维肌痛综合征很少见，大部分纤维肌痛综合征病人都同时患有某种风湿病。这时临床症状即为两者症状的交织与重叠。纤维肌痛综合征常使与之共存在风湿病症状显得更严重，如不认识这种情况常会导致对后者的过度治疗和检查。

纤维肌痛综合征是一种特发性疾病，其病理生理至今不明，因此对它的治疗方法也不多。它的主要临床表现为弥漫性慢性疼痛，除"压痛点"之外，别无客观体征。所以不仅治疗选择不易，疗效评定也颇为困难。"

"感觉肌肉骨骼系统多处疼痛与发僵"，是不明远伤病特征时产生的感觉，并非真正在肌肉骨骼出现了病变。同时在讲述此症时，也将个别其他非远伤病囊入其中。有时，"弥漫性慢性疼痛"不是很突出，突出的是行动困难，肢体无力。这种情况一般发生在身体体质本来较好，某种因素突然出现，大多数是因为过于劳累，体力消耗过大，将身体一下击垮。或一场疾病之后没有得到好的调理，身体没有及时恢复。这种情况往往因为未及时发现和正当治疗，成进行性发展。这与医治上出现的误诊或不能确诊关系极大。常有将这个时期的远伤病因近端肢体无力诊断为运动元神经疾病者，甚至在文献上出现运动元神经疾病"极少数可以从近端向远端发展"的说法。而四肢近端的肩、臂、胯、腿远伤病无力者不少。

虽说这些情况给我们带来了不少麻烦和痛苦，但问题还不是十分严重，这种状况可以持续很长时间，有的还根据身体状态的整体好转，症状减轻或消失。作为远伤病进行正确的治疗，都能恢复健康。

正确诊断运动神经元疾病，对病人是至关重要的，一旦误诊，将贻误其他疾病的正确治疗。因为运动神经元疾病几乎是不治之症，目前的各种治疗并无作用。而非运动神经元疾病有的是可以

认识治疗远伤病 告别慢性疼痛

通过治疗，改善或康复的；但由于医疗不力或误治，病人得不到真正有效的治疗，还以为是不治之因，又给病人在心理上带来了不利的影响。

运动神经元的细胞体在脑和脊髓内，在大脑内的神经元能把各种感觉神经元传来的刺激进行分析和综合、再发出冲动传给运动神经元，以产生相应的活动。

一个神经元轴突的末端与另一神经元的树突或细胞体之间，不是直接连接，而是彼此互相接触，这个接触的部位叫突触。当在近端肢体出现功能失灵后，"神经传导冲动的通路"就断了，神经元更不可能"彼此互相接触"到肢体的远端，出现远端正常近端病是怎样发生的？运动神经元在机体中的传递，必须在一定的时间和空间内进行和完成。时间，先近后远，从接受信号和发出指令到实行动作，一般须 0.2 秒。也就是说，我们一般执行的即刻动作是在 0.2 秒之前的指令行动，而不是在执行即刻所应该调整的动作，这就是为何对运动变化快的动作，要经过多次训练，才能准确地达到目的的缘故，因为要让指令与运动的变化相"吻合"，判断出 0.2 秒后我们要捕捉或击打的物体位置变化。如乒乓球运动员，即使通过长久训练，有时球的变化出乎意料，在击球时也出现偏差，就是因为运动元发出的经验指令"估计"到接触球时的位置、方向和强弱与即时出现的有差异。

空间，就是要经过近端"接触"到远端，指令无法脱离近端而飞越到远端。

临床常见的分型主要有肌萎缩侧索硬化症、进行性脊肌萎缩症两大类，病人都有肌肉萎缩、肌肉无力、肌束震颤的证候。而肌萎缩侧索硬化症，萎缩性瘫痪与痉挛性瘫痪是共存的。如上下运动神经元疾病，不可能没有肌束震颤和痉挛性瘫痪。肌束颤动与痉挛性瘫痪，实际是感觉神经在运动神经异常时的反应。

"肌肉显示失神经支配"，是本病的病理实质。虽然与其他瘫痪共用了"无力"二字，其实仍有不同的特征与感觉。运动神经元疾病的无力，是得不到"指使"的"无作为"性的，不动作部位并非是病变部位，而是根本就没有接收到动作的指令。当人们睡眠中作梦时，仅管大脑在作各种活动，有时在做很强的反抗，但肢体就是无法作出相应的动作，是因为运动神经元并未发出指令，而不是肢体出现了病变。而其他如肌肉性瘫痪首先感觉只是"乏力"或"力不够承受"。

运动神经元疾病的肌萎缩，应是久不动作出现的肌肉退化性（废用）萎缩。与其他疾病的肌萎缩也有不同。而远伤病发生的肌萎缩有时是非常迅速的，而且大多数表现为全身消瘦，但也不是所有的远伤病都会发生肌肉萎缩。

诊断疾病要从生理、病理上详细分析，疾病虽说是身体器官或部位的某一部分出现了病变，病变部分不能很好地执行自己的功能，但也很少出现改变生理功能的变化。病理也遵循着自己的发展方向和规律。生理是病理的基础，当生理出现问题时，可能就是发生了病变。之所以称之为"病理"，是因为病变是在生理的基础上发生、发展和演变而来。病理决不会自成体系组成一种脱离生理的怪现象，否则，人们就无法研究"病理"，也无法了解疾病的发生机制了。要细查病症，反复验证，最后才能水落石出。诊断是治疗的前提，没有正确的诊断，治疗就难取得预期的效果。象肌萎缩侧索硬化症，即使各项症状都存在，也要在以后出现延髓麻痹症状时，诊断才得以证实。

全身性远伤病，不管是那种情况，远伤都固定地存在于身体的各个部位。通过揉摩方法，可以观察到全身遍布远伤，严重者可谓遍体鳞伤，体无完肤。但它们所表现出来的症状差别之大，是人们始料不及的。

全身性远伤病单一表现的有抽动、怕冷和触动嗝气、瘙痒，模糊的难受和身软无力。

认识治疗远伤病 告别慢性疼痛

身体各个远伤病处出现抽动,这种抽动不分白天和夜晚睡眠,都会不时地抽动,让人非常烦恼。现代医学大多诊断为神经官能症,妇女多诊断为更年期综合征。

身体各处相当怕冷,一般都比常人多穿戴,而且仍有寒冷感,有的夏天还穿厚衣戴帽子,西医对此不能诊断,中医认为阳虚。

触动嗝气是指触动身体的某一部位,即发生嗝气,或每一嗝气身体上某位置出现抽动,这基本是由于同时存在远伤病和胃病的缘故,治疗方法是同时对胃病和远伤病加以治疗。

难受,说不出的滋味,影响到情绪和脾气,烦躁不安,身体不爽。或动则气喘、多汗,或感到疲眠无力。

需要特意指出的是,妇女常常出现慢性疼痛较早,大多是中青年,而且大多是产后开始。中医的"正气存内,邪不可干"对于远伤病也同样是对的,如果身体的健康状况很好,远伤病一般是不会出现症状的。正是因为身体健康状况下降,远伤才发生慢性疼痛。生理改变是在生理变化时,身体表现虚的一面,也出现慢性疼痛症状,生理改变一经结束,身体状况恢复到正常,疼痛则消失。而产后出现的慢性疼痛也并不是纯生理的影响,而是身体健康状况不佳。总之,"邪之所凑,其气必虚",有的老年人,年纪很大,但没有或很少出现过慢性疼痛,但一经某种因素打击之后,则浑身疼痛,实际远伤布及全身。

人们容易忽视妇女妊娠期和生产时对健康的影响,基本上在没有明显的疾病表现时,是不会采取干预的。其实妊娠期间,母体为了适应胎儿生长发育的需要,身体各个部分生理都会发生一定的变化。这些变化对少数妇女来说,不构成什么影响,有的则有一定影响,而有的影响到产后也不能自行恢复。生产时对身体的冲击,身体体质更是下降了一个台阶,许多慢性疾病就从此发生。常见的有高血压、甲亢、糖尿病、肥胖,再就是慢性疼痛。许多妇女远伤病症状的出现,都在产后开始,如梅核气、奔豚、头痛、腹痛等等。发生在妇女中的慢性疼痛要比男性早而更加普遍。大多数严重的远伤病，也发生在妇女中。在临床诊断中，我们常常听到妇女诉说，这是月子里落下的毛病。中医对妇女妊娠期的干预和产后的调养十分重要。人们普遍耽心妊娠期服药会对胎儿不利，这是一种误会。将母体身体调整到一个正常状态，不但不会影响到胎儿的生长发育，而是更有利于胎儿的生长发育。在临床中，母亲在妊娠期间同时用中药治疗慢性病者，小儿出生后都很正常，而且聪明，皮肤色泽更好。有一患 ICP 病者，因前三胎胎儿都在产前或后死亡，且二年不孕了。服中药后才受孕，受孕后继续服中药，直到小儿出生，小儿身体生长发育都正常，智力也很好。中医应该在维护妇女的健康中担负更多的责任，为呵护妇女的健康作更多的工作。

◇ **躯体形式障碍**

躯体形式障碍是将部分远伤病作为精神疾病的一个名词。

1、症状

全身各个部位或某一局部出现一种或多种异常感觉。这些地方异常感觉包括瘙痒、烧灼感、刺痛、酸痛、串痛、麻木感、紧缚感等，有的出现嗳气、腹胀、腹痛、气短、胸闷、心悸等不适感，还有的皮肤的颜色异常，肢体一时瘫痪或无力、失握等等。疼痛性质一般不很强烈，但影响情绪和心情，其他症状产生的不适，也十分烦人，严重影响人的正常生活。疼痛和其他症状的出现可与生理改变、身体状态相关，有的在月经期，虚弱、疲劳时加重。中青年被诊者最多。

2、诊断

凡诊断为躯体形式障碍患者，可诊断为远伤病。

首先告诉患者，一般表现在身体上的不适和疼痛，是具体的实质性远伤病，可以通过检查确定。

由于患者一般都在各科反复就诊，用过多种药物甚至施行手

认识治疗远伤病 告别慢性疼痛

术，往往治疗无望。无奈的情况下医生建议到精神科或心理科就诊。正是这种长期诊断不明，治疗无效的情况，加重了患者的心理负担，更加影响到患者的情绪和精神状态，被看成焦虑或抑郁情绪。在远伤病存续期间有些其他病症者，是其他方面的疾病，在现代医学诊断不出病时，可用中药辩证治疗，如便秘等。

3、治疗

治疗同身体中各个部位的远伤病。对部位较多的患者，可以先解除影响明显的部位，然后再治另外的地方。一般都可在当时给以消除，但没有症状并不等于治愈了，最好治疗到病灶消失。但一身严重损伤者，由于组织损伤，病理物较深，治疗难度大，但这是极个别的。

4、病例

一位某省青年患者，患病 10 年，住院三次，诊断为躯体形式障碍之后，心情压抑，与人疏远，治疗都是保密的。2011 年揉摩过后，当时所有症状均解除，感到一身轻松，情绪很好。自己说，"总是要我放松心情，我一身的不舒服怎么放松，现在不叫我放松我也轻松了。"揉摩时，根据患者的指点，什么地方有什么症状，即揉摩什么地方，远伤一经显现，症状就解除。这位患者的远伤并非十分严重，但分布比较广。

一位北方男性患者，29 岁，高中毕业即诊断为躯体形式障碍，结婚后不能过正常夫妻生活而离异。揉摩后发现遍体鳞伤，问何以至此？说是很久前出过一次车祸，头后脑摔裂 4 处，昏迷5 天。2011 年揉摩后，各种症状基本解除，很高兴，精神负担没有了。2013 年因身体一些部位出现疼痛，知道是远伤病，又来一次要求揉摩，揉摩一次疼痛解除了。

一高中就读生，学习成绩不错，患病 5 年，后不能坚持上学，休学两年，由其母亲陪同到全国各地求医，但均作为身躯体形式障碍诊治，周围所有人也都相信，只有他自己和自己的母亲不相信是精神病。其症状就是整个头和面紧胀，异物感严重，无法安生。后回忆，患者小时头面确受过两次严重的伤。根据患者对患处的指点初次揉摩后，头和面基本满是远伤痕迹。经过反复揉摩才恢复正常。

5、思考与讨论

躯体形式障碍，医学认为病因未明。疑病症是指患者担心或相信有一种或多种严重疾病的持久性临床相，医生以为出自先占观念，这种疾病确实存在，但躯体形式障碍不属于此。躯体形式障碍是首先感觉到躯体上有障碍出现。至于是否真有病，只是与医学检查阴性，医生解释无病这两点相冲突而判断的。实际上就是"检查阴性"，医生解释是根据检查阴性而来的。远伤病的大部分症状检查都为阴性，且不为医生所知。持久性是因为久治没有解除疾病，花费大量的时间和精力，且加上心理上的顾虑和躯体上的不适（有时是疼痛），可谓身心交瘁，不出现抑郁和焦虑是非常难的。"疾病是痛苦的，当疾病原因还没有找到，而主诉痛苦却很强烈时，放在医生面前的任务，首先要做到缓解病人的痛苦，树立信心，增强抗病能力"。祝氏曰，"设法解除病人最感痛苦之症候，使病者安静，俾得间接促进其抗力，所谓对症疗法是也。"[1]

错将远伤病误以为精神病，实际上是人为的给患者增加了心理障碍，不但损害了患者的健康也造成医药资源和金钱的浪费。诊断为躯体形式障碍患者，一般以青年居多，诊断不光是对本人，对家庭的影响也极大。有一位治愈了的患者母亲说，"认识远伤病，救了我全家。"因此，提高当代各科医生对远伤病的识别能力无疑具有重要的现实意义。

诊断为"躯体形式障碍"患者，症状病位经揉摩都出现了远伤，有的还极为严重。这样的病例不是个别，所谓躯体形式障碍，是实实在在的有病。这种类似躯体形式障碍的诊断，说明现代医

认识治疗远伤病 告别慢性疼痛

学不能离开原来严格的科学实践，对医学领域内未知的东西应有一个清醒的认识。当然，各类"综合征"与躯体形式障碍不同，只停留在症状表现上，因为不知其因其病，给一个叫法而已。

医学要以存在为依据，没有确凿证据，不能随便认定病因和判定病名，更不能根据主观意思认定的"事实"对机体除害而损伤机体。如在面部有异物感时切开脸面，在鼻部疼痛时给鼻动手术，关节痛时给关节清洗，头痛头晕时在头上抽血等等。当然，如果这是做试验又该另当别论了。一些主观意识的认识在国外有的早就被临床实验推翻。这种随意定病现象有碍于继续探讨研究疾病的真正病因，有碍于对患者正确诊断和治疗，于患者治愈疾病，恢复健康形成一道障碍。医学还是应该实事求是，明就明，不明则不明。医学本来就存在不少未知的东西，病人身上出现各种感受或现象，不能为医生明白，是正常的事情，有待于人们去认识。

◇**更年期综合征**

更年期（又称围绝经期）综合征，是妇女在生理变化情况下出现的一系列不适症状，其中也有远伤病的症状表现。

更年期是妇女自生育旺盛的性成熟期逐渐过渡到老年期的一段岁月，是妇女一生中重要的时期。目前国际上已公认的更年期是自 41 岁开始，因为妇女在 40 岁左右卵巢的内分泌功能衰退，排卵的次数逐渐减少，受孕机会亦减少，提示了更年期的开始，以后逐渐出现月经停止。伴随着年龄的增长和卵巢功能的衰退，身体各系统、各器官也开始衰萎和老化，继而进入老年期。

妇女的更年期可长达 20 年或 20 余年。在这时期内有很多与之相关的疾病同时发生，社会经济问题，家庭生活问题造成的精神反应也参和其中，因此使得更年期综合征成为一个复杂的、不易搞清楚的问题，也是一个应集中注意力研究的问题。

在这个过渡时期中大部分妇女被一系列或轻或重的症状所困

感，重者使本人很痛苦，家庭和社会都感到患者在情绪上和行为上的变化，影响人际关系和正常生活。更年期妇女往往诉称心悸不适，心前区心窝痉挛感，并有阵发性心动过速或过缓，称之为"假性心绞痛"，从而使疾病易于发生或本来已有的某些症状加重。

妇女在更年期都有过精神状态不稳定，更年期以后则往往较易发生心悸、头晕、头痛、易激动、失眠、多虑、抑郁等。

但不是所有妇女都有更年期，也不是所有妇女的更年期症状都相同。妇女在更年期间生理出现变化是确定的，这里既有精神因素，也有生理因素，但主要还是伴有远伤病，诸多不适和一些症状，正是远伤病的表现。因为远伤病正是在这些生理改变之际出现症状，如同经期，产后。更年期更是一个大的较为持久的生理变化。在这个阶段，远伤病的各种表现显现出来，而女性的远伤病较男性更为广泛，更为严重。主要矛盾仍然是身体体质下降，身体出现虚弱。在妇女绝经期往往出现的月经出血不止，叫更年期功血，久治难以见效时，以生脉散为主加减，用药三剂即效。实际更年期妇女描述的不少症状都可以在身体具体部位上找到远伤病病灶，治愈了这些远伤病，症状就消失。有的妇女感觉有一股燥气自胸部冲向颈部、脸部，还有的某部位特别怕冷，咽异物感，身体上时有抽动、或蚁行感等，都是明显的远伤病。

一般说来，出现更年期综合征的妇女，身体各个部位存在的远伤病比较普遍和比较严重。出现更年期症状的早晚也并不完全与卵巢功能衰竭相一致。

其实男性也有这个生理变化，只是要缓慢得多，微小得多，反应没有妇女那么明显。如肩周炎，就不分男女，多在这个时期发生，人们称其为五十肩。

更年期的治疗重点应扶正补益用药，远伤病是实质性存在的疾病，对远伤病的治疗可以让一些症状很快消失。我们在治疗妇

153

认识治疗远伤病 告别慢性疼痛

女更年期综合征就遵循这样的原则，都较快得到转机。有一知识女性，44岁就有多种异常不安感觉，浑身难受，心烦意乱，无法正常工作，准备辞职。后经远伤病治疗和不多的中药调理，一切又恢复正常。

◇骨质疏松

"骨质疏松"也有的叫骨质疏松综合征，认为"骨质疏松征系由各方面原因引起的一组骨病，其特点为单位体积内骨组织量减少，骨皮质变薄，海绵骨骨小梁数目及大小均减少，髓腔增宽，骨荷载功能减弱，从而产生腰背疼痛、脊柱畸形甚至骨折，骨质疏松症在代谢性骨病中最为常见，是一种重要的老年性疾病"。[2]

2002年中国五大行政区5593例40岁以上中老年人群骨质疏松症调查显示，总患病率为16.1%，其中男性11.5%，女性19.9%。上海复旦大学王洪复等统计，60-69岁老年妇女骨质疏松发生率高达50%-70%，老年男性发生率约为30%左右。

"骨质疏松较轻时常无症状或仅表现为腰背、四肢疼痛、乏力。严重者机体活动受到明显障碍，日久下肢肌肉往往有不同程度萎缩。可无明显诱因或轻微外伤后发生骨折，骨折的部位以锥体、股骨颈和尺、桡骨远端为多见。"[3]

骨质疏松的表现一般以"局部疼痛或骨折"，"临床以局限性活动障碍伴疼痛为主"。而将如下症状作为骨质疏松的症状："初起病不明显，或仅有胸背部酸困，随后症状逐渐加重，胸腰段脊柱棘突有明显压痛，活动受限"，"腰部两侧及腰骶部慢性疼痛，或有肋间神经痛"，"常有肢体长期固定或瘫痪史，表现为废用肢体的疼痛，皮肤发亮变薄，部分患者可有发热感，关节僵硬，活动障碍，与骨质疏松的程度成正比"。"由于骨质疏松发病缓慢，一般需数年以上，始在X线上出现阳性发现，故治疗后，骨组织虽有一定的合成代谢，但X线发现也需相当长的疗程后方显示好转，一般以疼痛缓解、症状好转以及出现正钙平衡，尿羟脯氨酸排泄减少和骨密度鉴定作为评价疗效的依据"。[4]

"骨质疏松"显然是检测和试验中发现的，据其表现和其他检查诊断为骨质疏松患者，我们临床上所诊断的都是远伤病，也按远伤病进行医治而愈。这里根本就没有对骨骼进行任何干预。倘若"骨质疏松"只是少数个别人，也许我们在临床上很难遇到，可"60–69岁老年妇女骨质疏松发生率高达50%–70%"，老年男性发生率约为30%左右"。而检查为骨质疏松者有的有病症，有的则没有病症，检查没骨质疏松者也有病症。病症与骨质疏松基本不相关。原则性的问题是，骨质疏松如何会有疼痛？

不少老年人容易摔倒而造成骨折，这正是远伤病的一大危害。所以在远伤病未治愈之前，老年人的活动要倍加小心，有时肢体并无明显活动障碍，但突然之间肢体乏力或失去支撑平衡，无论是脚或手都会出现这个现象。老年人容易骨折，主要是远伤病的原因，骨质随年龄的老化是次要的，而与骨质疏松没有直接的联系。骨质疏松者摔倒会骨折，没有骨质疏松者同样的摔到也会骨折，就是青年人也会如此。这与人们在摔倒的时候缺乏应急心理和姿势有关，运动员摔倒骨折的就少，是有心理准备和经过训练的防范动作。而癔病、癫痫患者摔倒也大多时候不会骨折，是因为没有刻意去"保护"，关节处于随和状态。

一中年妇女，经常腿脚无力，时有疼痛，诊断为骨质疏松，服用过几年钙片，并无好转。后揉摩一次，诸症消失。象这样的情况，还应该揉摩至远伤病灶消除，才是治愈。

◇**触动嗳气**

敲击身上任何一个地方就会出现一次嗳气，或嗳气时身上某处出现抽动。经治5例，有两位是母子俩，先是儿子治愈后，又带母亲来治，均是触动和嗳气双向发生。看来此反应有机体神经功能遗传性，主要病因是既有胃病，又有远伤病，一面服用胃

155

药，一边治疗远伤病，很快就痊愈了。还有几位女性，平时并不嗳气，但治疗远伤病的过程中，不住的嗳气。经询问，检查有胃病，平时胃就不好，触动身体某处时也嗳气，只是发生不频繁。可见远伤病与嗳气有一定联系。

有些是不定部位发生的远伤病，所以也放在全身中讨论。

◇白癜风

皮肤表面状态改变有白癜风，白癜风中医称之为"白癜"、"白驳风"，医学上对它的病因尚未明了。皮损外形各异、大小不等、皮肤色素脱失的白色斑片，一般界限清楚，有时边缘有色素沉着带。全身各个部位均可发生，但手背、面、颈等暴露部位发生者为多。

从临床发现，它的病因是远伤，凡白癜风的外形与远伤病的外形完全一致性，包括已经治愈了的白癜风，都可观察到这一现象。而正在出现白癜风病变的部位，将远伤病治愈，白癜风位置的皮肤又恢复正常。但有的白癜风病变时间过长，面积较大，似乎在远伤上有扩展之势，治疗也难改变已经变色了的皮肤。这种扩张，可看成远伤是一个诱因，一旦诱发了白癜风，也向没有远伤处发展。但不是所有的地方均这样，有的长久地只是远伤点上出现，有的白癜风好了远伤病灶仍在。

远伤为白癜风的一个病因，是通过临床观察了解到的。除此之外，是不是还有别的病因，由于临床资料不足，不能肯定。但按照远伤病的病理理论，白癜风是由远伤诱发的，至少主要是远伤的原因。远伤病改变皮肤色素和形态以及改变毛发状态的情况并不少见。白癜风的一个特殊疗法，就是用医用羊肠线在白斑区皮下埋线对小片白癜风有效，也说明白癜风符合远伤病这一特性，即在其位置上制造创伤，可以干扰其病变。

远伤病诱发白癜风，与个人体质有关，所以出现遗传之说。个人体质也是会变化的，有的在一段时间内出现诱发白癜风的条件，但过了这个时期，则不再出现白癜风了。有的则终生都会发生。但大多数有远伤的人并不发生白癜风。

◇麻木

麻木一般在全身都可发生，在四肢尤其在腿部出现的较多。麻木的机理仍然是远伤病的影响。当我们蹲得过久压迫了腿部的血管，站起来后，腿部并没有任何感觉，但很快就出现麻木感，不久麻木感又消失了。这个过程可以看出，麻木不是血液全部滞留。当站起来之初，刚受到压迫的血管和神经，没有任何感觉，因为神经还没有得到血液的供养，神经末稍无感觉。压迫解除之后，毛细血管得到部分血液的供应，但还不是全部正常供应，神经末稍则感受到麻木。当供血达到正常时，麻木消失了。真正直接供给组织血液的是毛细血管，压迫之所以造成组织得不到血液供给，是因为毛细血管得不到血液。而远伤病出现的麻木不是毛细血管得不到血液，而是毛细血管工作受到了干扰。毛细血管的工作容易受到各种干扰，化学、生物物质、外界影响都可以影响它的工作。麻木可能是远伤病的红细胞发生了对毛细血管的干扰，麻木的组织得不到正常的血液供应。这一现象的判断从远伤病的治疗中可以得到验证，只要让病灶消除，麻木也就随着消失。面瘫也说明这一现象，当人的面部遭受凉风吹拂，尤其处于睡眠状态中，不设防的毛细血管则不工作，得不到营养和氧的神经末稍处于瘫痪中，于是面瘫出现了，这个时间过程并不要很长。

麻木时好时坏，不是所有的麻木都一直不解，有的一段时间麻木，一段时间又不麻木了。有的在某种情况下麻木，在另一种情况下则不麻木。与活动和休息有关，身体状态好的时候，多不麻木。

麻木是有较为广泛的远伤病，如手臂麻木，整个手臂都有远伤分布。但具体到一处麻木，如一个指头麻木，这个指头会有远伤。

157

认识治疗远伤病 告别慢性疼痛

但麻木也反映身体状态的不佳，血液循环较差，因为远伤的存在和组织的损伤，局部的血液循环就更差，容易出现麻木感。人为的加强血液循环，往往可以解除麻木。

麻木的治疗也用揉摩方法，身体过于虚弱的患者，应该同时用中药调理。

◇瘙痒

瘙痒，随着远伤的分布，会出现在全身各处，并有其他方面的异常感受，如发热则出现瘙痒和不适，有的由于避免发热而少穿衣服或不穿衣服，久之对着衣反感，一旦穿衣服，则浑身难受。

瘙痒是不是一种专门感受器所感受到的症状，还是痛感受器接受的信号，或是几种感受器复合感受的信号，目前并不明白。但人们一般认为"痛痒同源"，也是出于推测。就是远伤病发现之后，也仍然不能确定，只是知道瘙痒与远伤病有着直接的联系。

治疗可以外洗，内服中药，严重的痛痒，用揉摩治疗，但排除皮肤病的痛痒。

桡神经麻痹，周期性麻痹，还未遇见这种病，不知是否是远伤病，但远伤病所具有的症状仍可揉摩治疗。

一中学男生，一身瘙痒，衣服稍穿多一点，瘙痒更厉害，所以冬天也穿很少的衣，有时还敞开。揉摩一次后瘙痒减轻，揉摩二次后，偶尔发痒，但轻微，时间也短。

◇疾病（包括癌症）疼痛

疾病患者，尤其是疾病晚期患者，身体上大多有不同位置出现疼痛。疼痛有强有弱，疼痛面积有大有小，疼痛处有多有少。出现胸、背、腹痛较多。为何大多数患者有背、胸、腹痛，而又不是所有同种疾病出现同样位置、同样面积、同样多处的疼痛？是因为绝大多数背、胸和腹都有远伤，但也不是所有人在这些部位都有远伤，所以还是有的患者在这些部位不发生疼痛。因为不是由疾病本身发生的疼痛，所以疼痛的发生与同种疾病没有相同之处，不会在同一个地方发生同样的疼痛。

　　其实，在明了远伤病和远伤发生病症的规律之后，对疾病期间出现的疼痛就应该明白，也非常好理解。人身上存在的远伤，在患了疾病之后，它们到哪里去了？远伤病在身体有病时，哪怕是癌症，也不会退避三舍。既然这样，我们怎能忽视这个发生疼痛的远伤病呢。

　　据说，全世界每天有 300–500 万癌症患者遭受癌痛的折磨。在我国，每天遭受癌痛困扰的患者约 100 万。大家认识到，"癌痛给患者带来的痛楚和精神创伤更有甚于死亡。""由于目前医学水平的发展水平尚不足以完全了解癌症的发病机制，因此许多癌症尚缺乏有效的根治办法，尤其对晚期癌症，更显无能为力从而导致许多癌症患者仍在遭受癌症及其并发症的痛苦。"[5]

　　分清癌症与癌痛，就可以对癌痛采取积极的措施而解除它，远伤发生的疼痛是可以控制和消除的。

　　一脑癌患者，手术之后肩臂背痛，给予远伤病治疗后疼痛消失。几年后进入晚期住院，探望时患者说胸部有一处疼痛，揉摩治疗当即没有了疼痛，直到临终再未出现什么地方疼痛。

　　还有一胰腺癌多发性肿瘤患者，女性，40 多岁，一身尽痛，尤其腹部，健康状态极差。告诉她疼痛并非胰腺癌等肿瘤所致，而是疼痛地方的远伤病，给以揉摩治疗，将多处远伤病治愈，疼痛消失了。再继以服中药

　　调理，很快身体状态好起来。后化疗每况愈下，四年后离开也无疼痛。

　　一中学生就因肝部疼痛，才去检查发现肝癌晚期。

　　当即对疼痛地方揉摩治疗，疼痛消失。

　　一位 60 多岁男性肺癌患者，胸背疼痛难忍，背部揉摩治疗后疼痛消失。因身体极度虚弱，胸部难以耐受揉摩时疼痛，不能揉摩，一直疼痛，但用手与药物按摩，还是可以缓解。

认识治疗远伤病 告别慢性疼痛

一尿毒症患者，男，60多岁，头痛非常，曾到多家医院诊治，不能解除。后经多次揉摩，疼痛消除。

还有糖尿病患者四肢疼痛，结核病人胸背疼痛，支气管病人胸背疼痛，都是远伤病的疼痛，可以较易解除。

不要因病而迷惑了方向，不要因什么地方的结论而束缚了思想，应该实际考察，具体诊断。

◇经前期紧张综合征

经前期紧张综合征认为是月经生理引起的一系列不适。实际是生理改变引起的远伤病表现。主要发生在青年女性，月经来潮前1周出现全身不适。有手脚麻木胀痛、头痛、失眠、腰背痛、小腹痛、乳房胀痛，伴随烦躁、抑郁。这些不适带来情绪不稳定，思想不集中等现象。一般说来，发生这类情况的女性，身体相对虚弱。从两方面都可以解决，一是中医调理好身体，当身体已经达到"正气存内"，大多数人的症状会缓解或消失。再就是远伤病的治疗，这比较复杂，因为这类人基本上远伤较为严重，在身体上分布较广。

远伤病有许多神经衰弱的症状，对于这些症状，确定为远伤病后可以进行有目的的揉摩。

◇ 类风湿关节炎

类风湿关节炎是不是由远伤发生和诱发的，好长时间一直不敢肯定。尽管几点是已经肯定了的：诊断为类风湿关节炎而未出现关节变形变态，经揉摩，可以治愈。已经出现关节变形变态，通过揉摩可以解除疼痛，改善功能。但我们有这样的考虑，揉摩治愈的类风湿关节炎，可能本身就是远伤发生的一个病症，是一种误诊；也许有真正属于独立的类风湿，只是没有遇到。因为对类风湿关节炎的病因目前还未完全阐明。类风湿关节炎尚无特异性的临床和实验室指标作为可靠的诊断依据。到了关节变形后，又无法与已经揉摩痊愈的类风湿连接起来。还是不能确定是由一种独立的"类风湿关节炎"或是由远伤病演变而来。不过临床上，关节变形前后的所有类风湿关节炎的部位，毫无例外地存在严重远伤。我们只能从逻辑上推论，从人的生理来看，人的正常健康机体，普遍来说，不受到损伤损害，是不容易发生病理变化的。从原认为的类风湿发病的几个因素来看，都只有或然性，没有必然。只有远伤才与类风湿有着紧密的联系。世界上的事总是事出有因，而且应有必然性，如果说在关节部位存在的严重损伤损害——远伤，不足以让其发生病理变化，这也需要临床排除验证。

如果现代医学对类风湿关节炎的诊断可靠，揉摩治疗的类风湿关节炎，就是真正的类风湿关节炎，可以肯定，类风湿关节炎是严重的远伤发生的远伤病。

不管是远伤病还是独立于远伤病外发生的类风湿关节炎，只要早期治愈了，就不会有出现关节变形变态的类风湿关节炎了。所以，用揉摩来治疗或控制类风湿关节炎或痛风都是可以达到目的的。

一位女性，患病多年，虚弱身瘦，多处关节变形，疼痛难忍。自言与她同时患病者，有的已经过世，她平时尽量少服药。揉摩后疼痛解除，关节功能稍有改善。

一女性，42岁，患病10多年，开始一两年还是治疗，因家境困难，又见别的患者治疗也罔效，就不再治疗。手关节开始出现变形，揉摩后疼痛解除，关节基本恢复正常。她说，自己身上有过损伤100多处。

一41岁女性，手脚腕、膝关节疼痛，开始以风湿病治疗6年，后出现关节变形，又以类风湿治疗4年，均无法控制进展和缓解症状。揉摩后，变形关节处的远伤病灶无以复加。

认识治疗远伤病 告别慢性疼痛

二 头部远伤病的治疗

头痛的范围，医学上一般将其划在"头部上半部自眼眶以上至枕下区之间的疼痛"。实际上头痛与面部和颈部不能截然分开，同一处远伤常跨几个部位。

头部的远伤病包括现代医学命名的血管性头痛、高血压性头痛、偏头痛和不明原因的头痛、晕眩，斑秃。

除此之外，以前还有一些因远伤病出现的其他症状而难弄清病因的一些病症，达20余种。

◇头痛

1、症状

头痛是头部远伤病的主要症状，疼痛有轻有重，疼痛时间有长有短，各种疼痛形式均可出现，有时疼痛还可出现恶心呕吐或伴晕眩现象。额胀闷、胀痛，惧冷或惧热，额痛如裂，发昏；眉棱骨疼痛不安、令人愁眉不展；除了最常见的疼痛之外，头部远伤病还有晕眩，头部特别怕冷，有的夏天还需戴帽子围头巾。有的怕热，冬天也要吹凉风。头重如裹，头皮发麻、抽搐、跳动，或有帖物感，虫爬感，或头晕闷糊涂，脑鸣、脑荡或眼突然视物模糊等多种症状表现。

2、诊断

头部远伤病诊断简易、明了、确切。

可从三个方面进行诊断：

1）、根据远伤病的特征进行诊断。远伤病出现症状时好时发，在身体受到生理或病理影响，或受到气候变化的不利影响，休息不好，劳累，女性经期、产后，感冒生病时，都会发生头部疼痛和头部异常感。这些疼痛或感觉异常的位置固定，虽说一时位置模糊，但患者仔细感受或经常发生仍可指出具体位置，这就可诊断为远伤病。

2）、凡已经诊断为血管性头痛、神经性头痛，高血压性头痛、偏头痛者，均可直接诊断为远伤病。

3）、在疼痛位置用药物揉摩，出现红色变化，即为病灶点。通过揉摩治疗，当即疼痛缓解或消失，就可确诊为远伤病。

排除了远伤病，其他发生疼痛的疾病一般较为少见，需要特殊诊断的范围也小了。有疾病发生头痛一般都具有自己的特异性，不难诊断。如脑占位性疾病中的脑瘤，10万人中不到80人，而且60岁以后其发病率更是明显下降。大多数慢性肿瘤的疼痛较轻，甚至不明显，有的根本就没有疼痛的感觉。脑占位性病变的疼痛性质是持续性胀痛，还可进一步通过影像设备确定。一般说来，大脑会记忆痛觉，但自身没有痛觉受体，脑瘤患者肿瘤挤压视神经看不见，也不会有疼痛。

外伤性头痛，指下列4种情况，头皮裂伤或脑挫伤后形成疤痕刺激，外伤后自主神经功能异常，外伤后因颈肌持续性收宿，外伤后神经不稳定，都是"有明确外伤史"，可以直接诊断。

疼痛只是头部远伤病的一个主要症状，异常感觉有头晕、头重、头蒙、头冷或头热、脑鸣、脑荡、头皮抽动等症状，都是远伤病的不同表现，诊断为远伤病并按远伤病加以治疗，其发生误诊的机率是非常小的。从临床实践来看，还未出现一例误诊。

3、治疗

头部远伤病的治疗并不复杂，但差异比较大，大多数虽经一次治疗后疼痛缓解或消失，但实际一次并未治愈，有的要经过2-3次，有的则要经过更多次的治疗。有的在经过几次揉摩后才感受症状减轻。在不剃光头发的情况下，治疗次数相对多一些。总之要达到消除病灶的目的，才是最终治愈。

治疗方法以喷药后梳摩为主，梳摩方向从上至下，从中向外。出现病灶后，在病灶处反复梳摩，直至病灶充分显现。力度不可过大，与平时保健梳头相同。从外观上观察，梳摩到病灶充分显现，而无病灶位置虽经梳摩皮肤不发生颜色和其他改变。

认识治疗远伤病 告别慢性疼痛

患者可以取坐位，亦可取卧位，以让患者感觉舒适和方便治疗为好。不要让药物进入眼睛，若药物进入眼睛，也不要慌张，一般刺激很快就会消失，也可以用凉水冲洗。如果是剃光头发，则可以用丝绸擦摩，也可用其他如刮痧板，塑料罐口擦摩。

一周后进行下一次揉摩。如第一次治后仍有明显疼痛出现，可随时再治，因为有未经治到的地方，在治疗时并未出现疼痛，而治疗过别的地方后，该位置疼痛出现了，也有可能揉摩未达到使病灶充分显现出来，所以不受一周后揉摩的限制。揉摩过后或者还会出现一般轻微疼痛，是正常现象，因为并未治愈，有待下次再行揉摩。

4、病例

一70岁女性，从20岁结婚后一直严重头痛，2008年揉摩时，伤痕满头。后因头痛好转，可忍受未继续治疗。自言小时候被养母经常用物击打所致。

一男性，52岁，患顽固性头痛，2012年揉摩前，在省医院住院两次，不能工作，连家务也不能做。揉摩6次，正常上班。

5、思考与讨论

以往在人们的心目中认为，日常慢性头痛是常见病、多发病。该病涉面广、跨学科多。通常情况下，"患者头疼，医生头大"。

成年人几乎人人都有过头痛史，而发生明显头痛的，也不在少数，"约1/10的人有过偏头痛"。头痛严重影响人的健康和生活、工作。

有人透露"每年约有半数成年人头痛，其中90%以上属终生头痛。头痛中最多的是偏头痛和紧张型头痛。偏头痛终生患病率为18%，成年人和青少年中偏头痛患病率达到了7.7%；紧张型头痛比偏头痛更为常见，终生患病率约为52%。女性患偏头痛的比例高于男性，青春期的女性更容易头痛"。（2011年10月17

日 北京晚报 头痛要坚持有氧运动）

现代医学一般将头痛归于内科的神经科目中加以诊治，同时在妇科、儿科中，头痛也作为本科的一种疾病在诊治。

认为"偏头痛是由于神经血管功能障碍所引起。单侧或双侧头痛，反复发作，头痛部位多位于颞部、眶部、枕后部，阵发性或持续性，常伴有恶心、呕吐、视力障碍，视幻觉，感觉异常与失语，甚为偏瘫、失明。妊娠期易发偏头痛的原因与植物神经功能和内分泌环境变化有关。"[6]

经行头痛，每逢经期或经行前后出现头痛为主证者，称"经行头痛"，是妇女临床常发多见病，给妇女带来痛苦和麻烦。中医以治疗引发远伤病头痛的身体状况的方法来治病，常取得一定疗效，但辩证不易，常延续较长时间用药，也不一定人人有效。如报道一治例，每临经期，头部疼痛如锥钻刺，几不能忍，规律性发作已数十年，常需经期请假，影响工作，于 1960 年 6 月前来门诊。分三个阶段治疗，第一次治后头痛已缓和，但有乳部发胀，腰竣褪疲等症，第二次治后隔三个月，头痛已愈，三次临经未曾发作，症已大好，乳部作胀，也已日渐减轻，此次经来，仅感头眩腰竣，精力疲乏。前后历时 4 月，但中医从辩证施治能达到这样的效果，说明在不明病因时，辩证施治是可以发挥暂时作用的。

小儿头痛，"在小儿期并不少见，是由于头部的疼痛敏感组织受着疾病影响而发生的，痛感可轻可重，可为暂时性，亦可为持续性，或为反复发作的头痛。"[7] 2012 年 4 月 25 日湖南都市晚间报道，一初中生头痛不能上课，在医院检查不出病来，医生认为与精神紧张因素有关，说明远伤病确为医学盲区。

医学认为，"头痛常为许多疾病的伴随症状，如尿毒症、低血糖状态，真性红细胞增多症、贫血、肝炎、甲状腺功能亢进症等，在这些情况下，头痛的鉴别诊断意义不大。"这是认为头痛只

认识治疗远伤病 告别慢性疼痛

是这些疾病的附带症状，恰恰相反，头痛恰恰是独立的远伤疾病与其他疾病相伴发生，诊断有积极的意义，即使有其他疾病同时发生，也可以先行摆脱头痛的痛楚。还有的干脆用神经官能症来认识头痛，"神经官能症所致的头痛相当普遍。头痛的部位通常并不固定；头痛的性质也多样化，较常见者为重压感、紧箍感、刺痛、麻痛、胀痛等。头痛的轻重常与失眠、工作疲劳、情绪不佳等有密切关系。头痛的病程多数较长，波动性较大，病者往往伴有其他方面的神经官能症症状。"肌收缩性头痛也是认识头痛的一种，"肌收缩性头痛（紧张性头痛）本病是慢性头痛中常见的一种，大多见于青壮年，女性病者为多。头痛是由于头部或颈部肌肉持久收缩以脑继发血管扩张所引起，在紧张、焦虑、烦躁时头痛加重，故也称为紧张性头痛。也有称为精神性头痛、神经性头痛等。肌收缩性头痛的性质是头部重压感。紧箍感或戴紧帽的感觉，也可为痉挛性痛、牵扯痛或胀痛，多为双侧性。头痛往往为持续性，朝夕如是，常使病者坐卧不安。可因多种因素减轻或加重。头痛通常不伴呕吐，但可伴神经官能症症状，如头晕、失眠、记忆力减退、烦躁、易激动等。月经来潮或更年期头痛可加剧；局部热敷、按摩或普鲁卡因封闭等可使疼痛减轻。检查有时发现状况有压痛点或'痛性小结'，其他阳性体征很少。"

"肌收缩性头痛主要应与枕神经痛、枕部及颈部的器质性疾病所致的头痛鉴别。枕神经痛的疼痛部位主要在枕部脑颈部，其疼痛程序与精神因素关系不密切，枕神经出口处有压痛，借此数点而与肌收缩性头痛鉴别。"[8]

将头痛看成疾病本身的症状，或看成某些疾病的表现，"头痛是许多疾病的常见症状，不一定由于中枢神经系统疾病引起。头痛也可为某些疾病的主要表现，如偏头痛、三叉神经痛等，此类头痛有显著的特异性，对提示诊断有重要意义。头痛有时是某些特殊情况的信号，例如，高血压动脉硬化病者突然发生剧烈头痛时，提示脑血管意外可能来临。头痛往往是病者十分关注和引起焦虑的症状。"[9]

由于对头部远伤病的复杂症状不明而理不出头绪，临床上诊断时根据非特异性的个别症状和表现作出不同诊断，实是过于复杂化。"头痛的特点以及与之有关的各种因素，常能对头痛的诊断及鉴别诊断提供线索，可分下列几点讨论之：头痛发生的急慢，头痛的部位，头痛发生的时间与持续时间，头痛的程度，头痛的性质，头痛的伴发症状，头痛的激发、加重和缓解因素。由于头痛的病因如此复杂，对疑难病例除了详细的病史、细致和全面的神经系统检查外，眼科和耳鼻喉科检查也属必要。有关的化验检查也很需要。有指征时，还需作脑电图、脑超声波、放射性同位素脑扫描，及脑造影、脑血管造影、脑室造影等检查，方能明确诊断。"

这样的结果是将同一疾病诊断为不同疾病，并以此作为毫无意义的鉴别。如说，偏头痛、丛集性神经痛与三叉神经痛的鉴别，从"性别及年龄、疼痛部位、发作先兆、疼痛性质、发作时间、发作持续时间、伴随症状、直立位、扳机点、对药物的治疗反应、遗传性"进行分析比较。其他血管性头痛为二，一由于血管舒缩功能障碍所引起的头痛，例如经期头痛、夏季头痛，其病因仍未明确。一类是由于各种原因引起颅内动脉持续扩张所致的血管性头痛，属于症状性。常见的病因有下列数种：1 发热；2 高血压；3 脑供血不足；4 癫痫大发作后；一氧化碳中毒；6 硝酸盐、亚硝酸盐以及其他血管扩张剂的作用；7 低血糖状态；8 异性蛋白反应等。

复杂化还表现在现代医学对头痛疾病的分类，达 45 种之多。有颅内感染性疾病、颅内血管性疾病、颅内占位性疾病、颅脑损伤性疾病、偏头痛及其他血管性头痛、头痛型癫痫、腰椎穿刺后及腰椎麻醉后头痛、颅骨疾病、神经痛、肌收缩性头痛、颞动脉炎、眼原性头痛、耳原性及鼻原性头痛、齿原性头痛、颈部疾病所致的头痛、感染、心血管疾病、中毒、中暑、其他系统的疾病、神经衰弱、癔病等类，几乎包罗了所有的疾病和原因。殊不知，这是远伤病的头痛症状伴随其他所有疾病出现。

在以往的医疗中，头痛被看成是一个十分复杂的病。"国际头痛协会将头痛分为偏头痛，紧张性头痛，丛集性头痛和慢性发作性偏头痛等13类，每类有明确的诊断标准，已在临床上广泛应用。"

"头痛的发病病因很复杂，涉及的疾病又多，因此，在头痛诊断及鉴别诊断中，病史是最重要的，"

"偏头痛的病因不清楚"，"有关偏头痛发病机制尚不清楚"。[10] 新的头痛国际分类为14大类，200余个亚类，真是剪不断理还乱。

中医认为"头痛是一种常见的自觉症状，既可单独出现，亦可并见于多种慢性疾病中，凡临床表现的以头痛为主症者，俱可作为一个独立的病症进行辨治。[11]"

理论上还提出："是以头痛巅疾，下虚上实"，"将头痛分为内伤头痛和外感头痛两大类，根据病因症状不同而有'伤寒头痛'、'湿热头痛'、'偏头痛'、'真头痛'、'气虚头痛'、'血虚头痛'、'厥逆头痛'等。《丹溪心法》还有'痰厥头痛'、'气滞头痛'等记载。分析病因病机时有风邪入脑、瘀阻脑络、肝经风火、肝阳上亢、痰浊上蒙、精血不足等。

在颅脑损伤性疾病讨论中认为，"头痛是颅脑损伤后病者常见症状之一。头痛的轻重与外伤的程度比较一致，但也有外伤较轻而头痛异常剧烈且持续时间较长者。头痛发生的机理比较复杂，可能是外伤后大脑皮层与皮层下相互之间的功能紊乱所致；或者是外伤时脑血液循环发生障碍，或脑脊的冲击，使间脑－垂体功能出现紊乱；也有可能是外伤后引起颅内压力动力学改变等诸种因素促使头痛发生。"且"诊断本病有下列依据：有明确的颅脑损伤病史，上述症状发生在外伤以后"。[12]"脑外伤后三个月内，病者可能仍有一些症状，此属于脑外伤恢复期。三个月后症状仍持续者，始考虑外伤后遗症（或称脑外伤综合征）的诊断。

诊断本病须有下列依据：1、有明确的颅脑外伤病史，上述症状发生在外伤以后；2、临床表现主要是大脑皮层功能减弱的症状，或伴有植物神经功能失调；3、神经检查一般无改变，或仅有轻微的阳性体征；4、除外其他器质性疾病引起的神经衰弱综合征。"

这一诊断应该比较容易发现和认识远伤病，但局限于"颅脑损伤"这一直观和已知条件中，只认识到急性头痛，与认识慢性头痛失之交臂。

首先要搞清这么一个概念：一个好端端的头，为何那么轻易发痛？好像我们的头部生理结构存在缺陷和不足。"原发性"头痛这个"原发性"是反映认识错误。真的头脑神经会有一个自己发痛的疾病，而不需要通过痛觉感受器来感受，也就是说没有任何刺激源也能让神经发痛吗？显然不会是这样，所谓原发性头痛，只是不明病因而已，99%的头痛是远伤病的症状和表现。

《证治准绳》说："医书多分头痛、头风为二门、然一病也，但有新久去留之分耳。... 皆当验其邪所以来而治之。"《证治准绳》前一句是说对了，中医的观察与分析，有时确也出神入化，"一病"，我们到今天才在认识远伤病的基础上知道的。当然，毕竟是不知道病因，后一句还只能是从对引发头痛的方面来治疗，也是难以实现的。所以中医治头痛也极为复杂，仅辩证就有 6-7 证，所用方则众多。一般的观点认为："治疗头痛，必须审证求因，结合整体情况辩证施治，不能采用'头痛医头'的办法。"这种议论恰恰证明是不明头痛最主要病因，而从一般"思辨"中得出来结论。在不明远伤病的情况下，不"头痛医头"而是医治

169

认识治疗远伤病 告别慢性疼痛

诱发头痛的原因，"审证求因，结合整体情况辩证施治"是不失为一种明智选择，但终不如头痛医头，直奔病所来得准确、取效迅速，可以根治为好。

人们认为"可引起头痛的原因是极多的"，这种说法是正确的，也是符合事实的，几乎所有的疾病和体质下降都可以引起头痛。这是说"引起"，如果头部没有远伤，其他疾病都无从引起头痛。感冒可引起头痛，但不是所有感冒都会头痛，也不是所有感冒的人都会在头的同一部位出现疼痛，而同一个人感冒时基本都会在同一个部位出现疼痛，但当你治好了头部的远伤病之后，再发生感冒却引不起头痛了，这样的病例并不少见。体质下降的明显例子是我们常说的经期（前后）头痛和产后头痛。大病重病，也出现头痛。一尿毒症患者，无腰痛，但头痛难耐，在多家省级医院治疗，终不能缓解，后经远伤病揉摩解除了疼痛。除远伤病外，真正发生头痛的疾病非常少见，有的疾病根本就不会自己产生头痛。如即使脑占位性疾病中的脑瘤，除了急性颅内压增高者外，慢性颅内压增高者头痛较轻，甚至不很明显。[13]有的文献把属于部分远伤病头痛归于血管性头痛，分偏头痛，丛集性头痛、紧张性头痛，高血压头痛。高血压也可以引起远伤病头痛，但不能叫高血压性头痛，高血压病本身没有头痛这个必然症状，所以只有一部分高血压患者有头痛，一部分没有头痛，不具有普遍性。高血压症状是一个较为长期存在的病症，在高血压存续期间，身体不可能没有和发生其他病症，这种将所有在高血压患者身上发生的病症，都归于高血压病症，是不合适的，不具有研究价值。有人在研究高血压时归纳了89个症状，并认为"症状出现率在20%以上者的38项。.. 是高血压病的经典临床表现，"[14 这些症状包罗了人的所有不良感觉和病症，却认为是与高血压相关的症状，是没有科学道理的。凡高血压头痛者经远伤病治疗后头痛消失，高血压并没有改变。有的高血压期间头痛，高血压改善后仍然头痛，都说明高血压本身并无头痛症状。"有的病人可有头痛、头晕、头胀、耳鸣、眼花、健忘、注意力不集中、失眠、烦闷、乏力、四肢麻木、心悸等，这些症状部分是高级神经功能失调所致，并非都是高血压直接引起，故其轻重与高血压程度并不一致。[15]"其实，"维持一定高度的动脉血压对保证脑组织的血液供应具有重要意义。"这一认识，应该说不能将所有症状归结于高血压是正确的。

头部的远伤来历，有的还能记忆起一部分，但大多数人并不明了。一名七岁女孩，头痛住院一月不得缓解，回到家仍不能上课。后将疼痛处位置上的远伤治出，疼痛消失，多年未见再痛。治疗时，询问可受过伤，陪她来的奶奶说没有，她自己说在他五岁时，因家中修新房，楼梯还未安栏杆，从七步阶上倒摔下来过。这应算是远伤病产生时间最短的一例，所以，患者还能记起。

◇ 头晕

头部远伤病头昏眩、晕闷症状也不少见，老年人与妇女较多，有别于梅尼埃病，不发生旋转性眩晕。常不易诊断何病，或诊断为某病而施治后仍不解。

1、症状

自觉头昏晕或昏闷、昏沉。昏晕时动作变化则感觉明显，睡眠躺下或起来，均有发晕，有的几次才能起床。发作时有失衡感，似要摔倒。昏闷、昏沉或伴头痛，站坐都感觉发昏、沉闷，不能想事，严重时可引起呕吐，感觉难受，常具恐惧感。有的患者出现走路不稳或朝一旁跑偏现象。

2、诊断

凡出现上述症状，可先作远伤病诊断，因为远伤病诊断不难，且可排除绝大多数可能性疾病。

但有的年龄偏大，治后虽没有昏眩，但走路稳定性差，乏力，要注意其他部位的远伤病的治疗。

认识治疗远伤病 告别慢性疼痛

如昏晕只与眼睛活动有关，是眼周远伤病。

3、治疗

揉摩方法和头痛相同，绝大多数患者经一次揉摩，就能解除头晕。就是如此，也要继续揉摩，直至远伤基本消除。身体体质较差，年龄较大的患者，除了治疗远伤病外，还应给以中药调理身体。

4、治例

一76岁男性，头晕，行走不稳，爱偏向一边走，经多方检查治疗，病因不明，诊断未定，没有控制病情进展。后经远伤病治疗和服用调整体质的中药，不长时间恢复正常，还可以划船在河中捕鱼。

肖姓患者，男74岁，头昏行走恍惚，住院一月，发展更重，坐着也感恍惚昏沉。来诊时由人搀扶并拄手杖，治后则提着手杖独立下楼。

一44岁女性，患头晕14年，各个方面检查未诊断出病，住院治疗也只能缓解一阵，最近则出现起床需要多次努力才能起来，自述头脑一直处于昏沉中，头如锅盖重罩。来治疗时，不敢躺下，怕起来困难、难受。坐着给头揉摩，患者对每一个位置的治疗有即时反应，感到某处轻松，某处昏沉消失，治后让躺下再起来，发现晕处，可指出具体位置。治毕，精神状态大为改善，也没有头晕情况，她说，"多么舒服哇。"

5、思考与讨论

头部的其他症状，如头内异物感、头荡、头鸣等等，无须一一列出讨论，它们都是由远伤发生的症状，都可按远伤病来处理。

头晕常与头晕眩一起并论，其实眩晕症一般只发生在梅尼埃病中。而目前认为的眩晕的疾病有迷路程炎、内耳药物中毒、前庭神经元炎、听神经瘤、心血管疾病、多发性硬化、继发性内淋巴性水肿等。但一般当患者发生头晕，并检查不到这些疾病，或是这些疾病有的治好了，仍然头晕，基本是远伤发生的头晕。

从有关头晕的报道可以看出目前对头晕的医疗状况。"今年11月16日–18日将在上海举行的"中国神经病学论坛"也首次将头晕眩晕论坛作为一个专门的分论坛引入，论坛发起人之一、上海华山医院神经内科董教授希望论坛能够为临床诊断眩晕提供一些实用的操作办法。"可见医学界对头晕十分重视，而头晕的诊治状况确实不容乐观。

"患者头晕，医生也头晕。一个头晕患者看个病，至少要跑三个科室，先是耳鼻喉科，再到骨科，最后是神经科。""现在门诊中头晕的患者非常多，但是往往很难查出病因，患者非常痛苦。""院方也为此犯难，虽然一般大医院的相关科室都收治头晕眩晕患者，但一直以来国内都缺乏一个对于头晕或者眩晕的诊断流程规范，医生和患者都容易一起'犯晕'。即使有的医院专门成立了眩晕中心，但涉及到一些如对颈椎、前庭等器官的检查，患者还是得回到专门的科室去。"（《头晕先看神经科》健康时报 923,20120510/1）头晕的患者为数众多，报道说，"眩晕难倒一亿国人"，实际发生头晕的患者要比治疗头晕的多，有些比较轻微或一过性的患者，没有医治。

头眩晕有多种情况引起，但最主要的是远伤发生的，作为远伤病揉摩可以立即解除头晕，当然还可以解除头部其他许多不适状态，让患者得到非常轻松舒适的感受。排除远伤病后，诊断其他疾病范围也会小得多。

梅尼埃病不属其列。梅尼埃病治疗简单易愈。

梅尼埃病眩晕独特表现是旋转式昏眩，眼不愿睁开。梅尼埃病眩晕的病因是内耳淋巴积水，属于耳病，一般在睡眠中或睡眠后不久发生。最大的特征是感觉异常难受。至于其他症状如耳鸣、站立不稳等症状，远伤病严重时也有所表现。

梅尼埃病眩晕用中药能很快控制和治愈，并可得到根治。如

认识治疗远伤病 告别慢性疼痛

根治后，有的仍然出现晕眩，但无旋转和不能睁眼症状，不是梅尼埃病，再治疗头部远伤病，一般就可解决。

◇ 斑秃

斑秃，又名圆秃，俗称"鬼剃头"，将其归于皮肤病，目前医学上对其发生病因还无定论，自70年代至今，中医对本病在病因病机方面的认识是血瘀。可见中医的观察和分析还是有独到之处。由于不能明白具体病因病机，在治疗中也就有难度。

斑秃有自愈倾向，斑秃有的经过一次治疗后就开始长发，其余的经过2–3次治疗后，头发生长正常。

◇ 眉棱骨痛

眉棱骨上的远伤病，中医叫做眉棱骨痛，又叫眉棱火，表现为疼痛、酸痛，抽动、额头昏闷。有时眼不能睁，昼静夜剧。由于眉棱骨痛几乎全都伴有头和额的远伤病，所以有时眉棱骨痛反被头痛与额痛、昏闷掩盖后症状不明显，实际上眉棱骨上的远伤远比诊断的要多。中医认为诸阳经挟有外邪，郁成风热，上攻于头脑，下注于目，遂从目系过与眉骨相并而痛。如将远伤看成"外邪"，也还是有部分正确。眉棱骨上的远伤有时是一边，有的是一段或一点。用梳摩的方法即可治疗。眉棱骨痛经一次治疗，大多数均不再疼痛，但并未痊愈，应进行再次治疗，直至病灶基本消除。

有的上眼皮下垂盖住眼球，并非全是重症肌无力，揉摩额、眉棱骨及上眼皮，则恢复正常。

三 面部远伤病的治疗

◇脸面远伤病

面部远伤病已经有了病名的有三叉神经痛、面痛、面瘫和面痉挛。实际面部远伤无处不在，且表现极其复杂，疼痛也很特别，误诊的最多，诊断不出病来的并不少见。

1、症状

在这里，我们将临床上遇到面部远伤病患者的一些症状列出。

眼睛胀、刺痛，尤其夜不能安睡，闭眼则如针扎，上眼皮下垂遮住眼睛，朝周边看时转动眼球，则出现昏晕；鼻梁、眉心或鼻周酸胀、疼痛，鼻痛或感觉鼻塞或呼吸异样；面瘫、面各处各种痛，面痉挛，面部不定位置跳动、抽动，如蚁爬、如水流、如火熨、如贴物；耳塞胀感、听力突然下降；咀角流涎、喝水漏水、咀唇不自主强制爵动，牙有异物感，强制用舌顶牙酸胀、强制咬牙；口渴多饮或少饮，口内有口腔溃疡感、烧灼感、脱皮感，舌麻、舌痛感，张口酸痛、或口水极多等。面部皮肤粗糙或多疮痘，面色晦暗不华等。

2、诊断

诊断分三种情况，

1）、已有病名者，如三叉神经痛、面痉挛、面痛、眉棱骨痛等，可以直接诊断为远伤病。

2）、凡出现上述症状者，均可作为远伤病诊断。面部远伤病的表现复杂，但诊断并不困难，概括地说，只要面部出现异常感觉和表现，就可以先行考虑为远伤病，除了远伤病，其他疾病一般都可以见到病变。

3）、在疾患处用药物揉摩，凡皮肤颜色变红或露出伤痕，即是远伤病。

要特别指出的是，对那些在别地已经诊断为其他疾病者，也要重新诊断，因为面部远伤病容易误诊成邻近器官疾病或其他可见生理异常原因。常误诊有神经官能症、鼻病、耳病、牙病和其他疾病者。

检查诊断与治疗只隔一步之遥，接续治疗，病灶充分显现，症状立马缓解或消失。不会造成误诊，治疗也不带来任何副作用。

3、治疗

治疗之前先要告诉患者：治疗后病灶会在皮肤表面显现深浅不一形状各异的红、紫颜色，影响颜面美观，根据病灶轻重不同，需要 3-7 天才能消除。病人明白这一情况并要求揉摩时，才进行揉摩。不过揉摩的病灶消失后皮肤不会上留下任何痕迹，而且皮肤一般会比治疗前有所改善。

面部远伤病的治疗要因不同位置而采用不同的方法，因为面部皮肤一般较为菲薄，尤其眼睑，它是身体中皮肤最薄的地方，又处最敏感的眼球之外。对于眼睑揉摩一般要选择天气不炎热，无其他眼疾的时候。直接用细腻手指肚蘸药轻摩。即使丝绸柔软之物揉摩也可能过伤而使眼睑发肿，所以操作要特别轻柔，宁可多些次数，不要急于一下将病灶显现出来。

对于其他部位，可用专用揉摩梳、罐体口揉摩，药液一般不要直接喷在皮肤上，以防溅入邻近器官。可将药物蘸在揉摩物上。

面部远伤病的治疗，要取得好的效果，必须将病灶充分消除，更要保护好皮肤，治疗中一定要谨守无远伤处的皮肤经过与有病灶位置同样施治后不出现充血发红这一原则。至于采取何种办法，或多种办法灵活运用，要具体情况灵活运用。大多患者除了面部有远伤病之外，相邻部位如头、颈也有。患者要求也可进行揉摩。有的严重而又广泛者，随时可能出现病症，最好教会自我揉摩，让患者自己随时解决。

4、治例

一位 65 岁男性，面部感觉异常患者，从 1968 年开始，面颊处总有水流感觉，治疗不见好转，成了医院常住病人。那时工厂医疗是免费的，也还没有实行奖金，有人怀疑是泡病号。对他不免有些看法和怠慢。后来在面颊处切开以观察到底什么病。后来就有更多的位置出现这样的感觉，但无法控制。就这样在 2010 年来揉摩，远伤病的隐秘并不难揭示，面部和头部的多处严重的病灶一下子就展现在我们眼前。

2011 年一位女性患者，因鼻部疼痛，曾做过一次手术，但并没有解决问题，再准备上京治疗时，有人告诉她到这里治疗。下面是她治愈后的感谢信，可以了解大概：

我的鼻子里面已痛了将近 2 年，实在无法忍受了。于是，我开了一个外诊单准备去北京做个彻底的诊断和治疗。正在这时，我老公告诉我，他的一个朋友也痛了很多年，是一个住长炼南山村的张医师治好的，叫我去试一下看看，我想反正离得很近，抱着试一试的想法就去了。当时张医师用一个刮子沾上药水在我鼻子周围轻轻的刮，把我的鼻子周围弄得红红的，弄完后，我的鼻子里面就没有痛了。我还在和朋友说："那个药水里面可能是有麻醉药，要等几个小时醒了麻醉药才知道"。到了晚上的时候，我的鼻子里面确实没有痛了。于是我就连续治疗了二次，到现在将近一年了都没有痛，我想应该是彻底好了。现在我很高兴地告诉我身边的朋友，这真不是麻醉药啊。是张医师的这种治疗方法太神奇了。

我老公也说："张医师是真的（赞语略），老婆再也不叫痛了"。我真心地感谢张师付，医去了我多年的痛苦。也不用请假去大医院，给我节约了一笔不小的费用啊。

5、思考与讨论

面部远伤病的危害不仅仅是疾病本身带来的痛苦，还有误诊后治疗带来的伤害，有的进行手术，尤其是直接在面部手术、有的拔去牙齿，有的长期服药。

当你见到了历历在目的病灶，当你看到了实效的揉摩，谁还深入皮下破坏机体去治病。我们理解，这些都缘于没有见到病灶，不知其病。实在难以让人相信，这么显露的脸面下竟有如此多的远伤。

鼻腔是面部最前突的地方，对于前面而来的损伤首当其冲，所以远伤病也最多。在五官科里有一个鼻中隔偏曲病，其实鼻中

177

认识治疗远伤病　告别慢性疼痛

隔偏曲不应该算是一个疾病。因为介绍这病时，也承认"鼻中隔完全居中平直很少"，而在生活中我们常见，即使鼻中隔偏曲很厉害的，也没有任何不适反应。而此病的鼻塞、头痛、鼻出血的症状也与鼻中隔关系不大。患者往往因鼻腔部位出现各种异常或疼痛就诊，所见到有鼻中隔偏曲，而其他检查没有发现异常，便以为是所见之因了。

◇ 三叉神经痛 面痛

三叉神经痛与面痛不可绝然分开，事实上，很少有完全只在三叉神经上的疼痛。

三叉神经痛为三叉神经分布区内反复发作的阵发性短暂剧烈疼痛而不伴三叉神经功能破坏的症状，称三叉神经痛，又称痛性抽搐，常于40岁后起病，女性较多。由于疼痛剧烈，人们称为"世界上人类最危险的敌人"，又称"天下第一痛"，可见治愈三叉神经是一个多么重要紧迫的事。

1、症状

面部三叉神经分布区阵发性剧烈疼痛，历时数秒至1-2分钟，，每次疼痛情况相同。疼痛可由口、舌的运动或外来刺激引起，常有一"扳机点"，触之即痛，多在唇、鼻翼、眉及口腔内等处，因怕引起发作，病人常不洗脸，少饮食以致面部污秽，消瘦，严重者身体虚弱，卧床不起。约60%以上患者又有其他位置上的远伤病，疼痛发作时伴有同侧眼或双眼流泪及流口水。偶有面部表情肌出现不能控制的抽搐，称为"痛性抽搐"。有的皮肤发红、发热、约2.7%痛时拌有发凉，偶有剧痒者。半数以上患者于痛时按压或揉搓患部以减轻疼痛，偶有不停咀嚼或咂嘴以减痛者。

疼痛局限于一侧三叉神经一支或多支分布区，以右侧及二、三支区多见，两侧疼痛者少见，多先后患病，同时疼痛者更少，多一侧轻一侧重。

疼痛呈周期性发作，不痛期（几日至几年）渐短，逐渐严重影响进食及休息，以致痛不欲生，自愈者少见。

特点：骤然发作，无任何先兆，多为一侧。发作时，疼痛剧烈如刀割、电击一样，持续数秒至1-2分钟。其他位置的远伤病则常表现面肌抽搐、流泪、流涎、面潮红、结膜充血等症状，常在牙、鼻、下颌发生疼痛时误诊为牙痛、副鼻窦炎，下颌关节炎。

2、诊断

凡发生在脸部的疼痛和其他异常感觉病症，基本是远伤发生的。不管远伤病是在三叉神经位置还是不在三叉神经位置，对于治疗没有分清的必要。但若要诊断是否为三叉神经痛，可根据以上症状判断。至于与牙痛、鼻痛的判断诊断，既可以先检查远伤病，也可以先查牙齿、鼻腔疾病，都不是困难的事。

进一步诊断则用药液轻轻揉摩，出现皮肤发红或直接显露痕迹，可以确诊。

3、治疗

揉摩治疗让三叉神经痛实现了可见性治疗，揭开了三叉神经痛神秘的面纱。药物揉摩治疗三叉神经痛，是目前最理想最安全的方法。治疗过程中，不会给皮肤造成损伤，除了药液，没有任何物体进入皮下，不会让三叉神经受到丝毫损伤。经过治疗的皮肤，前后对比，治疗后有些人还获得明显改善。治疗的另一个特点是治疗时间短，疼痛解除时间快。揉摩时间一般在10-30分钟之内，随着揉摩进展，疼痛随着解除。最可告慰的是可以彻底治愈，既没有依赖性也不会复发。

在三叉神经痛处施治，用梳或丝绸，沾上药液，进行轻柔揉摩，为保护皮肤受损，可加入润滑剂。揉摩直至远伤充分显露，疼痛消失。一般疼痛消失较快，不能以疼痛消失为准，而要以远伤是否显露充分为准。一般要多次治疗，一周后可进行第二次治疗，以此类推。到揉摩面部没有远伤显现，即是治愈。但如果患者出现治后仍然疼痛，不受时间限制，可以随时治疗，很可能是未治疗到的地方发生了疼痛，所以可以马上治疗，以解除痛苦。三叉神经痛的范围较广，如果只治疗已经出现疼痛的部位，要告诉病人，有新的地方发痛，立即就诊。一般应在面部位普遍检查一遍，凡发现远伤痕迹，都要进行治疗，这样才可全面根治三叉神经痛。从临床经验来看，一般三叉神经痛的病人，其头部和脸部都有较为严重的远伤病，也应该将这一可能告之病人，如果病人要求治疗，也应一并进行治疗。有的地方伤得非常重，一般揉摩后再行揉摩，很难发现病灶，患者也只知道大致位置。这种情况可让患者做平时引发疼痛的动作，如嚼食后发痛，指出疼痛具体位置，重点揉摩。

治疗之后，没有要特别注意的地方，可以按正常人生活方式生活，不要有心理负担。治疗后是不会复发的，即使有时还有个别地方发痛，也是未治到的地方，可以再治。

4、临床病例

在远伤发现之前已经治过3位病人，治疗时间在三个月到半年之间，都得到了一定的疗效，有两位在当时是"治愈"了的。首先按照远伤病的推断，这3位病人都不可能治愈，因为以往那种内服中药和外敷等方法的治疗，并不能治疗远伤病。为了证实这一推断，找到了三位患者。一位女性，正在医院做治疗。一位男性患者，有40多年的病史，也定期在医院做治疗。还有一位患者，在服用卡马西平止痛。都证明三叉神经痛确属远伤发生的，以前治疗都只是缓解了疼痛，而不能治愈疾病。这三位患者后来都要求揉摩治疗，有的治愈，有的得到了控制。

有一位女士患病才3个多月，在一大医院准备手术，她看到手术前签字的项目中有危险，感到"不保险"，放弃了手术治疗。回来后得到有揉摩治疗的讯息，马上赶来。发生疼痛面积也不大，经治，疼痛很快消失了，通过3次治疗，基本见不到病灶，至今未再发生过疼痛，已经 4 年了。

一位男性患者，做过微血管减压手术，好了一段时间，出现疼痛后又想去做，告之危险大，不能再做了，改成做射频，好了 2 个月。后来才作远伤病治疗，揉摩时病灶显现处则疼痛消失，但未揉摩过的地方一天后也疼痛，又给予揉摩。这样反复多次揉摩，远伤才逐步减少。实际上面部头部凡有远伤的地方，都出现不同程度的疼痛，也都要进行清除，但这往往需要一段时间。

一位男性患者右侧三叉神经痛多年，多方治疗，也经过伽玛刀治疗，终不能解除疼痛，揉摩之后疼痛基本解除，但又常在新的位置出现疼痛，对新的疼痛位置揉摩解除，进行了许多次。后听人介绍说是多年前被人用拳头打击过，所以头和面部都有比较严重的远伤。

5、思考与讨论

医学上对三叉神经痛的病因基本不明，也无有效的治疗方法。我国的发病率约 0.01%（有说是 52.2/10 万人口），这样，我国大约有十多万患者，后者之说则有 60 多万。

现代医学目前是这样看待和处理三叉神经痛的，首先在临床上把三叉神经痛分为原发性和继发性两种。并且"原发性三叉神经痛尚未能发现病因"，从远伤病分析，三叉神经痛并不是原发性疾病，而是远伤之后的继发性疾病。到底有没有原发性三叉神经痛，即三叉神经本身发生病变，到目前为止还未发现。人类的三叉神经是大致相同的，如果本身发生疾病，总会在位置上、程度上有相同的表现，实际上没有任何两个人发生的位置段有相同或基本相同。正是这种外界不经意造成的远伤，才具有这种完全不相同的不确定性和随机性，这种伤害有造成伤害的外物大小、形状、软硬差异，受力形式、方向和力度大小的不同，还有受损时年龄大小、位置的不同。

而现代医学常将继发性三叉神经痛发生归于"继发于局部

认识治疗远伤病 告别慢性疼痛

感染、外伤、三叉神经所通过的骨孔狭窄、肿瘤、血管畸形、血液循环障碍等"。"就其发病学说而言，有诸如病毒感染学说、病灶学说、缺血学说、颈神经学说、遗传学说、变态反应学说等等"，把三叉神经痛看成是一个十分复杂的疾病，即使那些情况确实存在，也会为数极少或罕见。西医认为，三叉神经痛是神经外科常见病之一，三叉神经痛也是国际公认的疑难杂症之一。各种治疗效果均不太理想。

三叉神经痛并不是三叉神经本身有了疾病，三叉神经是正常的。所以三叉神经痛的具体位置和症状几乎少有相同的。当人的感受器受到远伤病的刺激时，及时准确地发出痛的信号，面部神经正是接受这种信息的存在，可能是因为面部的安全至为重要的原因之一，才出现这么强烈的疼痛，实际是面部并非只有三叉神经处。

长期以来，治疗三叉神经痛采用服药（包括麻醉药）、敷药、药物注射、穴位注射、射频、测角穿刺、药物埋藏、颅内显微血管减压术、伽玛刀三叉神经周围支封闭、半月神经节阻滞、周围神经撕脱、半月神经节球囊压迫等等方法。按实际意义讲，这都只能叫做治人，治神经。只是由于我们对引发三叉神经痛的东西没有认识，只有无可奈何地制止神经，让三叉神经处于不正常的一种病态状况，而不能感觉到侵害或不能正常地发出信号。而三叉神经并不止感受疼痛这个功能，还有许多其他功能。这就比较难治，因为人们并不可将三叉神经切除，又要让神经不接受和发出痛的感受，所以才创造这么多治疗方法，但有的只是利用了创伤干扰特征。

伽玛刀问世30多年来，已成为立体定向放射外科领域最重要的手段。伽玛刀镇痛的原理就是将伽玛射线聚焦于预选的与疼痛有关的脑部神经核团或痛觉传导通路上，一次大剂量照射毁损痛觉的传导通路、阻断痛觉的传导而达到镇痛的效果。

在治疗三叉神经痛的宣传里，常见到"治愈"这个词。象三叉神经痛，这种既不知"病因"，也不可能针对"病"的治疗，是不能叫治愈的，因为实际确实没有治好引起三叉神经痛的远伤病。这种治病神经的方法，有时掌握不好，有的部位感觉功能全部失去。人们也注意到，"三叉神经痛能治，但是难根治"。

远伤病的揉摩治疗改变了这种状况，不但清楚三叉神经痛的病因，而且找到了解决病因，清除病理物，消除病灶的揉摩方法。将以前的治疗目标与方向调过来，不治三叉神经而清理刺激三叉神经致痛的病理物。这就要容易得多，在治疗中除了要保护好不让机体受损之外，治病时则无须投鼠忌器，没有治三叉神经有个度的问题，可尽量彻底地将病理物清除。它的效果也容易达到，病去机体自安，这时，才有真正意义上的治愈。

远伤病认识之后，三叉神经痛不再是一个难题了，揉摩可以安全、简单、快速地消除疼痛。但也有损伤非常严重者，需要较长时间多次反复揉摩。

◇面瘫与面肌痉挛

面神经麻痹是因为面部皮肤存在远伤病,受到外界干扰后(主要是风拂)，微血管一时没有工作，未给面神经提供血液而缺少营养和氧，致使神经功能的缺失。是中医的表虚症，与表实症的防卫过度形成对比。及时使用桂枝汤加减可以有效。可见远伤的受损的毛细血管，抗外界干扰能力差。用揉摩治疗可发现远伤。

不自主痉挛性抽动，一部分由面神经麻痹后出现，一部分是远伤直接发生的。在眼轮匝肌和口角部肌发生较多。肉毒素注射可以使抽搐停止，实际是让神经麻痹而发生不了。

面瘫和面痉挛都可用揉摩治愈。

一60多岁男姓右脸面瘫患者，中西医的所有可应用方法都用上，医治近半年无进展。右脸脸面发硬，嘴不能全合拢，吃饭时要用手把口内右侧边的食物抠出。因下眼皮下落，眼球外露，也同时在眼科治疗，但无效。揉摩一次后，第二次来揉摩时自说，揉摩后脸部软了，嘴可以闭合鼓漱，下眼皮下落减少。通过反复多次揉摩，一月之久恢复正常。患者说，十七年前骑自行车从高处摔下，当时右眼球弹出，自己用手放进的。揉摩时，眼周与右半面，均布满严重远伤。

慢性鼻窦炎中的不同程度头痛、头晕，实际是远伤病的疼痛，不必待慢性鼻炎痊愈，可以先行解除疼痛。

有时上眼睑下垂的现象也是出于远伤病，可在额或眼周揉摩远伤病，一般在当时就可以恢复正常。

四 颈部远伤病的治疗

颈部的远伤病，医学上给了病名的有颈椎病、颈动脉炎、颈肌筋膜炎（落枕）和神经官能症（梅核气）。

颈部的任何位置都可能存在远伤。

◇颈椎病

1、症状

颈部处于经常活动状态中，症状一般出现酸胀、疼痛和活动受阻。但具体位置的不同，其症状也稍有不同。颈椎部位，则有颈椎疼痛、强直，头部活动受限，转头、低头和仰头有疼痛和不适感，疲劳以致不能坚持正常工作，常认为是操作电脑或做其他事情久了而疲劳或酸胀、疼痛。常涉及其他部位不适，枕部感觉障碍或皮肤麻木，肩部疼痛或背部酸痛，说明这些部位也有远伤病。

昏晕是颈椎部与头部远伤病病人的常见症状，但以头部远伤病为多。病人头部旋转与颈部的旋转、伸展而改变体位诱发昏晕，医学上多叫位置性眩晕，表现为感觉昏晕或行走不稳或斜向一方。

颈项部疼痛、僵硬、强直感、活动受限，头部常偏向一侧，抬头、低头困难、旋转困难。颈部肌痉挛不多见。上肢肩部、手臂、背部的麻木、疼痛、运动和感觉障碍、痛觉过敏、有触电感，手指麻木或蚁行感、手部无力、沉重感、持物不稳、震颤麻痹等症状、上肢肌萎缩、肩周活动受限，均为其部位本身的远伤病，与颈椎的远伤病无直接联系。下肢症状：下肢可出现放射性痛、冷、麻、凉、热或窜痛、无力、不能站立、不能行走、不能下蹲，活动后加重，休息后减轻，或休息后刚起来加重，少有活动后好转，再活动后又加重。与天气变化有关，遇冷加重，遇热减轻，或与冷热关系不明显等。重则肌萎缩、跛行、功能下降，也是其部位本身的远伤病，与颈椎远伤病无直接联系。失眠主要是受颈椎远伤病的酸胀疼痛和不适影响，而失眼受头部远伤病的影响最多。

2、诊断

凡颈部发生不可见病症，根据症状表现一般可作颈椎病诊断，结合远伤病的鉴别方法，如能证实存在远伤，即可诊断为远伤病。施治见到远伤病病灶和症状当即减轻或消失，则诊断正确。治疗不能缓解则作进一步检查。

3、治疗

颈部远伤病的治疗，一定要按照远伤病的揉摩治疗方法来加以治疗，不可过重过猛，力度更轻。使用罐体滑动揉摩时，罐体倾斜一般不超过30度，多使用弯口罐直立滑动，也可以用弯口罐以走罐形式揉摩，要记住，只是用走罐形式，决不可吸吮过多，只要稍带负压即可。揉动要轻而稳，来回次数要以患者耐受和远伤显现为参考，最多不超过10次。咽喉部要采用梳子倾斜60度到80度，顺梳齿而运动。

颈部治疗过程中，会有其他邻近部位感觉异常，或本来颈椎出现病症的同时就有其他部位不适，也应该对其他不适部位施治。最多相邻部位为肩，其次为背、头部，有的本来就是同一处远伤连接到这些部位。治疗颈椎时也需要同时治疗这些部位，否则不能全面解除颈椎的不适。

远伤充分显现出来之后，仍需要让患者活动颈部，凡有感觉不适的地方，按照患者的指点，进行治疗，直到整个颈部活动自如并无不适感。结束之前可对整个颈部适度按摩，按摩主要是缓解骨骼肌的紧张，但一般治疗过后颈椎会自然感到轻松。

注意在颈动脉窦处的揉摩，时间不可过长，一般连续不超过5秒，最好用负压平揉。按摩颈动脉窦可使心房扑动者的心率成倍下降，还可使室上心动过速立即转为窦性心律。为避免发生低血压、以及停搏等意外，最好使患者地平卧位心电图监测下进行。

4、治例

一中年男性，陪同一女士揉摩头痛，同人谈话时身子跟着头一起转，问何因，说是颈椎病。问为何不治，说是6年了，到处治过，各种方法都用过，都没有作用，所以不治了。告诉他可以揉摩治好，患者还不相信。揉摩过后，让转动脖子，没有了妨碍。

5、思考与讨论

目前国内较为普遍的对颈椎病定义为，颈椎椎间盘组织退行性改变及其继发病理改变累及其周围组织结构（神经根、脊髓、椎动脉、交感神经等），出现相应的临床表现。

也有人将颈椎病定义为颈椎间盘退变本身及继发性改变刺激或压迫邻近组织引起各种症状和体征。

还有一种广义的颈椎病，认为外伤骨折和肿瘤也归于颈椎病。实际我们讨论的颈椎病为不可见病因，不包括骨折、肿瘤。

而且我们讨论的颈椎病既不包括"累及其周围组织结构"，也不包括"刺激或压迫邻近组织"，而是难以见到病理组织改变的远伤病，据 Jackson 在《The Cervical Syndrome》一书中统计了8000例颈椎病患者，其中高达90%的病例与外伤有关。（临床软组织损伤学 209）能统计到这么多人知道自己有过外伤非常不易，或许这些有外伤的颈椎患者，是些受过外伤后不久来求医者。从这个统计数据作者得出"与外伤有关"的认识，这其中也应不乏远伤病者。（软学208　颈椎病）

颈椎位置远伤最多，出现症状的远伤病实际要比已经存在的远伤少得多。轻微的远伤病大多数人并不作治疗，因为大家了解，目前并没有太多有效的方法，很多人选择了保健按摩。

目前认为"颈椎病是一种颈椎退行性疾病，由于长期从事低头工作，使椎间盘发生退变，导致关节囊和韧带松弛，椎骨间滑移活动增大，影响了脊柱的稳定性，久之产生骨赘增生，韧带钙化，直接和间接地刺激或压迫神经根、椎动脉、交感神经、脊髓而使颈椎病发作。外伤和局部等常为本病的诱发因素。"[16] 并将颈椎病细分为神经根型颈椎病、脊髓型颈椎病、椎动脉型颈椎病、交感型颈椎病。[17] 但这些分型的颈椎病各种症状，无一不是远伤病的症状，如神经根型有颈项疼痛，向上可牵掣枕部及其后脑，向下牵掣到肩背脑向上肢放射，肌力减弱，手指麻木，持物无力，"此型为各型中发病率最高，最常见了。约占颈椎病的60％左右，多在30岁以上发病，男多于女，有些病人有外伤或长期从事伏案工作和睡眠姿势不当的病史。外伤或劳累后可诱发急性发作。寒冷的季节也易发病。起病缓慢，反复发作。主要体征是颈部活动受限，颈、肩部疼痛。上颈椎病变以颈椎疼痛，向枕部放射，并枕部感觉障碍或皮肤麻木。下颈椎病变颈部疼痛并可向前臂放射，手指呈神经根性分布的麻木及疼痛。患侧上肢力量减弱，甚则有手中握物失落现象。症状多数单侧，也可为双侧。有些病例伴头痛，头晕，视物模糊，耳鸣等症状。

颈部活动受限或僵直。棘突、棘突旁或沿肩胛骨内缘有压痛点。颈椎正位X线片除钩椎关节显示退行性变外，所见不多，侧位自重可显示有颈椎曲度改变，生理前凸减小、消失或呈反张。病变椎间隙狭窄，椎体缘骨质增生，轻度滑脱或后纵韧带和项韧

认识治疗远伤病　告别慢性疼痛

带钙化。斜位片可示钩椎关节骨刺突向椎间孔及椎间孔变窄等现象。具有上述改变者，不一定有临床症状。因此，单凭 X 线征象，不能作为诊断本病的依据。[18]

还有一方面没有说出的是，具有颈椎病各种症状者，不一定有颈椎在影像上的任何改变。从这两方面说明，目前分析的颈椎病因，只是一种不获疾病支持的假说。所以医学上承认颈椎病的病因，"原因不完全清楚。"目前的治疗分两种，非手术治疗和手术治疗。非手术治疗有颈椎牵引，颈托和颈围、理疗，推拿按摩，局部封闭、药物对症状治疗，状况功能锻炼、自我保健。这里没有哪一种方法可以解决"膨出"，"变窄"、"钙化及骨化"、"退行性改变"的。而手术治疗也只是以"缓解压迫症状"。

医家认为："无根本预防方法。"

其实，颈椎病病因的认识并不是出于真正的可经验证的发现，也并不是得到临床和治疗的实践支持。很显然，颈椎病如若真是颈椎的骨骼及关节出现实质性病变，而且是膨出，椎间隙变窄、椎间盘钙化及骨化，它能与症状无关吗？可以时好时坏吗，我们目前的治疗手段可以解决吗？按设想进行手术治疗后又达不到预想的效果吗？颈椎病的病因一直处于见其一点，推测一事之中。远伤病则不同，它的病因与疾病一致性表现在以下几方面：症状轻重与病灶轻重一致，病位与病灶处于相同位置，治愈与病灶消失同步，病理表现与解剖生理完全相符。

至于人们如何将颈椎病看成是颈椎骨骼、关节的疾病，在远伤病的特征一章中已经阐明，不再赘述。

　　附：颈部韧带骨化

颈部韧带骨化与颈部不能稍加转动时间长短并无关系，重要的是胸锁乳突肌是否硬化。曾治一十年颈部不能旋转者，发现胸锁乳突肌仍然柔软，给予远伤病治疗后，当即就可以活动了。

内科学介绍"骨化性肌炎"说是"骨质沉积于肌肉、结缔组织所引起的肌肉硬化，局限性与外伤有关"。

由此可以判定，颈椎骨化也是远伤所造成，至少与损伤有关，在出现骨化前的症状也反映出远伤病的病症，所以积极治愈远伤病，是避免颈椎骨化的重要途径。一旦颈部韧带骨化，不能通过揉摩方法治愈。

神经性皮炎发生在颈部较多，亦有发生在其他部位者。初起皮肤以瘙痒症状出现，随后皮肤有聚集倾向的扁平丘疹，干燥紧实，皮色正常或淡褐色，表面磨亮。时间过长丘疹融合，可增大，皮肤厚实，成为苔藓样皮损。从数例神经性皮炎愈后观察发现，发生处都有远伤。如早期出现瘙痒，皮损不严重时，及时治愈其部位的远伤，神经性皮炎也即告愈。但对已经变性的皮炎，则难发挥作用。对于身体其他部位上的神经性皮炎，是不是也与颈部是同一原因，目前还没有从临床中得到证实。主要是这些神经性皮炎时日过长，使皮肤发生了改变，难以观察到远伤病的病灶，又很少有愈后皮肤恢复正常可供观察者。虽说按理论可以这么认定，但最后的发言权还是要在临床结论而不在理论。

◇咽异感症（梅核气）

1、症状

以痰黏着感、蚁行感、灼热感、梗阻感 如梅核梗阻，咽之不下，咯之不出的咽喉异物感为主要症状，时发时止为主要表现，但不影响进食。

此病既无全身病变，更无前驱症状。惟觉喉头有异物感，无疼痛，往往在工作紧张时或睡着后或专心做事时可以完全消失，闲暇无事或情志不畅时异物感明显，当吞咽口涎或空咽时更觉明显吐之不出，咽之不下，而进食时，则毫无梗阻感觉。很多病人恐惧是喉癌或食道癌而致思想负担沉重。借助现代仪器局部检查及 X 线吞钡检查并未发现器质性病变。常伴有精神抑郁，心烦疑虑，胸胁胀满，纳呆，困倦，消瘦等。

认识治疗远伤病 告别慢性疼痛

2、诊断

排除实质性病变，凡有上述症状者，为咽喉部的远伤病，检查可发现病灶。

3、治疗

治疗用远伤病的揉摩治疗方法治疗，可以见到患处的病灶，让病灶充分显现，治毕顿感轻松畅快。一般经 2-3 次治疗即可痊愈。但也有个别严重者，经揉摩还不能彻底治愈，但症状减轻或范围缩小。用肉毒素局部微量注射是否有效，有待试验。

4、思考与讨论

此症除了诊为异感症外，还被常诊断为咽喉炎。慢性咽喉炎是个比较普遍的疾病，每每发现异感症时均伴有慢性咽喉炎，多数人认为是慢性咽喉炎引起精神负担而有咽异物感。治愈慢性咽喉炎又非常困难，以致长期难愈。但异感症不是咽喉炎的症状，而是远伤病的症状。至于"借助现代仪器局部检查及 X 线吞钡检查并未发现器质性病变"，是因为这些手段都无法检测到远伤。

有人认为咽异物感症"可分为器质性因素与非器质性因素 2 类"。"器质性因素如局部病变，如咽炎、扁桃体炎、喉炎、异物滞留、咽喉部肿瘤等；邻近部位疾病，如鼻部炎症的分泌物下流刺激、咽肌痉挛、食管痉挛、食管与喷门肿瘤、茎突过长、颈椎骨质增生、反流性食管炎及胃病等；全身性疾病如贫血，均可引起咽喉部异物感"。"非器质因素如咽神经官能症、癔症、恐癌症、焦虑症、精神分裂症等，多见于更年期妇女，中医所谓梅核气大多指此类疾病所致的咽异感症"。"本病成因多与精神因素有关，怒伤肝，思伤脾，肝郁则乘脾，脾运不健，生湿聚痰，痰气郁结于胸膈之上，故自觉咽中不适如有物梗阻，咯之不出，咽之不下。治疗当以理气，化痰，渗湿为主"[19] 咽异感症是远伤病的一个独特的

症状，其他疾病所出现的症状并不具备，只要治愈咽喉部位

的远伤病，这个异感症状就会消失，不关其他疾病的事。

◇落枕

落枕是睡眠中受凉或同一姿势过长，致使本来存在的远伤病出现了颈部疼痛和活动受限。

轻者在起床做适当的颈部运动后，症状逐渐消失；重者颈痛越来越严重，出现头晕、头痛、颈肩背痛、手臂麻痛，甚至心悸、胸闷等不适症状，医学称之为颈肌筋膜炎，且分为急性和慢性。

医学认为急性颈肌筋膜炎常常是颈椎病的诱因，也可以是颈椎病的结果，是颈部组织劳损的原因之一。

落枕既不是"颈椎病的诱因"，也不是"颈椎病的结果"，而一般不会因落枕造成颈部软组织损伤，落枕是本来存在的远伤出现了病症。

所谓慢性"颈肌筋膜炎"是远伤病出现症状之后失治，或治疗不正确，未能及时治愈远伤病而迁延时久。

不管"急性"、"慢性"，它们都是远伤的存在，不是新造成的损伤，可以放心按远伤病治疗。采取揉摩治疗后，多施按摩，都可以治愈。"急性"者更快，一次即可消除症状，但若要根治，仍要进行几次揉摩，直至病灶消除。涉及到其他部位不适，即是其他部位远伤所为。

五 肩臂部远伤病的治疗

中医根据症状表现为"肩痛"、"肩不举"，是指肩关节及其周围的肌肉筋骨疼痛和肩关节功能活动障碍，上肢不能抬举的症状。现代医学则称为肩周炎，认为是由于肩关节周围软组织病变引起肩关节疼痛和活动功能障碍。

还有目前被认为的肩部滑囊炎、肩胛肋骨综合征、肩胛上神经卡压综合征等。

手臂则有肱骨外上髁炎，肘部滑囊炎综合征，桡骨综合征，

认识治疗远伤病 告别慢性疼痛

施前圆肌综合征，肘部尺管综合征，骨间前神经卡压综合征等。是否存在这些独特的疾病，还不清楚。但整个手臂每个位置都有远伤病的存在，是临床所常见的，被诊为上述病者也发现是远伤病，也是临床肯定的。当你见到从肩到手臂到手治疗后显露在皮肤上的累累伤痕，你必然会想到，这如何没有疼痛和功能障碍，这些病名如何包含得了。

◇肩周炎

肩周炎又称冻结肩、粘连性肩炎、五十肩等，一般认为是由于肩关节周围软组织病变引起肩关节疼痛和活动功能障碍。好发于50岁左右，男女都有。其特征是肩部疼痛和肩关节活动障碍逐渐加剧，经数月甚至更长时间，疼痛逐渐消退，功能慢慢恢复，有"自愈"假象。

1、症状

主要症状是逐渐加重的肩部疼痛及肩关节活动障碍。常因天气变化及劳累而诱发，以后逐渐发展为持续性疼痛，并逐渐加重。肩部受到牵拉时，可引起剧烈疼痛。疼痛一般位于肩外侧，有时可有肘、手及肩胛区疼痛，但无感觉障碍。夜间疼痛加重，影响睡眠，不敢患侧卧位。持续疼痛可引起肌肉痉挛与肌肉萎缩。肩前、后方、肩峰下、三角肌止点处有压痛，而以肱二头肌长头腱部压痛最为明显。当上臂外展、外旋、后伸时疼痛加剧、早期肩关节活动仅对内外旋有轻度影响，晚期上臂处于内旋位，多个方向活动均受限，但以外展、内旋受限明显，前后方向的活动一般是存在的。

2、诊断

一般检查可无明显异常，肩关节造影或有肩关节囊收缩，关节囊下部皱褶消失等改变，但不是肩周炎的特异征象。凡肩部出现疼痛和活动障碍，无论轻重，都可确诊为远伤病。进一步可用药物喷洒于肩部，用手擦拭，凡泛红之处即为远伤。

3、治疗

肩部远伤病有的位置跨度大，与多组织联系，一般损伤严重，病灶沉重，揉摩须细致。可连续治疗，初次治后，疼痛缓解或消失，功能大有改进，并不是长久的，过一天或两三天，又会有地方出现病症，可在患者指点下给予治疗。手臂活动到位，功能全部正常，往往比疼痛消失慢。有时还需要患者作功能锻炼，否则时间会长一些。

揉摩时不可压力过大，以免伤及皮肤，因为皮下组织厚薄不一，容易与骨骼关节产生过重挤压。对于沉重的病灶，可用拍法。肩周炎很少只有肩部的远伤病，一般都与颈、背、臂远伤相连，也要对这些部位进行治疗。所谓痊愈了的肩周炎，如有条件，也可进行揉摩，其病位上的病灶不会有什么变化，也可能过一定时间又再出现症状。

一般一周后进行下次揉摩，如在一周内出现较重的疼痛，不必等到一周，可随时针对疼痛位置揉摩。

肩部远伤病的治疗次数较其他部位要多。当然，轻微的可能一次就好。

4、思考与讨论

一般认为"冻结肩病因至今不清"，而"多数无外伤史，少数仅有微轻外伤"。这一认识让真正病因得以错过，给治疗带错了方向。所以治疗一般用局部封闭，理疗，手法松解（全麻下手法松解）和手术治疗（关节镜下松解），完全避开了病因病灶，造成治疗困难。

还有肩部滑囊炎、肩胛肋骨综合征、肩胛上神经卡压综合征，其症状大同小异："隐性发展，开始时肩胛区不适感、疲劳感、出现肩后酸胀痛，之后可放射到颈部、肩的前、外侧，甚至牵涉到胸壁、前臂、三角肌止点及手部。除疼痛外，患者主诉麻木，常反复发作。"

认识治疗远伤病 告别慢性疼痛

"本病多见于 40~50 岁患者，年轻患者常有劳动或运动损伤史，中老年患者则以轻微损伤或累积性损伤居多。疼痛、运动受限和局部压痛是肩峰下滑囊炎的主要症状，疼痛为逐渐加重、夜间痛较著，运动时疼痛加重，尤其在外展和外旋时，疼痛一般位于肩前上方深部、涉及三角肌的止痛点部位，亦可向肩胛部、颈部和手等处放射痛。"

"患者常有周围区弥散的纯痛，位于肩后外侧部，可向颈后及臂部放射，夜间或劳累后疼痛加重。肩外展、外旋无力，进行性病例可有冈上肌肉萎缩，常有创伤或劳损史，有创伤或劳损的患者肩部以锐痛为主，肩部活动时可加重，疼痛为持续性，无明显的肌萎缩，抬臂困难或患侧手不能达到对侧肩部。"

这些描述的各种症状对于分辨何种病名，无实际意义，它们仍然为同一疾病，所谓牵涉或放射到别处的症状，实际是别处同样存在远伤病。"劳动或运动损伤史"、"创伤或劳损史"的了解，说明已经掌握了发生病症的原因，但仍未达到肯定病因认识。这一切主要是观察不到皮下的远伤病病灶。当任何一位医生和患者观察到病位上的伤痕形态时，恐怕难免不发出"原来如此"的惊异。当你了解和认识远伤病之后，就十分清楚了。

◇ 肱骨内、外上髁炎

肘部一处，就有肱骨外上髁炎，肘部滑囊炎综合征，桡骨综合征，施前圆肌综合征，肘部尺管综合征，骨间前神经卡压综合征。它们共同的症状都是疼痛，只是出现具体位置不同而已。肘关节外侧疼痛，鹰嘴部肿胀、疼痛，肘外及前臂近端伸肌群疼痛，前臂近端掌侧疼痛，尺侧一个半指的掌、背侧感觉异常，尺神经压痛，前臂近端掌侧疼痛，

我们见到的都是手臂上的远伤病，或许确有此因此病的存在，只是为数极少，或少见或罕见而未见到，不敢肯定。那么，我们只要治好了肘部的远伤病，肘部的疾病就已经基本解决。至于真

有那些少见、罕见的病，筛除远伤病后也不难发现。

1、症状

肱骨内上髁炎是内上髁处及周围的远伤病。

临床表现是肱骨上髁部酸痛，尤以作内屈用力明显，用力稍久即感无力，如以下部位有远伤病，也会出现无力，包括手指。在肱骨内上髁部周围，凡有远伤的地方均有压痛，压痛轻重不一致，未出现临床表现时，一般较轻，且与远伤的严重程度无直接关系。但一旦有了临床表现，压痛分明，与远伤的严重程度呈相关。

肱骨外上髁炎是外上髁处及周围的远伤病。

临床表现，肱骨外上髁周围与肱桡关节周围疼痛，由于远伤的范围不同，有时只有一点疼痛或无力，有时以无力为主，肘部使不上劲。有时以疼痛为主，劳累或受凉后加重，休息后则会减轻。如果周围和相邻部位同时存在远伤病，则会出现多个部位和位置上的疼痛，人们以为是牵扯痛。还有出现皮肤松弛者。

2、诊断

根据以上临床表现，即可诊断。观察诊断可用揉摩方法，揉摩可诊断远伤的位置和范围。

3、治疗

取肘部放松位，或治疗外部时取收紧态势，而治内部时取伸直态势。常用拍揉结合，远伤病灶显现明显，症状立即缓解或消失。让患者活动手臂，特别注意肘部的活动到位，并让提取或端起重物，如发现仍有痛处或不得力处，在这些点处再治，不限于肘部，有时在整个手臂都会发现异常。

4、思考与讨论

现代医学是这样介绍的：肱骨外上髁炎又名网球肘，多见于网球运动员而得名，还可见于乒乓球、羽毛球等运动员及部分体力劳动者。该病好发于 40–50 岁男性，是由于肱骨外上髁伸肌总

195

认识治疗远伤病 告别慢性疼痛

腱的慢性劳损及牵扯引起的。网球和乒乓球运动员在"反拍"、"下旋"回击急球时，球的冲力作用于腕伸肌或被动牵扯该肌致伤。病理改变以肱骨外上髁周围组织退变为主，其肌腱起点部可因损伤出现纤维断裂、镜下骨折、腱变性、血管增生、继发起点处骨质增生或腱的钙化骨化、腱周围表现的筋膜粘连血管增生，腱下的疏松结缔组织也有损伤性炎症和粘连。大多数患者有桡侧腕短伸肌病理改变、部分有指伸肌筋膜前缘病理改变，肱骨外上髁骨赘形成、桡侧腕短伸肌腱部分断裂。

治疗状况是这样的：在保守治疗 3-9 个月内应避免能引起患部疼痛的动作，如 9 个月内经上述保守治疗无效，则应考虑手术治疗。术后石膏托外固定 2 周开始功能锻炼，4-6 周可允许做一定力量活动，并逐渐加大锻炼强度，但高强度的活动应避免，直至正常力量下无疼痛症状常 需 4-6 个月。

临床上的情况是这样的："组织病理改变情况与预后无必然联系，手术疗效与是否发现肱骨上髁的病灶无关"。[21]

肱骨外上髁炎用网球肘相称，会出现一种诱导性认识错误，所谓"反拍"、"下旋"回击急球时，球的冲力作用于腕伸肌或被动牵扯该肌致伤。病理改变以肱骨外上髁周围组织退变为主"的说法是不正确的。肱骨外上髁炎与网球、乒乓球无关，很多患者从来没有接触过这些球类，而许多两类球类运动员，并没有肱骨外上髁炎。

还有肱骨内上髁炎，俗称"学习肘"、"棒球肘"，同样是如上述情况，与学习、打棒球无联系。

我们知道，软组织损伤是外界挤压的结果，这些正常的运动，不会造成软组织损伤。有时本来存在软组织损伤，可能由于用力过猛或不当而带发出现临床表现，并不是运动本身造成内上髁炎或外上髁炎。

还有人认为"顽固性网球肘的病理和其他顽固性腱病一样，

不是肌腱坏死，而是正常的腕总神经肌腱变性。变性是指肌腱内的胶原崩解，肌腱细胞减少，充血的炎性细胞浸润使局部结构发生变化，可以逆转"。[22] 具体的情况我们确实无从知晓，至于"变性"，肯定是没有出现，因为顽固性网球肘治疗结束，用力就可恢复到正常功能，这么短的时间改变了变性，我们自己也不会相信。

其他的说法，也仍然停留在设想和推测中，不反映疾病的实质。所以出现治疗困难和"组织病理改变情况与预后无必然联系，手术疗效与是否发现肱骨上髁的病灶无关"的背离现象。这就是为何治疗出现这么复杂和持久的原因。其实不管是内上髁炎还是外上髁炎，治疗都不难，疼痛的消失和功能的恢复一般都可以在治疗当时解决，治后也无需太多的禁忌，可以做力所能及的事。

下列疾病未以验证，但在治疗手臂部位远伤病时，下列症状表现均出现过。下面将这些疾病的症状表现列出，以供参考。

桡管综合征

介绍的主要症状为肘外及前臂近端伸肌群疼痛，在劳累后疼痛加重，即使休息时亦疼痛，甚至出现夜间疼痛加重。症状可为突发性，亦可逐渐开始。疼痛可向近、远端放射。

旋前圆肌综合征

据介绍症状为患者前臂近端掌侧疼痛，前臂旋前和屈腕使疼痛加重。

肘部尺管综合征
腕管综合征

介绍临床表现是病人主诉桡侧个手指麻木、疼痛，以中指显著，夜间或清晨较明显。疼痛有时放射至肘部、肩部，易被错认为颈肩痛。

这些疾病和还有诊断为其他病名者，均可作远伤病排查，若不是远伤病时，再作其他疾病诊治并不为晚。这样做至少可以减

认识治疗远伤病 告别慢性疼痛

少复杂的诊断和误诊。

六　胸腹部远伤病的治疗

胸腹部远伤病表现最为隐蔽、复杂，基本都被作为内部器官疾病和其他疾病来加以诊断和治疗，所以独立的病名不多，中医的心悸、胸痹、奔豚可以说是对胸腹部远伤病的命名。现代医学则有肋软骨炎，算是远伤病方面的专门名称。

胸腹部的远伤病症状多异，大多感觉在心在胃，有时一处病症让人无法安生。几乎所有的内脏器官疾病时出现疼痛都被看成是内脏器官疾病本身所致。只要在各个器官就近发生病症，一般都是尽力查找内脏器官疾病，检查不到疾病时，则认为是神经官能症、精神涣或无病。一旦检查到有器官或组织有所变化，不管生理的还是病理的，疾病是轻的还是重的，就认定了病症是这些器官或组织，常常误诊或过治，而对远伤病则完全不知不问。

胸腹部远伤病多被诊断为心脏病，肺病、肝病、胃病、肾病、结石、胆囊炎、结肠炎、乳腺病，附件炎、痛经等。

◇　胸部远伤病

凡是胸部发生症状者，基本都以为是心脏病，因为心脏病明确诊断比较复杂。中医有"胸痹"的病症，指胸部闷痛，短气、喘息不得卧为主的一种疾病。轻者仅感胸闷如窒，呼吸欠畅，重者则有胸痛，严重者心痛彻背，背痛彻心。这里不但把胸部各种疾病包括在内，也把背部远伤病包括在内。但中医还是将胸痹的病位归于心，"邪在心，则病心痛"，不过其中也有真正心脏病者。

1、症状

王清任在血府逐瘀汤所治症目中，胸痛、胸不任物、胸任重物、瞀闷、急躁、心跳心忙等，就是胸部远伤病的病症表现。还有胸紧如束，胸部皮肤跳动，如湿物贴感，如火灼热感，乳痛胀，乳不受束，穿内衣或戴乳罩均感难受憋气。有的平时一阵非常难受，有的在深夜蹩醒，有世界末日之感。总之，胸部以感受性异常为主，多种多样。

2、诊断

排除心脏病，凡出现上述症状或异常感觉，均可以考虑远伤病，进一步用揉摩方法检查，出现红晕或伤痕，可以确定为远伤病。

3、治疗

用梳与刮痧梳及罐体进行揉摩，由于胸部疼痛敏感，操作要轻，最好顺着骨骼方向，一般要加润滑剂。

4、思考与讨论

胸部的远伤病较为普遍，除了有远伤病的特征和症状之外，它还影响到呼吸系统，所以有"短气，喘息不得卧"的现象。我们知道，肺呼吸的动力是靠扩缩胸廓运动而产生的，肺本身不能主动地扩张和缩小，它的呼吸运动就是肋间肌和膈等呼吸肌群的收缩和扩张，使胸廓扩大和缩小，故呼吸运动才是肺通气的动力。当胸部有远伤病时，肌的活动就会受到影响，胸廓扩缩无力，所以呼吸微弱。

在我们的治疗中，大多数被诊为冠心病等心脏病，经揉摩治疗之后，这些症状随之消失。

有人撰文，反映了胸部远伤病在目前的诊治中的状况：

在内科门诊，不少患者都会说胸闷、胸痛反复发作，严重影响正常工作和生活，但做过多次心电图、心脏彩超，甚至冠状动脉造影，尚未发现异常。既然已经没有冠心病，为何胸闷、胸痛会反复发作？是这些患者"无病呻吟"，还是另有心脏隐情？

目前认为，心脏微血管病变可能是潜伏的不明原因元凶。

1976 年，一些外国学者将这类有胸闷、胸痛等症状，但冠脉造影正常的病理称为"心脏 X 综合征"，后来，美国学者 Richard 提出了微血管性心绞痛的概念。"

199

认识治疗远伤病 告别慢性疼痛

传统的药物治疗患者每天要吃很多药，如改善心肌缺血的硝酸脂类药物，但是胸闷、胸痛还会反复发作。目前，我们治疗"心脏 X 综合征"采用静脉输入山莨碱和营养心肌的方法，据统计，有近九成患者胸闷、胸痛明显缓解。

不认识疾病之源，纠结在心脏和血管上，虽说病名不同，也还是不能解决根本问题。美国同样缺少对胸部远伤病的认识，有一个资料说，美国对诊断为冠心病患者在死后进行解剖，发现 75％—80％没有心脏病。

胸部的远伤病会出现胸闷和呼吸困难的感觉，当出现呼吸困难要考虑这一因素。

◇乳部疼痛

常将乳房部位远伤病的疼痛或胀痛说成乳腺病。

1、症状

女性有或没有乳腺小叶增生、乳腺纤维瘤的乳部疼痛，临床表现为周期性乳房疼痛，多发生于月经前期。偶为持续性疼痛者，亦在月经前期加重。

2、诊断

凡在乳房或胸部出现疼痛和异常感受，均可考虑远伤病，检查进一步发确定。

3、治疗

在病位揉摩，很快就会发现远伤病灶。治疗根据轻重程度，可用擦、梳和其他揉摩法。暂还没有症状的地方最好也要检查，发现远伤也一并治疗，以免日后再出现病症。

4、思考与讨论

有人撰文说，"很多被戴上"乳腺增生"帽子的人，并不是真的有乳腺病。""30 岁左右的女性很多人有周期性的乳房胀痛，乳房触痛，月经来临前最明显，月经过后减轻或消失。乳房摸起来有结节感，结节压痛，但结节是软的，主要在乳房外上区域。这是乳房随生理周期的正常表现，不是疾病。"

这种说法有一半是对的，疼痛并不是乳腺病的表现，有的本来就没有乳腺病，但随着生理变化发生疼痛或胀痛不适，都是远伤病的表现。说"不是疾病"也是不正确的，这种疼痛和症状，并非生理正常表现，而是远伤病所为，远伤病本来就是疾病。如果在乳房部位没有远伤，月经这种生理变化时乳房也是不会疼痛的。乳房和胸部除了所明显感觉到的病症之外，还存在一种隐性的不可言状的不适，只是因为长时间存在，感觉不出来。几多经揉摩的妇女，都有如释重负的感觉。有的说，我还是做姑娘时有过这么舒服。

◇ **肋软骨炎**

疼痛为主，偶有其他病症。

诊断治疗如同胸部。

思考与讨论

第一种认识

胸胁疼痛，有的以为"常见于慢性肝炎和慢性胆囊炎 ... 又可见于带状疱诊后遗症，胸壁挫伤，非化脓性软骨炎以及各种原因引起的肋间神经痛等"。

这是将远伤病与其他器官和疾病混在一起的认识，常造成误诊和过治。

第二种认识

也有认为是"胸壁挫伤，当有明显的外伤史，即胸部受到撞击或强力挤压，造成胸壁软组织损伤，主要表现为胸胁部局部的肿胀、瘀斑、疼痛。如果没有及时治疗，或治疗不彻底，则可能在挫伤部位经常发作疼痛"。

这是正确的认识，但认识不全面，且为自己设置了认识障碍"当有明确外伤史"。软组织损伤后，一般经历过长久的隐蔽期，绝大部分"外伤史"则早已遗忘，就是还记得的，也不会还考虑到已经远离我们的软组织损伤。这实际只对迁延未愈的宿伤取到诊断作用。

第三种认识，是对于给了病名的疾病认识，基本接触到远伤病的边缘，但没有进入远伤病的认识。"肋软骨炎是一种良性、非化脓性疾病。其病因迄今未明。一般认为与损伤有关，而与感染的关系较少。损伤的方式不仅有直接外伤，也可能因剧烈咳嗽、胸部异常应力而导致此病的发生。"

"肋软骨炎的治疗主要是非手术综合治疗。如理疗（包括热疗、光疗、蜡疗等），肋间神经封闭，氢化可的松局部封闭，适当使用水杨酸类、保泰松等止痛药，针刺，拔火罐等。"[20]

这里讲到"一般认为与损伤有关"，但还是"病因迄今未明"。其实今人对远伤病也不是没一点觉察，只是没有像古人在《经脉篇》中那样专门的研究。对一种说法，没有思考、没有讨论、更没有深入研究下去，没有想到去证实。对远伤病的认识，往往是第一步都没有迈出。从治疗方法可以看出，没有考虑从所说的病因出发的方法，而只是从临床了解的可以暂时缓解和止痛的一些方法。

◇腹部远伤病

上腹部的远伤病，基本都在作为胃病和肝胆病治疗。因为大多数人的胃检查时或轻或重都会有些病灶，所以远伤病的疼痛成了胃病的一个组成部分。肝胆有疾患者比在其部位有远伤病的数量要少得多，在其部位出现疼痛，检查有病时则认为是肝胆病的疼痛，检查没有病时则认为神经痛或查不出病。

1、症状

在胃部疼痛，这是最主要的，有的并不是正好在胃部，一般只要发生在上腹部都认为是胃痛。还有上腹部特别怕凉，胃胀，有的稍进食一点就胀的难受，不敢多

吃，有的稍饿就难受，有的出现不可言状的胃难受，胃嗳气

则身体某处抽动，或触动身体某处则嗳气，或胃部火辣感，或抽动跳动。

2、诊断

凡胃部出现慢性疼痛基本可考虑为远伤病，其他异常感觉与胃病严重程度不相应时，亦可考虑为远伤病，但不排除胃的实质性疾病。

3、治疗

用药物喷洒患处，用丝绸或罐体揉摩，见远伤病灶充分显现，即可。如不能揉摩出，则采用 25mm 罐稍带负压揉摩，直至病灶充分显现。

4、治例

一位男孩，从 8 岁开始治疗胃痛，检查没有发现胃有多大毛病，但还是一直服药，2005 年找到这里时，已经 18 岁，其时我还未掌握胃痛是远伤病，试试看是不是胃的部位有远伤痛。通过揉摩，发现了病灶，当时患者感到轻松，经过三次揉摩治疗，疼痛解除了。临床上这样的胃病患者很普遍，我们都是将胃病和远伤病这两个病剥离开来分别治疗，胃痛首先得到解除。

一位女士，1990 年起胃饿嘈杂难受，尤其是下半夜。各个医院治了个遍，中西药都用过。但一直未愈。直到发现远伤之后，通知她再来诊治，才发现是远伤病，到这个时候才揉摩治愈，并回忆起曾经是如何受过的伤。

5、思考与讨论

胃痛成了胃病的代名词，《中医研究》2009 第 22 卷 9 期的《胃脘痛证量化诊断的 logistic 回归分析》认为"胃脘痛是消化科最常见的疾病，具有较高的发病率，而慢性胃炎是引起胃脘痛的主要原因，约占接受胃镜检查患者的 80%－90%"。

在胃部体表的远伤病，它的一些症状出现时，人们都会感觉是胃病的症状。如胃痛胃胀，尤其是胃痛，80% 是因为胃痛而来

认识治疗远伤病 告别慢性疼痛

治疗胃病的，有的已经治疗过好长时间，胃不见好，疼痛也不见解除。

◇奔豚

古病名，见《灵枢》、《难经》、《金匮要略》等，认为是五积之一，属肾之积。《金匮要略》称之为"奔豚气"。豚，即小猪。奔豚一由于肾脏寒气上冲，一由于肝脏气火上逆，临床特点为发作性下腹气上冲胸，直达咽喉，腹部绞痛，胸闷气急，头昏目眩，心悸易凉，烦躁不安，发作过后如常，有的夹杂寒热往来或吐呕症状。因其发作时胸腹如有小豚奔闯，故名。从证候表现看，类于胃肠神经官能症，而出现肠道积气和蠕动亢进或痉挛状态。

临床以自觉气从少腹上冲胸咽为主要症状特征。发作时，常伴见腹痛、胸闷气急、心悸、惊恐、烦躁不安，甚则抽搐、厥逆，或少腹有水气上冲至心下，或兼有乍寒乍热等。

奔豚是最具奇怪表现的远伤病。奔豚，必须是在咽喉部和腹部、胸部这几个部位同时存在远伤，才可出现这一症状。一般中间奔豚所感觉的路径上基本有连续连接的远伤。

此病临床所见不多，但见过多例这几个部位同时存在远伤者，并未出现奔豚症状。

病例

长沙一女性，自生育小孩后起病，8年时间，遍治无效。2010年9月4日，按远伤病治疗，腹部与锁骨、咽喉处均显远伤病灶，并有贯通上下的病灶。治疗一次，至今未再出现病症。北京一女性，发作时，自胸到咽喉气冲顶喉，感如气绝，又有梅核气症状。颈部60%为远伤病灶，胸腹至颈连续有远伤病灶。

◇肝部疼痛

肝部远伤病的疼痛，钝痛、胀痛或刺痛，常被怀疑有肝病。有肝病者则诊为肝的病变发生的疼痛，有的患肝硬化或肝癌者，就是因为肝部疼痛才检查发现的。

对肝胆部位的远伤病，同样治疗。乙肝、丙肝患者，肝硬化、肝癌，在其部位出现的疼痛均为远伤病。凡有患者出现这种情况时，我们首先考虑远伤病，无一误诊。发生肝部疼痛的乙肝患者，都有一种忧郁感和恐惧感。有的本来经治过不少年月，有的肝功能一直不正常，有的已经早期肝硬化，本来非常忧虑，一见出现疼痛更是紧张。乙肝不是难治疾病，中药可以在较短时间让肝功能恢复正常，也可以在一定时间内让病毒转阴。

治疗乙肝要改变目前对乙肝的一些偏识：认为慢性乙肝是"预后不良"，是不可能治愈的疾病。

有一高中快毕业女生，肝癌来诊。问为何早未发现肝病。患者家长说，是母体带来的乙肝，每年检查都为小三阳，被告之"没事"，这次是因为肝痛才全面检查。这显然是错误认识，疏忽了平时的治疗。大小三阳不说明肝的功能好坏。告诉他们，肝的疼痛是肝外皮肤疼痛。当时给以揉摩，远伤清楚，疼痛消失。患者说，是多少年前坐别人摩托车摔的。

正确认识乙肝与乙肝有关的一些问题，可以采取正确的治疗措施，也会增强患者治愈乙肝的信心。中医的正确治疗，可以控制乙肝的病变，即使肝硬化早期，也还是可以让肝功能恢复正常。病毒转阴，大多数人可以达到。

胆囊炎和结石的存在，是腹部远伤病伴随出现症状的时候，也常将疼痛诊断为胆囊炎与结石。有的几年或几十年作为慢性胆囊炎或结石治疗。

有一患者，从 91 年开始，"无明显诱因出现右上腹阵发性疼痛，诊断胆囊结石、胆总管结石，予胆囊切除，胆道探查。术后仍感右上腹疼痛，再次胆道探查，胆肠内引流术"，至今"再发并加重"住院，"医院拟完善相关检查及准备后行手术治疗，但病人强烈要求出院"。是因为病人因多次医治经济负担过重才没

认识治疗远伤病 告别慢性疼痛

有进行手术，医嘱"待病人无明显症状时来我院做手术。"（以上引号内为病历语）21 年间共做过 5 次手术，通过多家医院诊治。没有发现这个上腹部疼痛（实际上还包括下腹部疼痛）的远伤病。经揉摩治疗，病灶严重，疼痛消失，至今未出现疼痛，身体也长好。

◇**痛经**

下腹部的远伤病并不少见，一般以结肠炎、前列腺病、盆腔炎、附件炎诊治。

女性小腹部的远伤病，常伴月经这个生理改变时出现症状。

1、**症状**

痛经是指月经周期伴有痉挛性腹痛的症状。妇女在月经前后或经期出现下腹部疼痛，或伴腰骶部疼痛及其他症状，严重者可出现呕吐、面色苍白、手足厥冷等。

2、**诊断**

月经前后或期间出现小腹痛，或腰骶部、外阴、大腿内侧为痛，或身体其他部位出现疼痛病症，或伴有面色苍白、恶心、呕吐、头晕、乏力，严重者有的发生虚脱。

3、**治疗**

远伤病揉摩方法治疗，即可解除疼痛，对于其他部位出现的病症，亦可同时用揉摩方法治疗。

但一般经期时发生疼痛，可以待月经过后再治疗，先服中药丸，可以缓解或止痛，大多数服药后可以保持较长时间不痛的"治愈"情况。

4、**病例**

一 42 岁妇女，小腹部经常疼痛，有时重有时轻，但平时一般都有隐痛，已经作为盆腔炎诊治 8 年，时好时坏。按远伤病治疗，病灶和疼痛位置完全一致，治后 3 年多未再出现过疼痛。

多例治疗发现远伤病的存在常因患慢性胰腺炎而发生疼痛，

疼痛常以为是胰腺炎的主要症状而忽视单独治疗。当左上腹或后背发生疼痛时，可将这些部位的远伤病揉摩，疼痛会消失。

腹部的远伤病，常有急腹症的疼痛感觉，在脐周围，在上下腹部，疼痛难忍。一般在饮食不正常或受寒后发生。排除急腹症后可揉摩解除疼痛，或先用强腰散外敷止痛。

5、思考与讨论

人们一般认为，痛经可分成原发性与继发性，"原发性痛经是月经时腹痛不伴有盆腔病理情况。"继发性痛经则认为妇科疾病引起。在原发性痛经中，分析病因有 6 种，子宫颈管狭窄、子宫发育不良、子宫位置异常、精神神经因素、遗传因素、内分泌因素。

痛经只是小腹部的远伤在生理改变时出现的病症。除此之外，还有经前期紧张综合征，"特别是头痛，可持续 1–3 天，使妇女感到难受"。妊娠合并症中偏头痛，认为"偏头痛是由于神经血管功能障碍所引起。单侧或双侧头痛，反复发作，头痛部位多位于颞部、眶部、枕后部，阵发性或持续性，常伴有恶心、呕吐、视力障碍，视幻觉，感觉异常与失语，甚为偏瘫、失明。认为妊娠期易发偏头痛的原因与植物神经功能和内分泌环境变化有关。"

远伤病虽没有牵扯痛、放射痛，但确有在生理改变和病理变化的器官、组织附近发生病症的现象。如胃病出现胃部及附近远伤病的疼痛，肺部疾病出现胸背部远伤病的疼痛。有时手术也有这种现象，如乳房切除后同侧手臂肿胀。这里有一个问题值得观察和探索，所见乳腺癌一侧手臂都有严重远伤。不过手臂肿胀可能还有手术中的原因。

远伤病也不是仅仅受附近部位影响。如月经则有 50% 妇女伴有一种或几种全身症状，60% 有下背痛，89% 有面色苍白、恶心、呕吐，40% 有头晕，85% 有乏力，有个别严重者发生虚脱。

认识治疗远伤病 告别慢性疼痛

有时检查到宫颈毛病，如有小腹部疼痛者，则以为是宫颈病。目前在一些地方宫颈糜烂这一疾病的数量，明显地被扩大了，了解这一点，就会有不少女性免遭治疗带来的不良后果与痛苦。

小腹处疼痛一般易被诊断为前列腺疾病和膀胱疾病。一般的尿频尿急，夜尿多，并不就是前列腺病和膀胱病，那些症状只要摸准病因，并不难治。有时感到会阴部火辣、刺痛、热胀等不适，或小便后又要小便，有的干脆就长久地呆在厕所。但夜间或小便后时间过长反而无事。或小便后疼痛，有的形容就同生孩子样痛，用药或对膀胱、前列腺手术也无效，男女都有发生，发病率并不低，一般是由远伤发生的，揉摩后可见到具体位置上的远伤，病症也会解除。

七 腰部远伤病的治疗

腰部远伤病一般以认为的病因相称，如急性腰扭伤、慢性腰肌劳损、腰椎间盘脱出症、腰椎椎管狭窄症。"腰背肌筋膜炎"这个病名，是最近才出现的。

◇急性腰扭伤

急性腰扭伤，俗称闪腰岔气，是在活动中需要腰部用力时突然发生的疼痛和无力，是腰部的远伤在用力过程中被引发疼痛，并非即时出现了受伤，更不是与外物直接接触挤压发生了损伤。

1、症状

劳动和某种姿势下突发腰部剧痛，严重者不能翻身和下床。疼痛为待续性，活动时加重，休息后也不能完全消除。咳嗽、腹部用力疼痛都会加重。腰部僵硬，腰前突功能障碍，可有脊柱侧弯和骶棘肌痉挛。腰肌各方向活动均有明显障碍。在感到扭伤的部位有压痛。在其他位置也可能有压痛或固定疼痛。

扭伤初期一般无下肢痛，有些有较轻微的下肢或其他部位疼痛，但时间稍长，则会有其他部位的疼痛。

2、诊断

凡因活动中腰部突然疼痛和活动障碍，即是急性腰扭伤。可能有臀部和下肢疼痛，局部肿胀，肌肉痉挛。一般是腰部活动不便，俯仰转侧困难，甚至不能起床，咳嗽、深呼吸时疼痛加重。

CT和X线检查多无异常，如检测异常，多不作扭伤因素考虑。

这里要提醒的是，急性腰扭伤不同急性软组织损伤，并没有造成毛细血管破裂而出血。

3、治疗

明白急性腰扭伤不是急性软组织损伤，即可马上进行治疗，不必等待。

因为仍为远伤病，使用远伤病揉摩方法，先用手掌沾药液揉摩患处，以缓解紧张状态，然后按治疗腰背处方法治疗，远伤病病灶明显出现后即可。

但不排除个别患者经治疗后，又会出现多处疼痛，即多处远伤病发生病症，则要进行腰部甚至背部的全面远伤病治疗。

一般的急性腰扭伤经治疗，会当时恢复正常，可以作腰部屈伸运动，也可以继续工作，但最好暂不要负重。

4、治例

一中年男性，工作时腰扭伤，在家躺二天，仍不能起床。揉摩后让起来活动，腰侧部还有疼痛，揉摩腰侧部，没有发现疼痛了。患者问要休息几天，告诉他无须休息，可以继续工作，逐上班去了。

5、思考与讨论

急性腰扭伤是认为"扭伤"，腰肌在不能用力的情况下，没有任何神经或意识可以让腰肌强行收缩而去发力，腰肌也不可能执行超过自己能量的力。与脚的扭伤不是一回事，急性腰扭伤时并不是腰部承受了很大的力。那么，是什么原因在力还不够大的

209

认识治疗远伤病 告别慢性疼痛

情况下，腰肌就"伤"着了。我们肢体活动时，是大脑内的神经发出冲动传给运动神经元来产生相应的活动。在整个参与活动的肢体中只是某一位置出现了疼痛而用不上力，这不是"扭"伤，有时也没有不顺当的扭的姿态。是因为在这一位置上存在着远伤，远伤在执行指令的过程中，受到自身的干扰而出现了"伤"的感觉，并不能用上力，解除这个干扰，就能马上恢复到正常状态。远伤比较严重者，也只需要二次治疗，即一周时间就可恢复常态。这种"扭伤"现象并不只是在腰部发生，有时也发生在其他有远伤的位置，只是没有腰部发生这么频繁和严重。

而一般认为这种"急性腰痛多为腰部软组织损伤，一般并不严重，适当休息2-3周即可缓解，90%可于6周内痊愈且不留后遗症。即使像腰椎间盘突出，约60%也可于6周内缓解"。由于不明是引发的远伤病，采取的措施不当，过于被动，解除疼痛的时间过长，重要的是并没有消除腰部疾病。

◇**慢性腰痛**

慢性腰痛，又称慢性腰肌劳损。这是人们最常认为的腰痛原因。由于腰部的疼痛，常常影响腰部的正常活动，又被人称为功能性腰痛。它也是腰部的远伤病。

1、症状

一般在腰部或是腰骶部发生疼痛或酸胀，活动受限，时重时轻。病症在劳累后或某种固定姿势下加重，一般都与天气变化有关。有时病症一时消失，或经用用药或其他治疗，好转一段时间。但不能痊愈，可以反复出现病症。

2、诊断

腰部经常出现酸痛或胀痛，休息时轻，劳累后或固定姿势稍久则加重。

轻微活动一般无障碍现象，活动大时，则有障碍出现。在某种姿势下感到舒适，有的患者以不正常姿势站立或行走，有的上身前倾，时间一长，一些老人上身与地平行，给活动带来很多麻烦。

在腰部或周围出现感觉异常，酸胀、疼痛、行动障碍时，均可诊断为腰部远伤病。

3、治疗

治疗达到远伤病病灶显现明显后，让患者以各种姿势活动，出现疼痛或障碍时，再加强揉摩疼痛或障碍处，大多因未治到位置，有时也因治疗不够，治疗过后仍有疼痛或行动不能恢复正常。上身完全弯下来的患者，一般在背部同样有较重的远伤，要对背部和腰部同时进行揉摩，揉摩结束之前，让患者直立并活动，凡有感觉异常之处，还要再行揉摩。对这类患者，在治疗期间，每天还要进行按摩，用手掌在腰背着力擦摩，以患者感到舒适、活动无碍为度。揉摩治疗仍在五至七天后再次进行，直至患者不再在外部干预下完全恢复身体正常姿态和活动正常为止。慢性腰痛用揉摩方法，在消除的情况下，都可治愈。如远伤病灶消失，但有时还会发生腰痛，可再次揉摩或用强腰散外敷。对于作过其他有损治疗的患者，治疗难度要大一些，次数要多一些。

4、病例

一60岁女性患者腰痛多年，走路不能直起腰，外出劳动时要背上放些重物的篮子，才能走路稳些。揉摩一次，感觉很舒服，可以直起腰，但时间不长腰痛又需要款腰才能缓解。经过几次揉摩，恢复了正常。

5、思考与讨论

认为是"平时不足以致伤的微弱的机械性刺激，由于长期反复累积性作用于身体某一恒定部位而致该部位软组织损伤或急性软组织损伤未及时治愈、漏治、误治而引起的损伤称为慢性软组织损伤，临床上有时称之为劳损"。实际上，慢性腰痛，均是认为已经痊愈多年的软组织损伤，而"不足以致伤的微弱的机械性

认识治疗远伤病 告别慢性疼痛

刺激"并不能产生远伤。

目前医学是这么看待和治疗慢性腰肌劳损的：

1 主要表现为腰背部弥漫性钝痛，尤以两侧腰肌及髂嵴上方更为明显。腰部疼痛、发凉、皮肤麻木、肌肉痉挛和运动障碍。

2 晨起痛，日间轻，傍晚复重，长时间不活动或过度活动均可诱发疼痛，病程长，且因劳累及气候性变化而发作。

3 查体时患部有明显的局限性压痛点，触摸此点可引起疼痛和放射。

4 用普鲁卡因痛点注射后疼痛消失。

5 X 线检查无异常。实验室检查抗"O"或血沉正常或稍高。

6 磁共振检查，腰背部皮下可见条片状长 T1 长 T2 信号，边界较清，为渗出的液体信号。

目前医学认为，腰痛是临床常见的一个症状，可由多种原因引起，大多数影响到下肢，故称为腰腿痛。历代医家认为：腰者肾之府，肾气不足则命门火衰，腰脊不举。肝主筋，肾主骨，肾虚则水不涵木致肝虚，肝虚无以养筋，筋脉拘急，不能动摇，故腰痛作矣。祖国医学从病因学归纳，将腰痛分为风湿、肾虚、外伤三类。

这些分析有一定道理，至少外伤是正确的，只是不知道没有"明确外伤史"的外伤。风湿和肾虚也是外界条件和内部条件改变，引发腰痛。但腰部远伤不严重者，即使内外条件改变，也还是不发生疼痛。有不少尿毒症患者，也不一定有腰痛。

除此之外，还有腰椎后小关节紊乱，第三腰椎横突综合征，腰椎管狭窄症，是否为远伤病，未一一加以证实，但如诊断为上述疾病，用远伤病可以治愈者，则无须考虑其名称。

◇**腰椎间盘突出症**

腰椎间盘突出症，实际是把慢性腰痛又有腰椎间盘变化者，列为一种疾病。我们看看腰椎间盘突出症临床表现，主诉先发生腰痛，后逐渐向臀部及下肢放射，疼痛多为单侧，症状时重时轻，咳嗽、喷嚏、行走着力、弯腰时症状加重，休息后可缓解。反复发作。弯腰活动受限。疼痛部位感觉过敏或迟钝。肌力减退，病程长者下肢肌肉萎缩。

对于腰椎间盘突出，我国学者确实花费了不少心血去研究，以为腰椎的变化是腰痛的原因，也是目前治疗腰腿痛的一种认识和依据。

曾经认为"尝试手法治疗而取得较好的效果，认为作用有两方面："一是通过手法挤压，迫使髓核回纳，另外通过手法，把髓核挤压破裂，髓核内的液体流出被组织吸收，从而解除了突出物对神经根的压迫。"1957年北京积水潭医院实验报道，认为髓核的外膜，虽薄但坚韧，用10个大气压也不能把他挤破，因此依赖体表的手法更不能使其破裂，从此以后挤破吸收的观点逐渐被否定。后来综合各方面报道，以为手法使其复位和改变突出物与神经根相对位置，消除无菌性炎症和粘连及整复合关节错缝等，是手法治疗腰椎间盘突出的主要作用。推拿作用的这一理由，显然也是没有依据的，身体的某一部分压迫或位移，当没有解除引起压迫与位移的因素之前，不可能推动一下就可使其恢复原位

人们还设定了腰椎间盘突出的诊断要点：结合病史、体征和影像学检查，对腰椎间盘突出的诊断应根据以下几点确定：

1 腿痛应重于腰痛，腿痛是典型的坐骨分布区域的疼痛。

2 按神经分布区域的皮肤感觉麻木。

3 直腿抬高较正常减少50%，兼或有好腿抬高试验阳性，做弓弦试验即腘窝区域指压胫神经引起肢体的远近两端的放射痛。

4 出现四种神经体征中的两种征象。

5 与临床检查一致水平的影响学检查发现，包括椎管造影，CT 或 MRI 等。

以上各项诊断均不能作为腰腿痛是腰椎间盘突出的证据。腰

认识治疗远伤病　告别慢性疼痛

椎突出不会产生疼痛，即使腰椎间盘破裂，疼痛也还是远伤发生的。曾揉摩一确诊腰椎间盘突出且破裂患者（不过最后检查并不是这样），治后疼痛消失，可以负重劳动。后来在一次连续挑了八趟重担又开始疼痛，以为是腰椎间盘突出症，手术治疗后疼痛缓解，后来还是受累时出现疼痛。经揉摩治疗后疼痛才最终消失，疼痛处远伤还很明显。以前揉摩治疗只做过一次，所以还有这种情况。

凡从 MRI 图片检查发现为腰椎间盘突出，均不考虑为腰腿痛原因，压迫理论无临床依据。

目前我国大多数人认为，腰椎间盘突出症是由于腰椎间盘退行性变，髓核突出或刺激脊神经根引起的症状和体征。认为腰椎间盘突出症为腰腿痛常见原因之一。并以为，"CT、MRI 的广泛应用，本病的诊断率大大提高，为临床治疗提供了依据"。国外学者通过专门的临床对比试验，得出的结论恰恰相反，意识到这样的认识是一种误会，正在努力纠正。（见第二章）

为何认识会出现这样大的分歧，是因为我国的腰椎盘突出与国外的不同，还是我们从腰椎盘突出这一认识出发采取的治疗措施取得到非常明显的效果？答案是否定的。首先从临床我们可以看到，"卧硬板床休息 3 周后多可好转，症状基本消失后可在腰围保护下起床活动"。是腰椎盘修复了，还是压迫解除了？如何解除的？再从手术效果我们可以看到，术后又出现"腰椎手术后疼痛综合症"，实际是原本的疼痛未解决。那么既然什么也没有证明这些疼痛是腰椎盘突出发生的，为何我们的认识会这样？

这是因为有一个腰椎间盘突出现象在那儿，关键是不知道还有一个看不见的远伤。远伤的可见性，是在发现之后用揉摩手段显现的。但是，也有没有腰椎间盘突出的疼痛患者，这应该作为再考虑原因的提示。

另外，手术治疗又确实出现过症状缓解或疼痛消失，这是因为创伤干扰慢性疼痛的特征，加之麻醉药的作用。但是这种作用是不会持久的。因手术没有治到疾病，并不能治好腰部的疼痛。按远伤病治疗，就能较快把腰腿痛治好，治好后也不会出现"术后疼痛"这种事。就是术后出现这种情况，也能很快用揉摩治疗恢复常态。从远伤病的揉摩治疗可以看出，手术没有对远伤病作任何治疗，即使刀口上的远伤病灶，也丝毫没有变化。

凡能走动，虽有负痛而行动困难，仍不失为远伤病。即使患者行走时腰背弯平地面，也是远伤病，仍可有揉摩治愈。

病例

一郭姓男性才43岁，患腰腿痛一个多月，边治边加重，后来严重到疼痛异常，行动困难，才住院治疗。住院五天瘦13斤，一支杜冷丁都无法止痛，腰不可直，腿开步则疼痛得冒汗。医院准备手术治疗，但需要几万元钱。患者家属在筹钱的过程中，遇到一位知道远伤病治疗的人。这人问是什么病要做手术，家属说是腰椎盘突出压迫了神经，现在痛得不行了，要做手术。这人说，快叫他回来，长炼有治这个病的。于是家属给患者打电话，患者立即打车由护理陪同他的叔叔搀扶来治。当时，一直呻吟，整个身子弯曲，躺下都不能。经过半个小时治疗，让下地试试，没有发现什么地方痛了。他叔叔感到奇怪，怎么就不痛了？并让他活动身子，也没有出现障碍和疼痛。后只进行过一次揉摩，至今未发，不过应该是还没有完全治愈。

一54岁女性腰痛，诊为腰椎间盘突出症，在腰部做过手术，但后来还是疼痛。经揉摩，患者的腰痛才解除，5年时间未见再痛。

◇ **带状疱疹**

带状疱疹主要发生在腰部，除此之外，也还有发生在胸部或其他部位者。与远伤病相关的是带状疱疹皮损消失后的刺痛，这种疼痛是远伤病的疼痛。

认识治疗远伤病 告别慢性疼痛

治疗方法仍按远伤病治疗，立即可以得到解决。如没有条件进行这种治疗，可以用强腰散外敷，也很快见效。带状疱疹的发生是否与远伤有关，难下结论。在临床中我们发现发生带状疱疹之处确实有远伤，但远伤是普遍存在的，这有可能是一种偶然现象。如果带状疱疹的发生与远伤相关，必须在临床上验证全部带状疱疹都发生在远伤之上，而且二者范围位置极其相似。弄清这一问题只是为预防带状疱疹，虽说是病毒出现的带状疱疹，如果没有远伤这一个条件，也许不会发生。至于发生之后疼痛，已经弄清是远伤，但又不是所有的带状疱疹都会有愈后痛。

带状疱疹治疗可同腮腺炎治疗用药和方法，还可在药中加六神丸。外用频涂，会很快控制、治好。

有一65岁男性患带状疱疹愈后疼痛，为疼痛治疗一年多，后用强腰散一次外敷即疼痛解除，再揉摩有远伤病灶在原疼痛处。

八 腿部远伤病的治疗

腿部是人体最长、最发达、最强壮的肢体，也是承受全身力量最多的部位。在腿部的不同位置，具有的远伤病基本都被医学界给予了不同的命名，有坐骨神经痛、膝关节炎、不安腿综合征、结节性红斑，小腿瘙痒症等。

还没有命名的有腘窝。大腿疼痛有时被诊为股骨或股骨头坏死。踝骨或脚背、脚趾痛有时被诊为痛风或类风湿，转筋被诊为缺钙。

◇腿痛

1、症状

腿部远伤病的症状与远伤病普遍症状相同，也同样具有多样性，疼痛、麻木、怕冷、行动障碍等都存在。但同一个位置的远伤病则有相同特征，如大腿以疼痛为主，膝关节以疼痛酸胀积水为主，小腿位置的症状最为复杂，有炎性发热的结节红斑，有难以忍受的瘙痒，有无所适从和不安的难受。

2、诊断

现代医学所用以诊断上述疾病的症状表现，可以直接用来诊断远伤病。远伤病的诊断无须借助现代设备，目前还没有哪种现代设备可以非常准确地诊断远伤病，远红外仪也只能对比较严重的、时间不久的软组织损伤进行检查，但比起揉摩的直接检查要模糊得多。揉摩方法可以直接检查到具体病灶，检查时只需用药液擦拭表皮，出现红晕处即是。除了结节红斑的结节红肿、膝关节积水肿胀，伴随痛风关节变大，小腿因瘙痒而抓烂之外，一般未发现明显病变时，根据慢性疼痛病症就可以诊断为远伤病，这种诊断在治疗过程中会得到进一步证实。

3、治疗

根据部位组织情况分别用不同具体操作来揉摩。

4、病例

一位67岁彭姓男士，腿脚痛得不能正常行走，

来诊时用一把椅子撑着作拐杖，走不多远就要坐下休息一阵。揉摩完毕，走时将椅子扛在肩上，可正常行走。

这不是个别也不是特例，一般的腿脚疼痛患者，揉摩结束前都要让他们行走和做些检查动作，以发现还有不有痛处或行动障碍，如有，指出具体位置继续揉摩。

5、思考与讨论

把远伤病误认为骨骼、关节疾病由来已久，且成为常用特殊检查方法，将大量远伤病查为骨骼、关节病。其中有：华色曼氏征、陆温氏征、直腿高举加强试验、直腿高举试验、林纳氏征、盖斯兰氏征、菲－巴氏征、髋关节过伸试验等，这些方法检查患肢活动到某一程度出现疼痛的阳性，就定为腰骶关节炎、腰骶椎间盘突出、腰骶神经根炎、腰椎或骶髂关节病变、坐骨神经根的损害、腰骶神经根受压等等。

认识治疗远伤病 告别慢性疼痛

腰腿部位上的远伤，何止用这些方法检查出现"阳性"，就是一般的活动也会出现疼痛而产生障碍。这些腰腿部位上的远伤病，非常普遍，用揉摩方法检查或治疗后，皮肤上"满目疮痍"，那里与骨骼、关节半点相干。

目前医学认为疼痛有如下几种。

局部痛：指肌肉、韧带和关节囊等受到损害而发生的疼痛。

"牵涉性痛"：是认为疼痛是某个组织受到损害，而没有受到损害地方的疼痛是由于一个组织受损，但与其他组织有牵连而出现牵涉性痛。这不是同于根性痛，如骶髂关节病变时可牵涉至臀部、大腿后侧，甚至小腿上侧疼痛。而是由于坐骨神经和股外侧皮神经的神经束，紧贴骶髂关节的前面，当骶髂关节发生病变时，可直接刺激这些神经束，引起下肢牵涉性痛。

还有"放射性痛"：起源于神经根，腰4、5神经根参与坐骨神经的组成，因椎间盘突出而压迫该神经根，就会产生根性和坐骨神经放射性痛的症状。有的认为，造成坐骨神经痛的原因有三种，即放射性疼痛、反射性疼痛和牵涉痛。

这些概念是模糊不清的，疼痛都发生在病灶之地，既不放射、反射也不牵涉。这个概念在远伤发现之后，已经非常明白，不属讨论之事，而是存在之实。

二是把腿部远伤病看成老寒腿，看成腿的衰老。如有人指出："有老寒腿的人应经常按摩大腿外侧。因为，在人体腿部外侧循行着三条经脉：足阳明胃经、足少阳胆经、足太阳膀胱经。按摩这三条阳经有助于阳气的提升，阳气充足了，气血运行也就有劲儿了，老寒腿的症状自然就会减轻。尤其是胃经和胆经，长期循经按摩可以减缓腿部的衰老。"腿脚上的远伤病，在什么地方就在什么地方，你不将其清除，它就会为患。当你观察到"老寒腿"患者腿脚上的远伤是那么严重的一种软组织损伤损伤时，你也就会明白了一切。

病因不明，医生和患者都无所适从，有位医生告诉患者"腿疼先挂哪个科？"，就根据疼痛的现象选择不同的科。实际现在不管到什么科，都只能镇痛，因为人们还不知道远伤病。

◇**坐骨神经痛**

人们描述的坐骨神经痛（sciatica），实际是臀部和腿部的远伤病，并非神经系统疾病。很难找到两个在疼痛位置上完全相同的病人，也很难找到纯粹沿坐骨神经走向路径上的疼痛。说明坐骨神经痛实际与坐骨神经无关。

1、症状

从腰、臀部经大腿后、小腿外侧引至足部外侧均可发生疼痛。它的症状一般开始出现下背部酸痛或腰部僵硬不适感，后来出现腰部或臀部或大腿后面、腘窝、小腿外侧和足外侧的疼痛。疼痛表现为烧灼样或刀割样。时而发生疼痛剧烈，需要服用止痛药，有的服止痛药仍不能止痛。大多数在夜间严重一些。咳嗽、喷嚏、用力排便时疼痛加剧。为了避免和减轻疼痛，患者活动时常用特殊的别扭的姿势，睡时卧向健侧，患侧膝部微屈，仰卧起坐时患侧膝关节屈曲，坐下时健侧臀部先着椅，站立时身体重心移在健侧，而或弯腰弓背日久造成脊柱侧弯。

2、诊断

根据患者描述和症状，可以迅速诊断。正确地说，所谓坐骨神经痛，实际是从腰至下半身多个部位有远伤病。出现症状一般先是单侧，但往往是双侧均有远伤病，程度和具体位置不尽相同。就诊时有时是另一侧首先出现过病症，其时病症已经消失，以为好了。要治的一侧有特定位置较严重，认为此位置上的疼痛牵涉到其他位置疼痛。除了疼痛，不少患者也有各种难受感觉，有的则把这一现象都看成不宁腿。这种定义无实际意义，因为腿部发生症状的是远伤病，远伤病本来就具有各种病症，但它的病灶除了程度和形式差异之外，并无什么不同。

认识治疗远伤病 告别慢性疼痛

3、治疗

　　凡出现疼痛之处都需要进行清除病理物，消除病灶的治疗，疼痛不是放射、反射、牵涉而来的，凡是疼痛处都是远伤的地方，远伤的分布往往要比出现疼痛的位置多。治疗在腰部、臀部、大腿部、膝关节处。腘窝、小腿及脚上各个位置都应用不完全相同的方法和治疗姿势。大多数远伤病，包括严重疼痛者，均可以采取分次治疗。但对下半身布满远伤的患者，则要跟踪治疗，凡发生疼痛之处，要及时治疗，出现新的疼痛处，再行治疗。只有一次治疗症状基本得到控制的远伤病，不是过于严重者，才按一周后的再次治疗处理，以消除病灶。

4、病例

　　一60岁张姓患者，男，腿痛严重，诊为坐骨神经痛。患者本来知道揉摩可以治疗腰腿痛，但到这里揉摩时已经在外治疗过半年。这中间有个小插曲，二年前，这位患者曾带他人来此治疗头痛。当时冬天天很冷，他还将头伸出窗外。问为什么？说额和头一不经凉风吹则痛和昏。问为何不治？说治了几年，到过各地医院，什么方法和什么药都用了，反正无效，所以不治了。告诉他可以治好，当时就给他进行治疗，结束后，感觉正常。他仍说，现在是好了，但要等我回去打得牌了，就算是好了。第二次来说是已经可以打牌了，头也不痛和昏了。好后，他介绍另一位坐骨神经痛患者来治。当他自己腰腿痛时，想到了他曾介绍到此治疗的人，打听疗效如何，得到的答复是"无效"，所以一直没有来。后实在没有办法了，还是抱着"试一试"的态度来的。后来在这里治好了，回去将他介绍治坐骨神经痛的人数落了一通。因为那人的一句话，不但让他多痛苦了半年，而且造成了不小的直接间接的经济损失，因为他的腰腿痛不能管理自己的养殖，就损失几万，治疗费不用说。到现在三年多，未再出现过疼痛，身体状态也比从前好得多。

而这个误会是如何造成的呢？主要是社会现实造成的，因为此类病多是治疗无效，一次治后未好，尽管我们告之要治几次，但患者治过一次后也以为同其他治疗一样不能治好，所以就没有再来。而这位打听疗效的患者也不问个明白，就深信了。都是还不了解远伤病的揉摩治疗方法。

5、思考与讨论

有人认为坐骨神经痛"是一个症状，而不是一个疾病。"[23]这是正确的，但又认为坐骨神经痛是"坐骨神经走向产生疼痛或放射性疼痛"，这是没有进行认真的统计和仔细观察而得出的结论，显然是不正确的。这一判断妨碍疾病的诊断和有效治疗。很少有纯粹的坐骨神经走向一致的疼痛。本来将包括坐骨神经部位在内的腿部疼痛，看成是坐骨神经痛就是不对的。

很难找到两个疼痛位置完全一致的患者，而坐骨神经是每个人基本相同的。相反，疼痛位置与远伤病病灶位置的完全一致性，说明疼痛的表现既不是放射也不是牵扯而来，是实实在在的远伤造成，与坐骨神经的存在无联系。

把坐骨神经痛归于腰椎盘膨出压迫神经所致，也是目前流行的一大观点。正如田纪钧教授在《软组织损伤手法治疗术》一书中所说，"同时坐骨神经痛又是腰椎间盘突出最主要的症状，故有将二者简单等同的趋势，被专家称为误区，直接影响了临床疗效，应引起我们的重视。"这种"影响临床疗效"的现象，并不是得到广泛的认识，也还没有象国外那样引起重视，用试验和事实来证实。当疗效没有时，又出现新的病名来代替原来的病名，以示治疗后的疼痛不再是原来的疼痛。出现的一些误识（看法），只要是经过认真观察就会发现是站不住脚的，首先，如果是被压迫的神经痛，为何不是整条神经都痛，而是在个别神经段痛，而有的还不在神经段上疼痛，其次，疼痛固定位置不变，难道神经疾病既不延伸也不会改变？难道压迫永远只对某段发生疼痛？

认识治疗远伤病 告别慢性疼痛

臀部疼痛，有人说，"如今到医院来向医生抱怨屁股痛的年轻女性特别多，说是坐办公室久了引起的，然而经过检查，会发现她们的痛大多并非屁股作怪，而是出现了早期的腰椎间盘突出症，即坐骨神经被压住引起的。"目前，又有将臀痛称为"办公臀"，认为是坐多了的原因。这都是不认识远伤病时的猜想，臀部上的远伤并不少见，也不乏非常严重者。

◇ **股骨头坏死**

1、症状

股骨头坏死不是一个病名，而应该是对髋部位的慢性疼痛病症的一个病因认识。因为没有人会说髋部病症都是股骨头坏死。

实际上，所谓股骨头坏死只不过是根据以下几点症状表现认定的：

股骨头坏死最先出现的自觉症状就是疼痛，疼痛的部位是髋关节周围、大腿内侧、前侧或膝部。早期疼痛开始为隐痛、钝痛、间歇痛，活动多了疼痛加重，休息可以缓解或减轻。但也有呈持续性疼痛的，不管是劳累还是休息，甚至躺在床上也痛。而且，疼痛逐渐加重。但是髋部活动已有不同程度的功能受限。比如病人患侧髋关节外展、旋转受限，下蹲不到位等等。此时检查，在X线上并不是都有明显的形态异常改变。

2、诊断

这些症状是远伤病的病症，按照其表现即可以诊断为远伤病。同样可以在髋关节周围用揉摩方法见到远伤病灶。

3、治疗

同坐骨神经痛，取侧曲卧位，以拍揉和刮摩为主。揉摩过后，严重者，出现在皮肤上的损坏状态目不忍睹，但会缓解或疼痛消失，行动恢复正常或大有改进。治愈一般需要多次，也并不只局限于髋关节周围，最多的情况，是整条腿脚都有程度不一的远伤，都需要逐一揉摩治疗。

4、病例

北京一女士 43 岁，腿痛，股骨头处尤甚，影响到正常行走。她母亲也一样，检查都为股骨头坏死。这位患者因了解远伤病，劝母亲不要手术，但母亲仍然做了手术。自己来要求揉摩，全身都有较重的远伤，但以股骨头处最严重。揉摩一次后，可以出外行走活动。不过这样严重的远伤，要治愈，还需要几次揉摩。

一中年男教师因诊断为股骨头坏死，准备做手术。他的一位女性同学也是同事，自己的肩和手臂痛用揉摩治好了，了解到远伤病，打电话告诉这位男老师来治。患者来后接受揉摩，疼痛和行走障碍当时解除。回家后不久又说疼痛和行动障碍，再来揉摩时，发现并非以前揉摩过的位置，对这些位置的远伤揉摩，疼痛和行动障碍也解除。告诉并嘱咐患者，已经揉摩过和没有揉摩过的位置，都可出现疼痛和行动障碍，因为并未治愈，需要继续揉摩。

5、思考与讨论

目前股骨头坏死是临床常见病，多发病，也是世界范围尚未解决的难题。将一般远伤病诊断为股骨头坏死，并把明显的远伤病症状说成是股骨头坏死的主要症状表现，显然是认错了病位。从远伤病的治疗可以看出，凡髋部出现所谓股骨头坏死早期症状者，都是远伤病。一些拟手术治疗的患者，通过远伤病揉摩方法治疗，最终得到痊愈。

股骨头坏死是不可逆转的，但在临床上，"有些患者的病情从片子上看已经很严重了，但患者自己还能行走，疼痛通过打针、吃药可以控制"。有专家说，能行走一百米，不考虑手术。

而真正出现股骨头坏死时，大多数可能是因髋部远伤病得不到有效治疗，又带病活动，股骨头真的出现病变也有可能。但这种真性坏死，即使手术也不能解决疼痛问题，仍需揉摩以消除远伤。

223

认识治疗远伤病 告别慢性疼痛

◇膝骨关节炎

膝骨关节炎是膝关节处或周围远伤病的表现症状。90%以上的膝关节炎是名错、位错、因错、治错。

1、症状

出现症状缓慢，多数患者有诱因，过劳或受寒，年龄大是一个主要原因。某种姿势坚持时间过长或坐得过久起身后呈发作性疼痛，活动一会又好些，上下楼梯受累和不适反应明显。有的为持续性，凡劳累或夜间明显发痛发酸，有的患者活动时膝关节出现障碍，跛行或需要拄拐杖。不少患者在关节活动时有出现响声。有的出现肿胀，发生积水。严重者活动受限和无力，不能行走。

2、诊断

凡膝关节部位出现各种症状者，均可考虑远伤病，因为100%的成年人在膝关节部位有远伤病存在，这种诊断迅速准确，既不会延误病情的发展，也不会出现误诊，排除其他疾病的可能性可以在远伤病诊断之后，因为其他情况毕竟是极少数。

创伤后关节炎是膝关节创伤后逐渐出现的关节炎。临床表现与骨关节炎相近，但是有明确的外伤史，如：经关节的骨折，韧带损伤或半月板损伤。

3、治疗

膝关节处远伤病的治疗，姿势取坐势，膝弯曲至90度或小于90度。用手将药物揉摩在膝部之后，对准病位位置施行轻拍，要保持药物浸润。要注意，不能造成拍打，力度要控制在揉摩作用范围内，无病之处皮肤应保持原色。

病灶充分显现之后，让患者行走活动，并加大屈伸动作。也可以让用患腿单脚颠蹦，好发现疼痛和障碍处，再行揉摩。已经揉摩过的位置如果还有疼痛，且确定揉摩到位，可待下次治疗。在第一次治疗和下次治疗之间，如果出现疼痛较重，可不必等到第二次，随即可以治疗。如有积水，可行抽水或用强腰散外敷，消肿后治疗。

4、病例

一55岁女性患膝关节炎疼痛，行动困难，不能下楼。诊断为骨质增生和退行性变，多家医院诊断都要做 MRI 检查，结论均一样。医生告诉患者，退行性变是不可逆的。经揉摩，当时即疼痛解除，行走正常，下楼活动也无障。

在一医院，一73岁女性右膝关节炎疼痛，诊断为骨质增生和退行性变，治疗月余，仍然疼痛、行走困难。揉摩过后疼痛解除，让其试行走，自说比正常左脚轻松，又要求揉摩左膝。一医务人员见状，将自己母亲接来揉摩。其母亲一年前摔跤后，膝关节一直疼痛难行，更不能下楼。揉摩结束，站起来行走无碍。另一医务人员见状，也要求揉摩自己左脚小腿外前侧部，说是酸胀无力，揉摩结束也恢复正常。揉摩后，三位患者都可以观察到明显的较重远伤。当然，她们都还需要继续揉摩，才能治愈。

5、思考与讨论

对膝骨关节炎的认识，目前分两种情况，一是医学认识，一是医生个人临床认识（判断）。在医学上，坐骨神经痛、膝关节炎、不安腿综合征，都是"病因未明"或对病因的多种推测。而医生临床诊断中，基本上都有了具体的病因结论，骨质增生和压迫神经是主要的结论。于是根据这一病因诊断，采用手术方法来治疗远伤病。而关节炎，则认为是关节的炎性反应和骨质增生的后果，所以采取针对关节的各种手术，直至置换人工关节。2000年1月13日，"骨关节疾病十年组织"在日内瓦正式成立，该组织计划在2000年–2010年这十年间，致力于让人们行动起来，与骨关节疾病等可能使中老年人致残的疾病作斗争。十年来并没有根本性突破，主要是没有认识到真正的病因，依然被远伤病的特征所迷惑，把疾病的病位作了错误的判断。

"退行性病变"是比较广泛的认识，得到大多数医生的认

认识治疗远伤病 告别慢性疼痛

同。一般认为"人的衰老，往往是从腿脚开始的"。认为膝关节炎"为一种退行性病变，又称骨关节病、退行性关节炎、老年性关节炎、肥大性关节炎等。临床表现为缓慢发展的关节疼痛、压痛、僵硬、关节肿胀、活动受限和关节畸形等。"

认为"系由于增龄、肥胖、劳损、创伤、关节先天性异常、关节畸形等诸多因素引起的关节软骨退化损伤、关节边缘和软骨下骨反应性增生"。

根据这些理论，医学上出现了各种忠告和指点，如何避免这些退行性发生，美国科学家提出警告，"喜欢穿高跟鞋的女性，因膝关节压力过重，长期下来，将出现退化性膝关节炎，医生建议爱美女性少穿为妙，不得不穿时，应避免蹲跪或爬楼梯动作。"

根据这些理论依据进行的治疗是否出现了转机？答案是否定的。人们仍然认为"OA是关节结构性退化性疾病，至今尚无逆转或中止本病进展的疗法。"[24]

关节异物说也是一种认识，认为关节内的滑膜增生和软骨剥脱掉到关节腔内，引起关节腔内的炎性因子增多而发生关节炎。从这一认识出发的治疗方法是膝关节镜手术。这种被看好的科学方法，又得到病理支持，应该会产生一定效果。可是不然，出人意料的是，医学家发现，做这种手术和假做这种手术，对病人来说，效果都是一样。医生们一头雾水，问题到底出在那里？谁也不曾料到，人们所做的一切只不过是一厢情愿的事，事物完全不是那么回事。对于真手术和假手术出现同样的效果，也完全不知是为什么。医学家是较真的，在未弄清问题之前，医学上还是采取做这种"高级"的治疗，因为他们觉得这才是符合理论的做法。至于效果和效益，因站在不同的角度，也许不会考虑太多。

首先，认定膝关节为"退行性病变"，是真的以为膝部出现的毛病是膝关节。那么膝关节炎不是发生在膝关节能叫膝关节炎吗？存在与取名，是事实与人为的两个事，不可混为一谈。我们认为的膝关节炎，在认识远伤病之后就明白，只不过是膝部的远伤病，它的病位在皮肤上。

腿脚并不会率先开始衰退，相反，腿脚是身体发育最强大的肢体，由于经常的运动，它的活力降低较慢，有的老年人80、90岁，行走仍然自如。还有的老人在二、三十年前就发生"膝关节炎"，活动受阻，但治愈膝部远伤病后，膝部当即就消除了疼痛和恢复了正常功能，以后也一直活动正常，并"无退行性"表现。倘若真为退行性，二、三十年难道不是退行得更厉害吗？这不是个例，凡膝关节出现疼痛和活动出现障碍的，治疗时不但明明白白见到远伤，而且都恢到正常而不"退行性"了。只要未经过损伤性治疗的，都能达到治疗目的。但说腿脚是最容易受到损伤是对的，老年人膝关节处没有远伤的人是否有，现在还没有发现，只有轻重不同。

人们在临床上普遍发现膝关节炎病因、病理和治疗上的矛盾和冲突。"X线观察，同是一种膝关节增生现象，一些人可出现临床症状，而另一些则无临床症状，究其原因，关节局部的软组织机械性积累损伤，特别是膝关节腔内容物过度磨损，腔内压升高等在致病因素上起到一定的作用。"推拿之后"但X线片示骨质增生并未改变。因此，推拿疗法对老年性原发性膝关节的骨质增生是不可逆的，但其出现的临床症状、体征是可改善的，也是可逆的。"[25] 对这些矛盾和冲突无法解释，无法解释是因为认定的原因不是真实的。人们真的把膝关节作一个机械部件在搞，氨糖、玻璃胶钠等也用上了，好像膝关节真正退化了一样。

临床上膝关节炎患者，关节的骨折，韧带损伤或半月板损伤者也有，诊断不困难，并且治愈这些病变仍然还有慢性疼痛病症的，基本仍是远伤病。

更有说服力的是，关节置换术并不能治愈关节的疾病，说明病位不在关节。换上的人工关节总不会有疼痛感觉吧，为什么

227

认识治疗远伤病 告别慢性疼痛

经过一段时间，疼痛和其他症状还是出现。如果我们也做个真假手术对比，会得出什么结论呢？得出的结论也会同关节镜手术一样，这在医疗实际中已经得到证实，做过置换的关节并未解决病症。如果双关节都有同样的病症，一只膝关节做了，一只未做，两关节的病症均是一样，有时做过手术的关节为后来按远伤病治疗增加难度。人们也知道，"即使是关节置换术再先进，毕竟是创伤的，同时还要面临感染、假体不匹配、下肢静脉血栓等术后风险。"还有高昂的费用。但关节置换只是在如下情况下，"在关节严重疼痛状态下，吃止疼药，再通过保守治疗三个月以上无效，才会被建议进行关节置换"，膝部的远伤病因将病因病位弄错，目前的治疗基本长期无效，如果建议关节置换，不知有多少患者枉失关节。

"膝关节炎"这个名字就可以不用了吗？倒也不是，因为关节发生炎性疾病不是不存在的，只是我们将大量的远伤病张冠李戴了。

有人利用远伤病特征治疗膝关节炎，烧伤就是一种，将膝部皮肤烧坏，达到烧死神经的目的，破坏感受器的感受和阻断痛觉的上传。这种方法破坏性大，比较残酷。如果膝关节部位远伤过多，也不可能全部把膝部烧坏，所以并不能解决全部的问题。其中烧伤之后有的溃烂时间很长，一年半载不愈的都有，使用各种药物没有效果，此时，用中药散剂"速效散"，不几日就可以愈合。速效散可以作为中医常备外用消炎药，药源易得，效果肯定，最大的特点是用药时间短，一般 3cm 大的溃烂，3-5 天即长好。头次用药，经过一晚到第二天，经久不愈的溃烂面或伤口，缩小一半。在临床中常遇到这样的患者，伤口形成了溃烂，溃烂后服药、打针、上药、包括用云南白药，总是要经过一段较长时间才能痊愈；还有些对各种治疗罔效者，个别用西药患者越用溃烂越发展，都可用速效散。

◇痛风

"不少高尿酸血症可以持续终生不发生症状，称为无症状高尿酸血症，只有在发生关节炎时才称为痛风。但并非所有高尿酸血症患者都发生痛风，只有5％–12％的高血尿酸血症的患者最终表现为痛风发作。"[26]

目前凡发生关节疼痛只要出现高尿酸血症，就被诊断为痛风，使得大量的远伤病作为痛风诊治，而具有高尿酸血症出现痛风者才有5％–12％，而痛风大多缺乏病因治疗，不能根治，所以通过作为远伤病治疗很快治愈的"痛风"并不是痛风，而是远伤病，或是痛风与远伤病共存在，而疼痛的是远伤病。

有一个问题并未弄清：到底痛风会不会有疼痛？为何痛风发作率是如此低，出现痛风石的患者，也能自然缓解，出现无症状阶段，有的终身仅发作一次，有的频繁发作，有的很长时间发作一次。这其中是病机发生了什么变化还是痛风本来就不会有疼痛。如果是病机发生了变化，我们就应该研究这个变化而让痛风发生无痛变化。有一点是大家认同了的，那就是"只有在发生关节炎时才称为痛风"。关节炎是远伤病，这样说来，痛风的疼痛应该是远伤病的疼痛，疼痛的不确定性也符合远伤病的特征。临床上我们都是将患者痛风部位的远伤医治好后，疼痛消失。

有一脚部痛风患者，患病6年治疗6年，进京医治就有两次。后通过揉摩才治愈。凡诊断为痛风者，均用揉摩治愈，只是有了"痛风石"，不能消除"痛风石"，但可以解除疼痛。

凡诊断为痛风但还没有痛风石的患者，经过揉摩，疼痛解除，不再出现异常症状。

◇不安腿综合征

不安腿发生部位多在下肢，属小腿部位的远伤病，

以腓肠肌最常见，通常为对称性。目前对大腿或下肢其他部位出现不安症状都称为不安腿。

认识治疗远伤病 告别慢性疼痛

1、症状

不安腿综合征患者常有撕裂感、蚁走感、蠕动感、刺痛、烧灼感、疼痛、骚痒感、腿发麻等腿麻烦的不适感，主要有一股不可言状的难受，急迫需要强烈运动来缓解，常导致过度活动。

不安腿综合征在安静时发作，夜晚或者休息一段时间后症状更为严重。有时仅仅持续数分钟，严重的则整夜不停，活动下肢可以使症状明显减轻，但患者在休息或入睡以后症状会明显加重。造成睡眠质量差或失眠，导致不安腿患者严重的日间嗜睡，工作能力下降。凡腿部发生远伤病的患者，大多有不安腿的部分症状。

2、诊断

诊断标准：国际不安腿综合症研究组（IRLSSG）制定了一个由四个症状组成的最低诊断标准。

1）、异常感觉：由于肢体的难以形容的不适感，导致有运动肢体的强烈愿望，主要是下肢。这些异常感觉常发生在肢体的深部，而不是在表面，如皮肤。

2）、运动症状：患者不能入睡，不停运动肢体以缓解异常感觉。主要表现为来回走动、不停晃动或屈曲伸展下肢、或者在床上碾转反侧。

3）、症状在休息时加重，活动可以暂时缓解。症状在夜间加重，深夜达到高峰。腓肠肌内有一种非常不愉快的身体感觉，常伴有腿部出现一时性疼痛和瘙痒。

4）、不能用内科和精神科障碍解释其症状，可以有其他睡眠障碍存在。

无须严格按照以上标准诊断，也无须确定是不是不安腿综合征，凡在小腿部，尤其是腓肠肌部位的出现感觉异常症状和难受，均可作为远伤病诊断和治疗。

3、治疗

治疗时姿势或卧或坐，以病人合适和治疗方便而定。根据病灶轻重程度，揉摩各种方法均可使用，以期将远伤病理物清除，让病灶消除。一般治疗当天即可解除难受和不安症状。但要给患者讲清，即使没有症状了，也还是要继续治疗，直到无远伤病灶出现为止。当时没有症状的个别位置没有治到，以后发生各种症状，比如转筋（痉挛）、疼痛或无力，随时可进行治疗。

个别人在发作时间上相反，夜平日作，且发生在小腿前部。

4、治例

湖北一女性，74岁，患病6年，初为左侧腰腿痛，一年后，左侧的疼痛缓解，又出现右侧腿部疼痛，发凉、怕冷，疼痛酸胀不安，尤其夜晚睡一个小时不到，痛楚就无法忍受，各种治疗方法均不能控制。多家医院都告之，此病无法治疗。揉摩治疗，整个右侧腿脚，包括膝部，都是严重的远伤。第一次揉摩后不到下次揉摩时间又出现不安和疼痛，因为还有多处未揉摩到，这是常见的情况。未揉摩到的地方常在揉摩过后不久发生症状。第三次揉摩后，疼痛和不安基本消失，偶有轻微疼痛出现。后来再次要揉摩，全脚腿与腰及其他部位，几乎布满了严重的远伤，经过多次揉摩，才大致得到了清理。

上海一小学男生，双脚小腿白天不安，无法正常上课，家长国内外为其求医，均无法解除。揉摩当即解除不安状，毕竟是小孩，远伤并不严重。

5、思考与讨论

目前医学上对不安腿综合征病因不明，认为病因比较复杂，常以为下列因素可能与发病有关：遗传因素、局部缺血学说、内分泌因素、代谢与营养障碍和其他病因。

从以上的可能病因可以了解如下几点，小腿腓肠肌部位发生远伤病者较为普遍，甚至一家多人，所以认为"遗传"。但与家庭对活动防范和重视以及职业有一定的关系。其他的情况可以看

认识治疗远伤病 告别慢性疼痛

出，远伤病与身体体质下降，生理和病理改变相关，往往与其他疾病同时出现。

目前对待不安腿的状况，我们摘录一篇报道中的部分句子可看出端倪：

不宁腿综合征是西方国家人中影响睡眠的常见疾病之一，发病率在 5.5%–13.5%。"虽然中国目前没有相关的调查数据，但估计发病率也在 2%–10%。

它是一种神经系统感觉运动性疾病。

有些患者就去骨科、风湿科就诊，往往得不到解决。美国一项研究显示，不宁腿综合征的误诊比例高达 94%，而国内患者由于对此病认识很少，没有意识去进行治疗，医生对此疾病的认识有限，因此我国的漏诊和误诊率更高。

不宁腿综合征患者下肢的不适感往往来源于肌肉和骨骼深部，不宁腿综合征的发病原因可能跟多巴胺系统异常或铁离子代谢异常有关。

可以看出，不安腿并没有得到认识，误诊是必然的。且将它定位在"神经系统感觉运动性疾病"，病位也以为在"肌肉和骨骼深部"，给人以误导。疾病原因没有找到之前，认识和治疗不安腿就十分复杂了。

◇**痉挛**

发生在小腿部位的痉挛（俗称抽筋）较普遍，一般在受到寒冷的刺激时发生，也有的出现在疲劳状态时。腓肠肌发生痉挛最多，夜间睡眠时或下水游泳时时有发生。它实际是不安腿的一种单一表现。但痉挛还会出现在其他部位，一般是下肢较多，脚指脚掌都可发生。

凡发生痉挛时，马上揉摩治疗即可让痉挛停止。治愈远伤病，痉挛不会再发生。

认为痉挛是缺钙，"很多人，尤其是很多中老年人，由于钙流失，经常会发生抽筋的现象 。"[27] 这一看法比较普遍，医生是这样告诉病人，病人也深信不疑。为了不抽筋，于是补钙。可是服下了够多的钙，抽筋也还是照样出现。

皮肤与肌肉的联系，还需要进一步来认识，为何远伤可以让肌肉发生痉挛。

◇ 结节性红斑

小腿结节性红斑（血痹）是远伤病灶又受到细菌的感染。大多数发生在小腿前侧部，反复发作。皮疹常突然发生，初起为数个大小不等皮下结节，蚕豆至核桃大，微隆起于皮面或陷没于皮下，紧张坚硬。不相融合，颜色开始呈鲜红，渐变暗红或青红，中央着色较深，自觉有疼痛，触痛，但不化脓破溃。

病程约 3-4 周，但亦有长达数月，易于复发，常在每年相同季节发生。

疾病发生时，用抗生素可以控制。严重时不能控制而用药时热退，停药又发热，此时可以用中药治疗，药量宜重，主要是清热解毒。亦可外敷中药散剂，效果都较好。一般发病期间不作揉摩治疗，待症状缓解或消失后，可进行揉摩治疗，远伤病治愈后不会再发生结节性红斑。

结节性红斑是远伤病病灶出现明显炎症的又一表现，小腿部位是主要出现此种表现的地方。偶然发生在其他部位的结节性红斑是不是远伤病，未经验证。中医认为本病多因蕴湿，气血凝滞而致。这样的理解并不为错，只是并不明白远伤病的存在。

该病认为是一种由许多原因引起的皮肤变态反应，真正的发病机制还不清楚。有人认为是一种变应性血管炎，但利用免疫荧光技术又未能在坏死性或变应性血管炎处发现有免疫复合物沉积。也有人认为该病是一种血管对微生物或其他抗原的迟发性变态反应。

主要病理改变发生于皮下脂肪层和真皮下脂肪小叶间隔。在

认识治疗远伤病 告别慢性疼痛

早期急性炎症反应阶段，主要为中性粒细胞浸润，伴有少量淋巴细胞、嗜酸粒细胞和少量红细胞外渗。随着病情发展，中性粒细胞很快消失，而代之以淋巴细胞、浆细胞和组织细胞浸润。在脂肪小叶间隔中，可出现巨细胞并伴有明显的纤维蛋白渗出。血管壁增厚，内皮细胞增生和管腔闭塞，无脓肿及干酪样坏死，表皮一般正常。

发生一次或数次，愈后仍可进行揉摩，在每一个原发生结节红斑的地方，都可以出现病灶趋表。小腿除了出现结节红斑的远伤，也还存在其他非点、团状的远伤，日后也会发生疼痛，要仔细进行清理。

一中年男医生患结节性红斑，每到夏天发生，用中药治疗，稍能控制。后用揉摩治疗过一次未再发过。

◇小腿瘙痒症

小腿部位出现瘙痒，严重时难以忍受，常因搔痒而将皮肤抓伤，有的反复抓伤引溃烂，有时被诊为小腿溃疡。

因小腿皮肤受到抓伤甚至溃烂，不可揉摩治疗，可用中药控制瘙痒，一般不瘙痒不再抓伤皮肤，不几天皮肤会恢复正常，即可进行揉摩治疗。如果因皮肤受到溃烂损伤比较重，治疗次数要多一些。

瘙痒到底是一个独立的感受器接收到的感受，还是某种感受器的浅感受或是多种感受器的综合感受，生理上还未弄清，但通过临床发现，瘙痒都与远伤有联系，尤其是较为严重的瘙痒。对于热或冷引发的多处或全身瘙痒，也多为远伤所致，可以通过揉摩治愈。

一64岁男子，多年小腿瘙痒，服中药后基本好了，可没有过多久又复发了，再服药效果不大。揉摩小腿，布满远伤，经过几次揉摩，痛痒消失了。后上山维护种植割砍杂草，也未发生瘙痒。

腿部远伤病治例

对腰腿痛患者，都是患者来医治时验证，不管是作为风湿者，还是作为骨质增生或腰椎盘突出压迫神经者，全都为远伤病。

最早用远伤病揉摩方法临床治疗者是一位女性，姓彭，当时64岁，因诊断为腰椎盘突出久治不愈，疼痛异常，来诊时不断呻吟，行走困难。其实这位患者在一个多月前已经来电话询问过。当时给她重新诊断后，就开始治疗，很快疼痛没有了，当时揉摩只是用软丝绸，也只是治疼痛位置，因好得太快，患者感到有效，在近住了下来，第二天又有地方发痛，又治疗达到痛止，这样连续三天。因开始时并没有想象到腿部会有这么多远伤，所以只是有痛的地方就治，没有发生疼痛的地方不会去治疗。这位患者一条腿，从上到下，基本上布满了远伤。这样治过之后疼痛没有了，但我们对这种病是否治好还不太清楚。后来才明白，疾病没有治愈，一次性还不能将远伤全部清除干净。慢慢地治疗多了，揉摩方法也多样化后，就掌握了清除远伤的过程，不是一次可以治愈的，一般要通过2-3次甚至更多，才可将远伤清除干净，也才是治愈。

卢某是一位70多岁的女性，因双膝患关节炎痛，常积水，疼痛难忍，行走困难，久治无效，只好置换关节。因考虑效果和其他原因，先给左脚关节置换了。置换后只有两个月好一点，后来还是疼痛、积水，行走不能，两年多一直这样。当她想要揉摩时，仍心存疑虑，问："真可以治好吗？"因当时双膝积水，先给中药外敷，待积水消失后再治。三天后患者来揉摩，双膝严重的远伤病灶被治出，连患者也感到有希望了。的确，第一次治疗结束，双脚可不用扶拐站立了，且没有明显疼痛。告诉她，左膝只能解决积水和疼痛的问题，当然，人工关节应该不影响行动，只是不能与右膝一样做大的强力活动。因为除了膝部，下肢其他部位也有远伤，经过几次对膝部、大腿部和小腿部的治疗，下肢

235

认识治疗远伤病 告别慢性疼痛

疼痛没有了，行走基本正常了。这位患者对揉摩非常信服，又要求对全身其他各个部位揉摩，以解除病痛。

九 背部远伤病的治疗

成年人都可以在背部找到远伤病，但远伤严重和轻微相差很大，有的则满背都有，有的只有一些特定的地方有，如肩胛骨处。有的虽然分布广，但不十分严重，有的虽只有少数几个地方有，但十分严重。

1、症状

背部远伤病以疼痛与胀痛为主，有背冷、背热、火辣、板滞不仁、睡眠时加重，活动后减轻，或有重压感，捆绑感，由于背部疼痛，弓背则舒适些，加之腰部远伤病，有的患者上身向前弯曲，有的天长日久，腰背弯曲与下肢成 90 度。

2、诊断

根据患者感觉或可见身背弯曲，如无其他疾病，则均可考虑为远伤病。进一步检查可用手掌沾上药液揉摩，不但可发现病灶红晕，且患者顿感轻松。

3、治疗

背部面积较大，但不可泛泛略过，要对每一处远伤病灶处仔细治疗，必须让每一处远伤充分显现。治疗时要注意室内温度，不要受凉。

4、病例

一青年女性，背痛非常，在治疗时，给背的上部切开一条二寸长的口子。当时疼痛缓解，一周后仍然疼痛。揉摩一次后，至今半年未疼痛。背部全有远伤，一次不可能治愈，应该还要揉摩，只不过年轻，远伤稍为减轻一些就不发生疼痛而已。

有一女性患者，通背疼痛，不能做事，到过多家医院，诊断不出病来，住院多日也无法缓解。后经远伤病治疗，一背尽为远伤痕迹，治完顿感轻松，经治 2 次，又可以做原来的事了。

4、思考与讨论

一般将腰背痛放在一处讨论，医学没有对背部远伤病的病名，近期出现了"腰背筋膜炎"的名称，也是将腰连在一处。以为是肌肉、骨骼、内脏疾病引起的腰背痛，认为内科、外科、神经科、妇科等疾病均可引起腰背痛。有的以为是心痛彻背，背痛彻心。也有考虑到软组织损伤的，但需要有明确的外伤史，医学上不能诊断。

背部严重的远伤病，虽经揉摩清除病理物，症状缓解和消失，但以后可能还有胀痛出现。由于软组织损伤时大量的毛细血管受损，功能变差，经过一段时间，部分毛细血管内积存血液而不能进行正常代谢。此时揉摩则会出现较鲜的红色，是毛细血管内的充血。一般用手掌着力推动摩擦，就可发挥作用。

下面我们摘录一篇美国作者的文章的句段，知道世界在怎样认识背痛和腰椎间盘突出以及如何看待 MRI 检查。

背痛是一种常见病，在这里有一组数字。

一生中，一个人有 70% 的可能性，在某个时刻，遭受背痛的折磨；过去的 30 天内，一个人有 30% 的可能性，经历过严重背痛；任何时刻，美国大约有 1% 的劳动年龄人口，因为下腰椎疼痛，无法工作。

背痛治疗费用昂贵（每年超过 260 亿美元），占目前保健支出总额的 3%。医学人士希望，使用 MRI（核磁共振）能使背痛治疗发生革命性的转变。不幸的是，这项技术可能使问题变得更糟。MRI 看到的东西太多，面对这么多的信息，医生们不知所措。生动的图片，却是误导人的，长期背痛，很少是由上述椎间盘异常引起的。

1994 年，《新英格兰医学杂志》刊登一个研究成果。研究者拍下 98 个没有背痛症状或任何背部相关问题的病人的脊椎图片，请医生诊断，诊断结果令人吃惊，2/3 的正常人患有"严重的腰椎间盘突出"。

MRI 图片显示，38% 的人，多个椎间盘受损，其中，有近 90% 的人表现某种形式的"椎间盘退变"。

医生们通常根据这些结构异常，判定病人需要动手术，没有人会让没有背痛症状的人动手术。

这项研究得出结论："大多数情况下，MRI 在没有背痛症状的人身上发现的腰椎间盘突出可能是巧合。"

换句话说，什么都看得见，让医生更难知道应该是什么。MRI 的优点是能够检测出组织的微小"缺陷"，结果成了一个缺点，很多"缺陷"，实际上是人体老化过程的正常体现。

引进 MRI 后，诊断错误急剧增加，必然导致后续治疗中的决定错误也急剧增加。研究者将 380 名背痛患者随机分成两组，接受不同的检查，一组接受 X 光检查，另一组接受 MRI 检查，后者能让医生看到深层组织的更多信息。

对病人来说，结果没有什么不同。

两组患者当中，大多数人的病情得到好转、信息更多并没有让人少受点苦。

当研究人员考察两组病人的治疗过程时，发现了极大的差别。

MRI 组中，近 50% 的病人被诊断患有某种椎间盘异常，结果，医生实施高强度的医学干预、尽管这些额外的治疗非常昂贵，但是，没有明显效果。

这就是信息太多的危险，它实际上会扰乱视听。当一个人的前额叶皮层负担过重时候，他就不再能够理解情境，结果就会混淆相关关系和因果关系，把理论建立在巧合事件上面。他们终于找到背痛的医学解释了，尽管这些解释没有多大意义。通过 MRI，医生们容易看到各种椎间盘"问题"，于是得出结论说，这些结构异常引起了疼痛。这种诊断结果看似有道理，但通常是错的。

（以上摘自《为什么大猩猩比专家高明》[美]乔纳.莱勒文 丁丹译）

这里可以看出，美国在这方面的看法要清醒得多，作法也是正确的，只是他们还不知道远伤，对远伤病也不认识。

参考文献

[1] 招萼华 祝味菊医案经验集 上海科学技术出版社，2007：49

[2] 复旦大学上海医学院实用内科学编委会主编.实用内科学 人民卫生出版社 2007：2529

[3] 复旦大学上海医学院实用内科学编委会主编.实用内科学 人民卫生出版社 2007：2599

[4] 郭维淮 平乐正骨 北京 中国中医药出版社 1996:751

[5] 谭冠先 郑宝森 罗健 癌痛治疗手册 郑州 郑州大学出版社 2002：2

[6] 王淑贞 实用妇科学 北京 人民卫生出版社 1992：349

[7] 诸福棠 吴瑞萍 胡亚美 实用儿科学 人民卫生出版社 1994：266

[8] 中山医学院《内科疾病鉴别诊断学》编写组 内科疾病鉴别诊断学 北京 人民卫生出版社 1980:738

[9] 中山医学院《内科疾病诊断学》编写组 内科疾病鉴别诊断学 北京 人民卫生出版社 1980:722

[10] 复旦大学上海医学院实用内科学编委会主编.实用内科学 人民卫生出版社 2007：2714

[11] 周仲英主编.中医内科 湖南科学技术出版社，1989：207

[12] 中山医学院《内科疾病鉴别诊断学》编写组 内科疾病鉴别诊断学 北京 人民卫生出版社 1980:733

[13] 复旦大学上海医学院实用内科学编委会主编.实用内科学 人民卫生出版社 2007：2683

[14] 中医研究 2009/22 卷 1 期：2

[15] 上海医科大学（实用内科学）编辑委员会 实用内科学 北京：人民卫生出版社，1998：1161

认识治疗远伤病 告别慢性疼痛

[16] 曹仁发　中医推拿学　北京 人民卫生出版社 1993：150

[17] 陈贵廷，杨思澍　实用中西医结合诊断治疗学　北京　中国医药科技出版社 1991：1587

[18] 陈贵廷，杨思澍　实用中西医结合诊断治疗学　北京　中国医药科技出版社 1991：1587

[19] 朱世增 山野遗方—民间医学考察笔记 上海中医药大学出版社 2007：114，

[20] 福州军区军医学校 临床医学问答 福州军区后勤部卫生部出版 1979：上 557

[21] 彭深山，刘尚友，车文恕　临床软组织损伤学 中国医药科技出版社，2008：263

[22] 健康时报 2012 年 46 期 /21

[23] 陈贵廷，杨思澍　实用中西医结合诊断治疗学　北京　中国医药科技出版社 1991：1601

[24] 复旦大学上海医学院实用内科学编委会主编 . 实用内科学　人民卫生出版社，2014：2662

[25] 曹仁发 中医推拿学 北京 人民卫生出版社 1993：213

[26] 复旦大学上海医学院实用内科学编委会主编 . 实用内科学　人民卫生出版社，2007：2060

[27] 健康时报　2012 年 4 月 12 日 /8

第八章　积极治疗远伤病

远伤病既普遍、广泛，又危害极大，严重妨碍了人的健康，影响到人们的正常工作和生活，没有人不希望摆脱远伤病，为何还要强调积极治疗远伤病？

我们清楚，别的不说，光是看广告，慢性疼痛的诸多"疾病"不是都能治好而实际能治好吗？再说，对非远伤病因采取的医疗措施，也总是事与愿违，达不到目的。还有，一些部位上的远伤病有的已经被医学归在难治疾病之列，有的则归在绝症中。

报载有患者对医生说，"大夫，有没有一种药或绝招把我的关节炎彻底治好？"医生这样回答："您说，如果所有的病都能根治，咱们还不都会长生不老？"这是在发现远伤多年、介绍远伤的文章也发表几年后，患者和医生都还处在一无所知的窘况，这是普遍现象。

尽管大家在急切地祈盼医学能把自己的病治好，当医学上能做到时，大家并不知道，有时知道了又不敢相信有这么回事。我的一位年纪不到50的亲戚，摔跤之后，膝部和腿疼痛不能行走，做了各种治疗，最后做了关节镜，好转了很短的一段时间，还是不能正常行走。我听说后，打电话告诉他来揉摩治疗。过了半年未来，别人告诉我，说他一直未好，拄双拐，到处治疗，无奈之下，又三次请菩萨"治疗"。我再次打电话叫他过来。第二天拄着双拐，由妻子陪同来了。揉摩完毕，让他不用拐杖走路，以观察还有哪个位置疼痛或有障碍。行走中，没有发现疼痛和障碍了。再让上下楼梯，发觉到一腘窝处有牵扯感，揉摩后解除。过了一个星期再来揉摩，不再用拐杖，只是有的位置用手按压有疼痛感，揉摩后疼痛感也解除了。可见，如果发现远伤，认识远伤病得不到普及，要让广大患者积极主动治疗是多么困难。

什么是自由？在科技上来说，自由是对必然的认识。当人们对一件事物的必然性缺乏认识时，想要处理好这个事情，往往束手无策。一旦认识了事物的必然性，处理和解决这个事物，就会切合实际，容易达到预期的效果。远伤发现前后，远伤病疗效的差距确实太远了，有的几乎是绝然相反的结果，在没有认识远伤病时，人们一般难以理解和接受这个差距。所以许多远伤病患者放弃了治疗。尤其是老年人，以为真是"老了"，某些部位"退行"了，无奈带病生存。现在已经知道这些病症只不过是远伤发生的病症，而远伤病大多数是可以治愈的。所以，广大的远伤病患者，应该积极治疗自己的疾病，恢复自己的健康。老年人也可以摆脱远伤病的缠身，而精神愉悦，行动自如安度晚年。要做到就必须普及远伤病常识和推广揉摩方法。

第一节　普及远伤病常识

普及远伤病常识的障碍在什么地方？

不是远伤病本身，而是现实环境和人的思想意识。当全社会对远伤病的理论认识都远离远伤时，人们接受到的信息、概念也是非远伤，头脑形成了非远伤的意识和思想。人的思想和活动有一个惯性，要停止这个惯性，需要一些必要的知识和动力，而每一个人所具有的知识和需要的动力并不见得是一致的。法国生理学家贝尔纳说的，"那些没有受未知物折磨的人，不知道什么是发现的快乐。"这是有前提的，必须是享受到发现带来的好处。受未知事物远伤折磨的人非常普遍，仍然不知道什么是远伤发现的快乐。

如果不普及远伤病的常识，就不知道远伤病是哪些病症，这些病症原来不可控制和治愈，现在可以控制和治愈，这个变化是怎么来的。也就不会去接受和享受这个发现所带来的福祉。美国物理学家康普顿说，"科学赐于人类最大的礼物是什么呢？是使人类相信真理的力量。"其实这一切，并不是发现的力量，而是真理的力量，但人们又如何知道哪个是真理。所以说，科学不一定会将自己的礼物赐给每一个人。尤其是疾病方面的科学，因为人的寿命有限，不一定能等到科学的普遍应用，来解除疾病，恢复健康。

好在普及远伤病本身的条件已经具备，一是可以明确检查到远伤，二是对远伤的清除措施会立即得到病症响应，三是可以治愈远伤病。而且做这些并不困难，不过还是需要去做，无论是自己还是别人，否则，远伤是不会发言的。普及不是要人相信什么，而是让人认识和看到，最好是感受到。普及的目是为了大家知道什么样的病症是远伤病，远伤病是可防可治的病，而不再以为是不治之症，放弃治疗或只是镇痛。

远伤病是一个病，但远伤病不同于其他疾病，它分布全身，表现各异，在各科都可见到它的身影，所以各科医生都要先行了解。儿科不了解远伤病，就不知道儿童头痛为何，身体发生疼痛，就会以为是"生长痛"。妇科不了解远伤病，就会把痛经、乳部痛作为妇科病来治疗。皮肤科不了解远伤病，对斑秃、白癜风、带状疱疹后疼痛就不知其因。五官科不了解远伤病，就不知道咽异物感如何解除，鼻痛时就可能会用手术治疗。眼科不了解远伤病，眼睑的胀刺就是一个迷。牙科不了解远伤病，对发生在牙床部位的远伤病症状就以牙病处理或不知为何；内科不了解远伤病，就会将胃部疼痛或其他异常感觉作为胃病治疗，将胸部远伤病作为心脏病，将内科疾病时出现的疼痛作为其本身疾病；肿

认识治疗远伤病 告别慢性疼痛

瘤科不了解远伤病，也会将大部分远伤病的疼痛作为肿瘤本身的症状；精神病科不了解远伤病，就会将有远伤病症状的人，就因为检查为阴性，作为躯体形式障碍；放射检查科不了解远伤病，就会盯在骨骼、关节上，不明白为何好多人骨骼或关节变成了人工的还是疼痛。骨伤科看来接触的都是受伤病人，了不了解远伤病都一样。其实不然，最需要了解远伤病的是骨伤科，作为软组织损伤的几十个病名，几乎遍布身体的各个节点，基本正是远伤病。还有不少骨折病人本来已经骨骼恢复正常了，可行动仍有障碍，便认为还没有恢复好而不知是远伤的问题。骨科手术过后的疼痛现象，也是把远伤病作为关节或骨病来处理的结果。

从另一层次上讲，远伤病不会远离医生，医生认识远伤病对自己的健康也是有益无害的。

如果远伤病是一个少见病，只有个别人发生，不了解远伤病也不是十分重要。可远伤病恰恰是一广泛性多发病。在一些地方，患者的就诊率超过其他疾病的总和。一个人身体各个部位几乎都有程度不同的远伤病。而症状又复杂多样。当人类还不知道有远伤、不了解远伤病，患者是多么尴尬，到什么科治疗，怎样治疗，能不能解除？都永远是一个迷，心中没有数。

远伤在头面部发生的症状就有头痛、头晕、头重、头紧、头胀、头昏沉、脑荡、脑鸣、头空、头冷、头热、头皮跳动、抽动、蚁行水流等异感、脑内异物感、头麻、头木、头蒙、头闷、面瘫、面痉挛、面痛、面异物感、面冷、面某地方发热感、面多发痘疮、三叉神经痛、鼻痛与异感、耳痛与异感、眼睑刺痛、上眼皮下垂、下眼皮下落眼球突出、眼动则晕、牙异物感、口腔张开疼痛与障碍、咀角流涎、咀不自主嚼动或强制咬牙等症状。如果不普及远伤病知识，有谁能解答以上问题而获得正确诊断和有效治疗。

尽管远伤病不是一个陌生的病，但目前人们还是不认识它。

不认识体现在四个方面：不知有远伤这个客观存在；无法用医检设备检测出远伤；不知身体各个部位或不同症状的慢性疼痛病症是同一个病；不知已经有了解决远伤病的方法。在这种情况下，我们还无法从别的什么地方得到疾病的本质认识。所以，普及远伤病的常识，结束人们在不知真相时的各种意识，明确认识远伤病的疾病本质，是一个重要任务。

第二节　推广揉摩方法

普及远伤病的常识至关重要，但没有手段治好远伤病，我们仍然只能望洋兴叹。某省一位有着几十年工作经验的理疗科医生，身体多处疼痛和肢体行动障碍，用尽所有解数，都无法解除。用揉摩治疗后，深有感慨地说，"原来我们并没有给人治病"。看来他以前把"镇痛"作为了治病。既然已经发现了远伤，知道远伤的存在，为何不去治疗远伤？

揉摩安全可靠，又简单可行，是人人可以使用的方法。这不是说揉摩本身有什么了不起，而是治疗病本显示的威力。如果创立了更便捷更好的其他方法，推广揉摩成为昨日话题，我们也是非常高兴看到的。

但在未认识远伤病之前，人们是不可能去创立一个没有对象和目标的虚无方法，来解决一个还不认识的疾病的。从远伤病的实质和临床可以看出，目前现有的医疗方法和手段，都无法清除远伤，侵入皮下的任何作法，对解除远伤病也无济于事。

现在，到医院就医的远伤病人，只是很小的一部分，因为大多数患者明知医治也不能解决根本问题，而忍受疾苦不上医院，或自己采取一些方法对付一下疼痛。这部分人，只要了解远伤病，基本掌握了揉摩，就可利用揉摩来解除疼痛和其他病症。实例也证明了，凡知道远伤病，学会了揉摩，不用任何其他办法，自己和家人都基本摆脱了疼痛。

　　远伤发生的不仅仅是疼痛，还有许多其他病症，如头晕等，也会让身体不得安宁。这在目前医疗中，诊断都特别困难。如果明白是远伤发生的，又掌握了揉摩方法，头晕很快就可以解除。躯体形式障碍，让人痛苦忧愁交加，如果明白是远伤发生，又会用揉摩，不但可以观察到病位上的病灶，立即解除思想上的精神病顾虑，而且症状也能马上缓解或解除，坚持揉摩可直到病愈。即使有极个别部位因某种原因，症状不能完全解除，也可以明确地采取其他措施，如用肉毒素来消除异感或口舌强制性动作，伤害也不是很大。肉毒素不可泛用，且必须要专业医生使用。

　　揉摩的需要，还有更多的人群，随着对远伤病认识，一部分还没有病症的人，为了预防、健康起见，或为了美容目的，也需要对远伤病的揉摩了解和掌握。

　　当然，医疗上普遍采用医治远伤病来解除疼痛病症，患者或许不要太多的熟悉和掌握揉摩，可以直接让医生帮助。不过这样的现实，恐怕还不是能很快到来。就是各个医疗机构已经普遍开展了对远伤病的治疗，创立了更多的好方法，自己掌握揉摩也不是多此一举。因为人的一身，远伤实在太多，不是说一个人身上经几次揉摩就会一劳永逸，只要有远伤，那怕是很轻微的，说不定什么时候发生疼痛或其他不适症状，随时揉摩可随时解除。有的揉摩不过举手之劳，一会儿的功夫，还不等你走到医生面前，早就解决了。

　　远伤病患者并不是不需要医疗机构的帮助，只是在疾病治疗缺失的情况下，患者不得已而自己为之。再说，远伤病在有的部位，有的情况下，自己揉摩不到，或难度大，别的人也不能揉摩好，还是需要专业的医生。所以医疗机构的推广，还是最重要的，让患有所治。揉摩是要达到清除病理物，修复损伤组织，需要对具体的远伤仔细操作，只能是一对一的工作。远伤病患者又十分普遍，尤其是老年人，几乎人人都需要揉摩。即使一个人想解除全部的远伤，也不是一蹴而就的事。由此可以看出，治疗这些远伤病需要大量的揉摩人员，推广揉摩方法，是让揉摩得到普遍应用，来解除广大患者的远伤病痛苦，确实需要专业和群众的共同努力。

慢性疼痛不是慢性疾病，事实如此，要保证事物按照自己的规律发展，没有人及时地在疼痛病症一经出现之时给予解除，也还是要受到长时间的痛苦，仍然不能脱离慢性的现象。只有所有的人都象对待急性疼痛的疾病那样对待远伤病，慢性疼痛才能真正病除痛止。这就是为什么需要推广揉摩方法，大家掌握揉摩方法的理由。

第三节　专科治疗远伤病

有人认为，疼痛治疗有着巨大社会需求，由于缺乏规范的疼痛科，目前游医假药泛滥失控。只有建立了规范的疼痛科，才能真正实现"免除疼痛是患者的基本权利"的要求。

疼痛科只能对慢性疼痛镇痛，并不能担负所有的疼痛治疗，急性疼痛是因病因伤而痛，控制和治愈了这些病与伤，就解除了疼痛。这些病与伤必须在不同的专科治疗，如烧伤病人，骨折病人，结石病人等。而急性疼痛的治疗有赖于疾病的控制与治愈而首先不是镇痛。

现在我们知道，慢性疼痛只是远伤发生的许多症状之一的主要症状，还有其他许多症状和现象。虽说是同一疾病发生的，医生不明也不能处理，病人也不会找到疼痛科治疗。如果一个专科只对一种病的单一部分症状加以干预而还不是治它，这个专科所发挥的作用实在有限。而对同一个疾病的大部分的症状连干预都不能，仍然要到各个科室盲目求医，这是一种怎样的状态？比如

认识治疗远伤病　告别慢性疼痛

主要的头晕都是由远伤发生的，但目前头晕的诊治，"会让十几个科的医生都犯晕"，[1]可见，没有远伤病的专科，还是一片乱象。

如果让患者都了解这些症状现象是远伤病，那就是远伤病得到普及了，这在医生中也不是短期内能做到的事。现在，远伤病发生的症状，有的当成某疾病，有的不知道何病，有的归于其他疾病中，几乎分布在所有的科室，各个科的医生有必要认识远伤病，排除远伤病，让患者得到正确的诊治。但不可能每一个医生都去治疗远伤病，所以需要一个专门治疗远伤病科室。治疗远伤病的科室，不需要过多的医检设备，但要较多的揉摩人员。在短期内，要想尽快去病来解除疼痛病症，要想治愈恼人的远伤病，目前还没有别的更好的办法。

疼痛科可以作为一个专门的远伤病治疗科，或者骨伤科也可以作为一个专门的治疗远伤病治疗科，倒不在乎一个怎样的名称，而是要有名符其实的远伤病治疗，要认识远伤病，掌握揉摩方法。骨伤科里的软组织损伤在身体各个部位上有50多个病名，除了个别例外，实际也都是远伤病。但尽管这么多，仍然没有包含全部的远伤病。所以，如果不了解远伤病，一个科室还是无法诊断和治疗一个病的全部。关键问题是要改变镇痛方向和作其他"治疗"，要象解决急性疼痛一样，治愈远伤来控制和治愈远伤病。已经知道了慢性疼痛与急性疼痛都是一样由疾病发生的，为何不去医治疾病而非得对疾病的一个疼痛症状去镇痛？医治疾病并不比镇痛复杂，治疗疾病而消除疼痛也不比镇痛慢。而患者的根治与代价的小，镇痛是做不到的。

当然，如果疼痛科还不认识远伤病，就是找到疼痛科就诊，未必就能正确诊断和有效治疗，最多是在镇痛上专业一些。所以，并不是有了专科就能保障"免除疼痛是患者的基本权利"。实际上，对远伤在身体上不同部位出现的症状（所谓疾病），已经有了专门的研究机构和治疗专科，也未必就能免除患者的疼痛。三叉神经痛、膝关节炎等，不少地方有专家和专门的医疗机构，也还是不能有效地治愈它。因为并没有把远伤病作为远伤病治疗，而是作为其他疾病或病因加以治疗，所以仍然没有应有的结果。

专科的治疗是必须的，这一点是没有争议的。专科对远伤病会有全面了解，会有专门技术，会有发展方向和进步。这对于解除患者的疾苦无疑是有优势的。尤其对那些难治远伤病，需要有专门训练的人员去做。再说普及也需要在专业的带动和推动下，才能完成得更好。

有朝一日，我们远伤病患者走进这样一个科或医院，无须借助各种仪器设备，得到迅速的诊断；也不借助止痛或侵入皮下，治疗后绝大多数疼痛立即缓解或解除，来时行动困难者，返回时行走改善或正常；所有的远伤病患者在这个科，摆脱了久治不愈的病症。这就应该是远伤病的专科了，不管这个科或医院叫什么名字。

参考文献

[1] 张蜀湘 张辰 揉摩治疗头晕43例病因、疗效观察 北京：中医临床研究，2014,11：45

认识治疗远伤病 告别慢性疼痛

第九章　远伤病的预防

我们注意到慢性疼痛很少提到预防，就是对某一部位远伤发生的病症的专著，也少有预防。如张威、金丽芳、吕庆伟主编的《三叉神经痛 300 问》也没有谈预防。赵瑛、陈峰主编的《头痛》，虽说谈到头痛的预防，但是说"并非指预防一生中偶尔的头痛，因这类头痛产生的致病机制太多，无法进行有效预防和防范"。后面谈到的预防，实际是对已经有了的头痛控制，并非真正预防不让头部出现有头痛的疾病。这是因慢性疼痛连病因都不知道，预防无从谈起。

人人都有远伤，这是指已经存在的现实，并不是说完全不可避免。预防远伤病主要从两个方面着手："未病先防，既病防变"，即避免软组织损伤发生，发生之后即时将其治愈，不再出现远伤病。

第一节　防范软组织损伤发生

当人们清楚了远伤病的来龙去脉之后，防范软组织损伤是可以做到的。再好的防范也不可能做到完全不发生，但减少软组织损伤远伤是肯定的。

软组织损伤的预防不同于一般疾病，一般疾病的预防是首先提高抗病能力，即"正气存内，邪不可干"。软组织损伤的预防首先是防范意识和训练有素，即在人类的活动中要将安全放在第一，这与我们平时在生产、生活活动中要求相一致。但在生产、生活中强调和重视安全时，软组织损伤似乎显得放松些。因为在大家的心目中，一般软组织损伤有时还算不上事故。即使发生了，只要不是十分严重，一般也不在意。所以在软组织损伤方面的预防意识不突出，预防措施不到位。人们对是否可造成软组织损伤的条件、环境缺乏专门研究，也少有防范措施。

　　一个人，如果每年发生一次软组织损伤，一个40岁的成年人，除了不会行走的一两年，也会有近40次。其实，即使最谨慎小心的人，在青少年时期一年只发生一次软组织损伤并不易做到。这就是我们身体上为何有这么多远伤的缘故。再说，由于软组织损伤的发生一般不经意，人一生所遭的软组织损伤，一般都不能具体统计，小的根本就不往心里去，大一点的也因为时过境迁，大多忘却。下面是一位远伤病患者记忆起的几次较重的软组织损伤，记于此，可见一斑。

　　小时候，夏天在禾场上，我站在打场的石滚上，大点的孩子在下滚动，让我快踩随着走，摔下，胸枕在石滚上，当时痛得几乎不能呼气。

　　再大一点时，父母在山上砍树，我同去玩，手里拿一把柴刀，身体伏在砍倒的树上，由于大树压弯了一棵小树，大人将大树顶尖锯断后，被压的小树弹起，将我弹出老远，一只鞋子都找不到了，我醒过来时是在家，发现一个土郎中在对我进行"抢救"。

　　上十岁时，那年冬天下大雪，且结冰，我到姑姑家去，走在山顶的路上，一跤摔下，从山上滚到山下，身上的伤可以用遍体鳞伤来形容。

　　青年时，一次学骑单车，下坡时裤脚被车链绞住，撞在消防龙头上，然后翻下二米多高的坎下，单车随之砸下，也伤多处。

　　八几年冬，一天晚下班后，因住农家，楼上漏风太大，上去堵，下来时，作为梯子的床架滑走，人也随之落下，摔得半天不

认识治疗远伤病　告别慢性疼痛

能动弹。

也是八几年晚，在小学校快上坡处，坡顶一骑单车女子，骑车慌乱且快，我站在一处不动，好让她择路，其实当时路上就我们两人，谁知她偏偏直向我闯来，我用手挡，将我带翻，多处摔伤。

九几年下晚班骑自行车回家，在南山桥头下坡处，因是晚上路上无人而骑得很快，碰在一堆施工未用完的干水泥堆上，车子抛出好远，人又多处摔伤。听说此处摔过多人，后我才将水泥堆铲除。

小时爱爬树，不能上时，身体什么地方能用上力，就用什么地方挺，胸肋臂腿是常刮伤。脚的损伤实在太多，小时无鞋穿，踢在什么上，被东西砸着，那是常有的。

这并不是全部的回忆，可以看出，这样的"损伤史"，不少人都会有，有的还会更严重。同时也可看出，这些损伤中，有的是完全可以预防发生的。

第二节　治愈软组织损伤

另一个需要提高意识的是发生了软组织损伤痊愈之后的后续治疗。

能演变成远伤病的闭合性软组织挤压损伤不同于开放伤与骨折，不显得那么严重和紧要，人们平时所取的态度，只要没有影响正常活动都会无所谓。这在损伤当时，也许是对的。有的当时采取错误的措施，加重了软组织损伤的出血。如民间的推伤，实际上是将损坏的毛细血管挤出更多的血液。正确的作法应是快速制止皮下出血。

软组织损伤一般都会自然痊愈，治疗只是辅助性的。以往对软组织损伤的治疗方法，只是消除症状，解除疼痛，并未对软组织损伤病作根治性治疗。

由彭深山等编写出版的《临床软组织损伤学》，治疗软组织损伤，一是药物疗法，内服或外敷，二是康复理疗，不外乎电疗法、光疗法、超声波疗法、磁疗法传导热疗法，特殊情况手术治疗。

目前具体的做法，由吴钟琪 卢永德主编的《临床症状鉴别及诊疗》对扭伤和劳损的治疗具有代表性：

1 受伤部位休息，不活动、不压迫受伤关节，也可以用弹性绷带或夹板制动，以利于受伤韧带或肌肉的愈合。

2 受伤早期可局部冰敷消肿，伤后 24 小时用热敷止痛，也可以外敷消肿活血化瘀药物。

3 抬高患肢以消肿，用止痛药止痛。

4 韧带损伤较重者，（封闭，包扎略）

5 韧带完全断裂或有半脱位者，（石膏固定，手术修补略）

6 疼痛消失后开始关节功能锻炼，必要时由医师帮助建立体疗及康复运动计划。

7 反复踝关节扭伤者可穿高绑鞋保护踝部，并将鞋跟外侧加高 1-1.5cm，防止踝关节内翻。

这些措施无疑是正确的也是需要的，但缺乏最后清除病理物的治疗。

中医除了内外用药之外，一般使用火罐、针灸及按摩。都是达到消肿止痛的目的，表面病灶消失，症状消除就算痊愈了。

由赵东升主编的《当代名医诊治秘验》介绍云南省楚雄市中医院对软组织损伤的治疗经验：内服中药，内服药酒，针刺外治，药酒按摩，具有中医治疗软组织损伤的代表性，也只是寻求消除软组织损伤的表面病灶和疼痛。

由此可以看出，人们并未对闭合性软组织挤压损伤作根治性的治疗。这些"自愈"和"治愈"的损伤，在日后都成了远伤病。

认识治疗远伤病 告别慢性疼痛

当初不破皮不流血的软组织损伤，竟在长久"沉睡"之后，比当初更具伤害性，症状更具复杂性。它们长期积累后，都还是威胁我们的健康。

一般的软组织损伤用常规处理即可，严重的要采取一些必要的措施。最初可适当用抗生素，以防感染。主要是中药外敷。肿胀严重，发乌发热，在用抗生素的同时，用中药捣碎外敷。新鲜草药有八仙草、地锦草、公英、陆英、车前草、马兰、葎草，凡具有清热解毒的药物均可用，其中可加入赤小豆、连翘、黄连、黄柏、黄芩、赤芍、大黄等一些药物的粉剂。

用药要频翻动，以保证有效药物的浸润接触。必要时可将药用凉开水和成用稀糊状或液流状，覆盖或浸泡肿胀处。一般3到5天可恢复正常。

软组织损伤同时有骨裂，只要不是错开，不需要手术，也不需要采取专门措施，只需要治理外伤，骨裂会自然长好。因为受伤时骨裂未至错位、分开，再在伤后没有外力作用下更不会。而且"骨折后24小时内，骨折端的骨膜即开始肥厚，细胞也开始增生，逐渐形成新骨，准备两端'会师'。另一方面，随着血肿机化的演进，血肿外围成骨细胞和成软骨细胞迅速插入骨折端间隙，在血肿吸收后，逐步转化为软骨以至骨化，以膜内化骨及软骨内化骨的形式，将骨折两端连接在一起。当其强度足以抗拒一般的外力，如肌肉的收缩力、剪力或旋扭力，不致再引起骨折变位时，即骨折已达到临床愈合。"[1]了解这些，可以少些不必要的医学干预，让骨折恢复得更好更快。经治几例脚软组织严重损伤伴骨裂患者，都是准备动手术的，在积极处理软组织损伤后，较短的时间骨裂也愈合了。

软组织损伤痊愈后，在1个月到1年内，还要再进行软组织损伤后的病理清除治疗。用揉摩方法，将病灶清除。较轻的损伤当时表皮没有病灶，病灶在表皮下还是存在的，所以也还是要做揉摩清理。

第三节　主动清除远伤

远伤在没有发生病症之前，以往是无法知道有远伤的，只有等到发生了病症，才知道此处有病，当然也不知道是远伤。远伤发现之后，在远伤还没有发生病症时也可以检查到，这就为在远伤发生病症之前清除远伤提供了条件。

因为远伤发生的一些病症出现的现象，揉摩也难让其逆转，如白癜风。神经性皮炎、面部色素沉着出现的斑块，老年人（实际有的中年）手或面上的老年斑，类风湿的关节变形、痛风的结石，都是一旦形成之后，就存在下去。这些可见性变化，有的本身就是远伤发生的，有的是因为远伤病理皮肤而发生改变。

远伤非常严重的肢趾，受伤后极难痊愈。

癌症等疾病晚期，远伤发生疼痛和行动障碍和其他不适症状，要进行揉摩，患者难以忍受揉摩的疼痛。

如果在远伤还未发生病症之前，将其揉摩清除，则可以避免后顾之忧和减少麻烦。

远伤的检查在有关章节已经作了介绍，只要按照这些方法，身体各个部位上的远伤都能检查到。

揉摩也没有特殊要求，揉摩少有或没有远伤出现了，即可。主动清除远伤有百利而无一害。

参考文献

[1] 郭维淮 平乐正骨中国中医药出版社 19969：274

认识治疗远伤病　告别慢性疼痛

附 有关远伤病的问答

　　发现远伤、认识远伤病以来，不少人提出一些问题，这些问题也应该是其他人头脑中有的，所以集中解答。

　　1、痹症是远伤发生的有什么证据？可以检查到吗？

　　可以检查到，使用揉摩方法让远伤再现，没有人不认识的。

　　2、"风寒湿三气"不是痹症的病因吗？

　　祝味菊认为"风寒为气令之变化，可以刺激人体为病，而不能留驻于人体，风也寒也，名虽有而实无也"。这种认识是完全正确的，也得到临床实践的证明。

　　3、"祛风""散寒""除湿"的治疗方法有时为何有效？

　　祝氏说，"调整其本身营卫不和，非有风可祛，有寒可逐也"。一时有效有各种因素，有时只是远伤病的一个特征，但有时可能是影响到远伤红细胞的变化，有时是改善了身体条件，虽说有的可以好一个较长时间，但终究不能治愈，招荛华在《祝味菊医案经验集》中说的"只知道某药治某病有效，某症用某药有什么反应，不了解发生的原因，更谈不到用药何以会有效。只知道解除存在的症状，取得病人一时的轻快，并不能真正治好病。"

　　4、从来没有人怀疑过"风湿"吗？

　　沈明圭"然痹因三气者，治之宜然。若邪郁病久，风变为火，寒变为热，湿变为痰，即当易辙寻之，以降火清热豁痰为主，参以通经活血，流散滞邪之剂，安可全做三气治哉"，王清任说"外受之邪，归于何处""冰成风寒已散。"董西园"病皆一气之邪，痹为三气之羑"，"痹久不瘳，症成痿废，痹非三气，病在痰瘀"，都是对"三气"认识的动摇，但由于不了解远伤的存在，仍困在风湿中。只有祝味菊认为风寒名存而实无。

5、不是说"痹症有瘀血"吗？这是否就可以认为说的是远伤？

"痹症有瘀血"是假想，对瘀血是什么的概念还不清楚，有人把流动的血液作为瘀血，出现抽血、吸血和放血的错误作法。远伤其主要病理物已经不是血的概念。但说的痹症大部分是远伤发生的。

6、把痹症称为远伤病，与把陈旧伤称为宿伤，不只是叫法不一样吗？

不是叫法，根本问题是病因，一是"三气—风寒湿"，一是久远的软组织损伤。"痹症"也只是远伤病的症状之一，如王清任所说，"凡肩痛、臂痛。腰痛、腿痛，或周身疼痛，总名曰痹症"。症状上主要是疼痛，虽说讲部位、周身，但他在几个逐瘀汤中，并没有把所有部位的远伤病症状列入痹症中。

远伤病是一个独立的广泛存在的普遍性疾病，其中有被人称为痹症的一些部位和症状。

7、病因不同，关系大吗？

"治病必求于本"，"病不辨无以治，治不辨无以痊"。为何痹症一直被称为顽疾，就是因为病因不明。

8、"风湿"普遍存在，远伤病有那么多吗？

风湿不过是远伤病的一些症状而已，不过中医的风湿还包括其他少数病。

9、现代医学对风湿如何看？

现代医学无"痹症"之"风湿"说，对远伤病还不象中医对一些部位的疾病认为是同一种病，而单独分为多种不同疾病，大多以部位命名，并分在不同的科目中加以讨论。如神经血管性头

257

认识治疗远伤病 告别慢性疼痛

痛、偏头痛、三叉神经痛、颈椎病、肩周炎、网球肘、棒球肘、腰椎盘突出、坐骨神经痛，大多为"病因未明"。还有不少地方无名而难辨其病。

10、以上的病名，都是远伤病吗？

都是，当然除此之外，还有更多的，凡慢性疼痛都是由远伤发生的。

11、有什么依据就说慢性疼痛是由远伤发生的？

疼痛病位与病灶位置一致，清除病理物，消除病灶就可以治愈疼痛。这种情况，任何疾病都可以作为疾病与病因关系的肯定依据。

12、怎么知道发现的病灶就是以前发生过的软组织损伤？

从历史和现场进行观察对比，历史可以确定的软组织损伤，现场发生的软组织损伤愈后，通过相同方法显现病灶，除了严重程度、受损面积大小、形状，受损外物轮廓不同外，没有任何差异。尤其从挤压时外物轮廓出现的痕迹可以直接知道，这些痕迹是因为外物周边在挤压过程中产生剪切作用出现的。

13、发生远伤病的软组织损伤范围是否同传统说的软组织损伤一样？

传统的软组织损伤范围要大些，有开放伤，断裂伤，刺入伤和撕裂伤等，是指所有造成了软组织受损的损伤，而发生远伤病的软组织损伤指皮肤未破裂无骨损的挤压伤。

14、远伤病与慢性疼痛是怎样的关系？

远伤病是身体上存在的一种疾病，是由于软组织损伤后形成的。慢性疼痛是远伤病的许多症状表现之一，是主体与客体的关系，是全体与部分的关系。

15、认识和解决远伤病重要吗？

试想，有一种疾病，不知病因，主观以各种病因，作各种疾病去对待，会是什么样的情形；认识远伤病，是认识到它是由远伤发生的，认识到身体各个部位有名或无名的疼痛病症是同一个远伤病，认识到它的特征和治疗方向。为何能有效地控制和治愈这个远伤疾病，就是因为认识了远伤病。

真正有病理体征表现的要比有远伤的人少得多，有些轻微体症并不被自己察觉。这就是远伤病成了老年人的克星的一个主要原因。因为远伤并不是一直那么"温和"，当年老体弱之时，它就开始表现出来，给人们带来各种痛苦。

由于各类因素的不同，人们在各个时期，也会受到远伤病的袭击，但因为人们并不认识它，而将其作为各种疾病加以治疗，造成治疗时间长，用药时间长，对身体带来新的损害，在金钱上，也是出乎意料多的支出。正常治疗，一两次，两三个小时就可治好的远伤病，而误诊误治就要花上十天半月或更长时间还不能缓解，而正确治疗花费不过三两百元，而误诊误治则要花上数千或数万元。同时一些严重威胁人体健康的疾病，得不到发生的病因，而无为的对待防治。

16、骨质增生、腰椎盘突出是通过设备检查的，也有差错吗？

设备是没有思维的，只有人才具有思维认知能力，疾患到底由什么引起，不能只见到什么就认定什么，见不到的则放过不究。并且，医学上讲的腰突症，又叫纤维环破裂症或髓核脱出症。是指纤维环破裂，髓核突出，压迫了神经根，即使前两个条件已成立，压迫神经根而引起病痛也不定是真实的。

17、既然是科学道理，医生不明白吗？为何每个医生都认为检查什么就是什么？

不是"每个医生"，上面正确的认识，就是医生写出来的，还有批判这种现象的，认为迷信现代设备的"现代迷信更比封建迷信害人强十倍。"

18、"难辨其病"是一个什么情况？

在疾患的部位找不出病来，就作别的病加以治疗，时间长，耗费大，不得愈。有的医生则告之无病。不知病因并不是医生的错，而是医学的发展问题，其实在医学上，有症状不知何病者不是没有，医学文献指出来"病因不明"的疾病更是不少，只是我们不清楚而已。

19、这方面的情况多吗？

多，且混乱。理论上，随手翻翻医学方面的报刊杂志，就可见着不少错误认识和错误议论。作为误诊误治的，在临床上随时可碰到，从胃病、肾病、胆囊病，红斑狼疮，从心脏病、心肌炎、糖尿病到股骨坏死都有。

20、既然有远伤看得见的事实，大家不都清楚慢性疼痛其实是远伤发生的吗？

首先还不是所有的人都观察到了，其次，仅管是事实，解放思想是一个斗争过程，纠正已形成的固定错误认识，则是非常困难的。实践是检验真理的唯一标准，是指认可这个说法的人。有的人没有要弄清究竟的愿望，还有排斥新发现的现象。

21、有些观点、病名是专家认定和文献上的，也可以推翻吗？

不是推翻什么观点、病名，是事实已经明了：不是那么回事。指出来是因为这些观点和病名正在指导于临床，给患者带来不利。

文献是人写的，专家在未认识前有各种看法或观点，是不足为怪的。但在事实面前，他们也会放弃不正确观点。以前所有慢性疼痛方面论述、专著，都不知道远伤这个病因，而且一般作者也承认"病因学机制尚不确定"、"病因还没有统一看法"等等。卢梭说，"通向谬误的道路有千百条，通向真理的道路只有一条"，我们只能选择有事实的这一条。

22、慢性疼痛是由远伤发生的，只是一家之言，是不是还有另外的病因？

还是没有明白远伤的发现是观察到事物这样一个事实，不是什么观点或看法的"一家之言"。如果是观点看法，没有事实依据，就是"多家之言"或什么之言，也无济于事。事物的存在是不以人的意志为转移的，你观察到远伤后可以以各种名字相称，但远伤病事实只有一个。不过另外的病因，现在确实没有发现，因为治愈远伤病没有涉及到其他。

23、既然这样，世界各地对慢性疼痛的研究，学会的讨论，就不是没有必要再在病因上纠缠了吗？

不是纠缠，现在没有谁对远伤病发生过争论，也用不着争论，用自己的眼睛观察就可以了。现在是还不知道慢性疼痛是由远伤发生的这么一回事，还正在埋头研究病因和镇痛方法。

24、远伤得到了医学的认可吗？

发现不是看法、意见和观点，是看到和知道了客观的存在。发现在于具有普遍重复实验性，在于大家都能得到同发现一样的事实（事物、结果、效果）。发现不在于申明表态，而在于动手实践检验。当然，发现不得到医学的认可，医学就不会应用来为广大患者服务。医学提倡"循证医学"，不过现在还只是提倡。要创新，没有发现，创新无从开始。要结束"镇痛"而医治疾病来解除疼痛就要知道认识这个疾病，否则，治疗手段就不可能有突破。

25、到底现代疾病中有多少主要是远伤病？

前面讲到过，神经血管性头痛、偏头痛、三叉神经痛、颈椎病、肩周炎、网球肘、棒球肘、腰椎盘突出、坐骨神经痛、小腿不安综合征、肋骨炎、背痛、胸痛、躯体形式障碍、类风湿关节炎。痛风等。没有名称的在其内部器官对应部位的疼痛。肢体麻木，抽筋，被误诊为神经官能症的搐动、跳动、蚁行感，特殊寒冷感。还有些没有验证的具有远伤病症状的"疾病"还需要验证确定。

26、 为什么发现远伤后，把这么多病都说成是远伤病？

认识治疗远伤病 告别慢性疼痛

成见的消除需要自己放弃，更需要自己明白，"这么多病"是人们在不明病因之前，把一个由远伤发生的远伤病看成了不同病，实际是部位或症状的不同。远伤在身体的各个部位都存在，都有可能发生各种不同症状，如果这样都说成不同病，身体的每一个地方就都有一个病名，甚至一个地方有多个病名，如面部就有三叉神经痛、面痛、面瘫、面痉挛、带状疱疹后疼痛、躯体形式障碍等。认识远伤病，就是清楚了这些都是同一个病，是疾病原来就是这样。现在认识到的原有病名，还不是全部，有的病名还未通过临床验证，所以没有列出。

27、慢性疼痛治疗中有没有发现过没有远伤的情况?

到现在为止，还没有发现一例不是远伤发生的远伤病者。

28、胃痛是胃发生疼痛，怎么也是远伤病?

胃的痛神经并不丰富，一般的情况下是没有疼痛感觉的，如胃穿孔、胃镜检查时夹取内膜组织，都感受不到疼痛。疼痛并不是真发生在胃，而是在胃部的表面腹部上。说胃痛是远伤病，不是否认有胃病，要把胃病与远伤病分离开来治疗，胃痛和胃病都容易解决些。除胃痛症状，还有胃胀、胃冷、胃火辣、胃堵塞压迫和莫名的难受感等，也是远伤病的症状，医学上有时将其诊断为躯体形式障碍。

29、说痹症是风寒湿，是因为风寒湿每每诱发痹症，那么远伤病是受风寒湿诱发吗?

那是直观观察的结果，真正的诱因是体质下降，或外界促使新陈代谢加快或不利于新陈代谢。夏天炎热，不寒，空调房干燥，不湿，身痛、无力等好多症状也频发，变天（下雨前）远伤病处症状常加重，是因为空气潮湿，湿度大，空气稀薄，空气单位体积内的含氧亦减少。感冒时，妇女月经期，产后，新的损伤后，病后，均出现加重或新的症状。无远伤时无疼痛等症状。但也不都只有风寒湿可诱发，有的还需要吹风凉爽才缓解舒适些。

30、感冒时头痛、身痛也是因为有远伤才痛吗?

是,完好时都不会痛。请注意,痛是有位置的,此时,正好检查身体远伤隐藏处。这就是病理改变时出现远伤病的最普遍的例子。

31、为何妇女经期、产后多出现头痛身痛?

这就是生理改变时的典型例子,这种生理改变往往造成身体免疫力的下降和体力的消耗,变得相对虚弱些。

32、还有哪些误诊成妇科病的?

在胸乳部、小腹盆腔部的慢性疼痛,往往诊断成各种妇科病,长期治疗不愈者并不少见。

33、为什么病人都说自己是关节痛或骨头痛,而远伤病则不是,难道病人自己还不清楚吗?

病人是清楚的,确实感觉到是关节或骨头痛,但这只是感觉到。远伤病有一个最大的特征,就是疼痛感觉在深度上的错位,总是将疼痛的病位往深层次上反应。在这种情况下,一般都会将病人的描述当成病位来确定。所以出现关节、骨骼、内部器官的误诊。

263

34、急性疼痛与慢性疼痛有何不同,为什么要分开?

其实没有根本上的不同,都是疾病或损伤发生,都有疼痛的感觉,都有控制或治愈了疾病,疼痛就解除的规律。但慢性疼痛有更多的症状表现和特征,在未发现远伤前,只见疼痛不见病。在这种情况下,解决急性疼痛以治病为目的,解决慢性疼痛以镇痛为目的,所以分开来。

35、远伤真有那么严重吗?

假若有一种仪器,能透视人体表层,就会惊奇地发现,体表周身有如此多的损坏。而诸多不明原因的疾病,原本就发生在它上面。

**36、圣经说,"医生,治好自己吧!"是说正人先正己,远

认识治疗远伤病 告别慢性疼痛

发现之际，正是从我们自身做起，发现之后，最早受益莫过于自己与亲友。在我众多的亲友中，远伤病不管诊断的是腰椎突出者、骨质增生者，股骨头坏死者、退行性变者，神经、血管问题者，还有更多离奇诊断者，都很快得到揉摩治疗，及时解除疼痛，其中有老年、中年、青年和少年。

37、远伤病普遍存在吗?

远伤病是一个多发、普遍性的疾病，一个成年人，没有感冒过的可能会有，但没有远伤的可能没有；一身只有一处远伤者也可能少见。但有远伤终生不发生远伤病的是否有，还不知晓。

38、远伤病受到了普遍治疗了吗?

基本没有，医疗上都是在镇痛。

39、既然远伤这么普遍，为何不见治疗的?

不是不治疗它，是不知疼痛是它发生的，不知疾患处有远伤，自己、医生、检查都没有发现；连是什么病都还不知道，怎么会去治疗远伤病。

所以人们对这种疾病感到无奈，镇痛并不是都达到了目的，所以多数患者还是忍受着痛苦。

40、是不是治疗过程中，虽说不明病因，治疗方向也是一样的?

不是，现代方法与传统方法，都没有为消除远伤做工作。方向和目标都是向着人们认定的非远伤方面。所以，"痹症最为难治"的现象也就普遍存在。而且，不少因为治疗不当，给病人带来了更多的痛苦，也给今后正确治疗带来困难。

41、针对远伤的治疗，效果如何?

治疗安全，疗效明显，绝大部分病例是立竿见影。有少数个别受多因素影响的，治疗效果还不够理想，有待大家进一步研究和临床实践，创造各种好的治疗方法。但由于对远伤病还不太了解，大多数患者在症状缓解或解除后，就不再要求揉摩了。

42、住院病人可治吗?

也就是比较严重的吧? 几多病人正是从医院住院无效时而来治的，均在短期内解除了痛苦。一般说来，慢性疼痛的治疗无须住院。

43、治疗都可以见到病灶吗? 有不有人为制造的?

凡远伤病处都可见到病灶，哪怕微小的异感处。不会有人为的，无远伤的皮肤受同样的揉摩，仍保持正常。

44、远伤病的揉摩方法，有些与传统方法相似，是不是就是传统方法的应用?

远伤病的揉摩方法，实际就是从传统方法中来的，是用传统方法的形式来服务于远伤病的治疗，所以不是全盘继承，与传统治疗的目的、目标、方法并不相同，我们只利用其可达目的的一面，仍有许多不同之处。首先力度要轻，以不损伤皮肤为原则，其次，目标明确具体，以远伤病灶充分显露为依据。

45、揉摩治疗有依赖性和复发吗?

要弄清以往治病是镇痛，而没有治病，所以有依赖性和复发。揉摩则是清除病理物，让病灶消除，疼痛是随病灶的消除而随之消除的，就不存在依赖和复发问题了。

46、治疗可让病损部位复原吗?

医学上对于人体有机体遭受损坏而加以治疗者，无一是可以复原的，治愈不等于复原。

47、为什么手术或用药虽未治远伤病，远伤病大多时候能得到缓解或暂时止痛?

有的本身包含镇痛，另外，这也是远伤病的一大特征，凡用药或在有远伤病部位进行创伤，可以缓解或暂时止痛。这并不是所有的患者或任何的时候都可以的，有的时候患者用止痛药物也无法止痛。

48、这一发现到底可解决哪些问题?

1)、可解决已有疾病名的诸多疾病的诊治

血管性头痛、神经性头痛,偏头痛、眶神经痛(眉棱骨痛、)三叉神经痛、颈椎增生、颈椎病、肩腱袖病、肩周炎、网球肘、棒球肘、急性腰扭伤、肋间神经痛(胁肋痛)、慢性腰肌劳损、腰椎间盘突出症、膝关节骨性关节炎、类风湿关节炎、痛风、腓肠肌痉挛(转筋)、小腿不安综合征、坐骨神经痛,乳腺痛、痛经。还有躯体形式障碍的精神病,皮肤白癜风,斑秃,带状疱疹后疼痛等都可以得到明确诊断和有效治疗。

2)、可以解决现在误作别的疾病治疗的诸多病症的诊治

心脏病尤其是冠心病,胃病,是普遍存在的,但作为心脏病、胃痛,总是久治难愈,其中不少基本是远伤病,可以清楚诊断和有效治疗。

3)、可以了解一些疾病的真正病因

中风,历代医家均认为有先兆,对中风产生的病因分析,几乎囊括了全部的可能因素,真正的病因并未找到,这对防治中风极为不利。而中风的绝大多数主要原因为此因。痿症,也是严重威胁人体的疾病,其基本原因也未阐明,而真正的病因,主要也为此因。

4)、可以解决传统治疗方法对人体造成损害的"双刃剑"问题。

目前,传统的治疗方法,都是在对付风湿的基础上建立起来的,所以祛风、散寒、除湿成为主要目标。病因已明之后,这些既可减轻痛苦又对身体造成一定损害的方法,就可以不用或少用了。

5)、可以解决诸多的疑难杂症。

此病的症状几乎包罗人体各种异常感觉和痛苦的全部。很多病症都不被人们所认识而成了疑难杂症,此因明白之后,对一些

现象和病症了如指掌。

49、远伤病是否完全未被医学认识?

基本上可以这么说,从中医的风湿痹症、诸多其他疾病的辩证分析,到西医的各种病因分析,都可说明这么一个事实:人们确实还不明白发生这些病症的是远伤,甚至不承认损伤痊愈之后还有什么后遗症。

50、目前医学怎样处理远伤病?

中医有三种情况,

1)、部分作为痹症,也就是风湿,如王清任所说的,"肩痛、臂痛、腰痛、腿痛,或周身疼痛",以疼痛为特征。

2)、部分作为某些经络病,如头痛:分成太阳、阳明、少阳、厥阴、太阴、少阴,并有分经用药之说。

3)、部分不明或众说纷纭,如中风先兆、痿躄、眉棱骨痛、梅核气等。

西医有五种情况:

1)、部分病因分析中有此一因,但是要有"明确的外伤史",如头痛、肩痛、腰痛,基本是指迁延伤。

2)、部分病因分析中有"扭伤及劳损","扭伤通常指韧带损伤,劳损指肌肉损伤,扭伤与损伤往往同时发生,踝关节和膝关节扭伤和劳损最为常见。"其症状也只是"受累关节疼痛、肿胀或压痛,活动受限",是指急性伤。

3)、部分病因中将其作为骨病,如颈椎增生,腰椎盘突出,关节退行性变。

4)、部分作为内脏疾病,如胸区或胃脘痛或闷等其他表现,则都认为是心脏病,胃病。部分作为其他疾病,如疾病晚期出现的疼痛。

5)、部分部位出现病症,则诊断不出病,作为疑难杂症或躯体形式障碍。

51、转移、牵涉、放射痛是怎么回事？

当你见不到这些疼痛的病灶时，你会感到疼痛从一个地方转移到了另一个地方，一个地方的疼痛牵涉到另一个地方痛，内部器官痛放射到身体的某个位置痛。这都是人们的一种认识。但远伤病没有这些现象，所有临床见到的慢性疼痛，都是疼痛之处的远伤存在而发生的疼痛。

52、异常感觉有哪些？

全身或局部特冷感、热或灼热感，如压、如裹束、捆绑感，麻木不仁感，水流虫行蚁爬感，晕昏感、胀闷感、耳塞耳鸣感，异物感（牙、咽），心悸心慌心忙感等等。

53、异常现象有哪些？

身体表面跳动、抽动、痉挛，口角流涎（非中风）、咀不自主嚼动，舌不停顶牙，下意识吞痰，头发块脱，毛发变白，皮毛不长或皮肤光亮，妊娠时皮肤扩展显示的花纹，触动身体上某处则嗳气等等。

54、骨质疏松是没有吗？

有骨质疏松，如同骨质增生、椎间盘突出，但出现腰腿痛、关节痛不是由这些生理改变现象造成的，骨质疏松构不成疼痛，疼痛都是在远伤处，与骨质疏松没有必然联系，临床就可证实。

55、退行性变总是真的吧？

是真的，随着年龄增大，组织和器官都会有退行性变，否则，人就不会老。但某个部位或组织出现明显退行性变现象，是疾病使然。但膝关节炎的膝无力及活动障碍，并不是膝关节退行性变，而是远伤病 。如一个人 50 岁时就有膝疼痛、酸软少力，到 60 岁治好了膝部远伤病，仍然恢复到正常状态，到 70 岁膝也没有疼痛、酸软少力，还是行动正常自如。

56、有腰椎手术后疼痛综合征吗？

有，是医生在手术后遇到的现象。实际是手术没有治到远伤而由远伤发生的继续疼痛。因麻醉和创伤过后一段时间，疼痛可暂时缓解或消失，实际没有治疗。临床上可见到手术后腰腿痛位置上的远伤病灶还完整存在，所谓"综合征"经揉摩即可解决。揉摩治疗腰腿痛，没有"综合征"现象。

57、中风先兆与历代医家认识的一致吗？

远伤是中风的主要原因，这与历代医学认为的中风先兆是一回事，但认识不同：远伤病是原因不是先兆，实际中风也无先兆。

58、中风原因有依据吗？

中风原因是通过观察分析，根据生理病理，排除不可能因素，依据存在的因素的可能性。并不是根据"先兆"之说而定。这些思考与分析，也为医学寻找病因、预防中风提供了一个思路，是一个切实可行的研究和执行途径。

59、三叉神经痛是神经病，也是世界难题，难道可以用简单的揉摩治好吗？

三叉神经痛，坐骨神经痛等都不是神经有病。只要认真观察分析，不难发现少有完全循三叉神经和坐骨神经路径的疼痛，也很难见到有两个人在相同位置上的疼痛，而神经分布每个人是基本相同的。在疾病的治疗中，前提是有效，越简单越好，身体损害小或没有损害和费用低，才是理想的。

60、面神经麻痹和面痉挛常见，治疗也麻烦，是否可用揉摩治疗？

面神经麻痹和面痉挛都与远伤有直接联系，前者是因有远伤影响到对外界刺激容易出现麻痹，后者是面部远伤出现的症状。可用揉摩治疗，但前者还应配合做些面部按摩、用中药，效果更好。

61、头痛有多种，多种头痛都是远伤病吗？

一般来说大脑会记忆痛觉，但自身没有痛觉受体，感受不到疼痛，大脑头皮上的急性疼痛是可以看到病灶的，头的慢性疼痛所谓多种，是因为人们根据部位和疼痛表现认为的，实质上均是由大脑头皮上远伤发生的。

62、痛经是妇科病，怎么也是远伤？

痛经是指发生在妇女月经周期伴有痉挛性腹痛的症状，也还有腰骶、外阴与肛门及大腿内侧疼痛的。因"病因并未明了"，才作为妇科病。是远伤病伴生理改变时的症状表现。同样可得到病灶与疗效二者的证实。

63、慢性疼痛是远伤病，头晕、咽异物感不属慢性疼痛为何也是远伤病？

慢性疼痛只是远伤病的症状之一，远伤病的症状广泛多样，其中就有头晕、额晕、眼晕和咽异物感的症状。除了耳病梅尼埃病的眩晕之外，头晕主要是远伤病，也得到病灶与疗效二者的验证。

64、小腿痉挛（抽筋）是肌肉紧张痉挛，怎么会是远伤病？

这里确实有皮肤与肌肉的联系问题，有待进一步弄清。但临床上痉挛处有明显的远伤，治好远伤痉挛就消失了。

65、类风湿关节炎是世界五大绝症之一，怎么能说是远伤病？

我们认识每一个"病"都是用逆向追索的笨办法，即对"病"观察验证，得到病位和病灶一致，病因与病症一致的情况下，还要能治愈，才予以确定。而不是采取顺着事物存在的线索去推理认识，即闭合性软组织挤压伤后的疾病并未完全痊愈，还有可以发生病症的病灶存在，这些病灶可能发生那些病症。类风湿关节炎的特殊性在于关节变形，与痛风石一样，是一种新情况，这是我们开始没有料到的。现在通过临床才认识到，严重的远伤影响周边组织的正常功能而使组织发生异常改变。

66、"痿证"也是远伤病吗？

说痿症是远伤病，只是说痿软无力的部位是远伤病，但至痿症出现，身体衰弱成了主要矛盾。从这个意义上说，痿症已是一种身体状况衰弱综合症了，即使治了远伤病，仍不一定达到痊愈，所以必须调整治疗全身状态。

67、腰腿痛，膝关节痛，也是远伤病，那不是不用动手术吗？

是的，很简单，当手术治疗之后，这些部位的远伤丝毫未动，当你再进行揉摩时，所有疼痛的地方，都分布着远伤病灶，有的严重而广泛叫你不敢相信。通过手术换关节时，"疼痛是一个重要指标"，而疼痛恰恰是远伤病的一症状，凡具有疼痛而又有行动障碍者，揉摩在短时间就可让疼痛消除，行动恢复正常。

68、项部瘢痕疙瘩性毛囊炎不是远伤病，为何可用揉摩治好？

此毛囊炎有的可迁延数年或数十年，揉摩后很快就好了。这里揉摩的仍然是远伤，是因为毛囊炎发生在有远伤的病理皮肤上，皮肤缺少抗病能力，皮肤通过揉摩清除了远伤，恢复到正常状态，在自身的抗病能力下，很快就痊愈。

这个情况在皮肤上多见，如一些皮炎、癣、痤疮等，发生在远伤的病理皮肤上不易好，皮肤恢复正常后，也是很快就好了。尤其是远伤造成的皮肤粗糙、色斑、毛发异常等，揉摩后皮肤也恢复正常。

271

69、远伤病可以这么快消除疼痛，人应该很容易做到没有慢性疼痛？

对某一个部位的慢性疼痛确实较容易解除，但人体身上的远伤，比我们想象的要多要复杂。要消除身上全部的慢性疼痛就不易了。有的人身体上有太多太严重的远伤，要多次反复治疗，才能解决远伤病，也才能解除疼痛，对某些人来说，可算是一个工程了。

70、远伤病用揉摩方法治疗为何不是揉摩一次就好了？

这是大家关心的，因为大家还在以"镇痛"理念来理解揉摩治疗。镇痛的目的是止痛，而揉摩的目的是清除病理物，没有镇

认识治疗远伤病 告别慢性疼痛

痛的机能。痛不痛要看病理物清除后还有不有对感受器的刺激。有的远伤很重，揉摩一次疼痛就消失了，有的远伤并不重，揉摩过后一两天又痛。有的根本就只有很小面积的远伤，仍会发痛，需要彻底清除远伤，所以不是一次就可以达到的。

71、何为难治远伤病？

是远伤非常严重或因多次造成，对软组织深部造成了损伤，揉摩难度较大。或因别的治疗将皮肤损坏，揉摩治疗要通过反复多次。

72、远伤病治疗为何会产生疼痛？

揉摩会产生疼痛，正说明病灶的存在，凡严重的远伤则痛重，不严重的远伤则痛轻，没有远伤的地方则无痛。我们知道，瘀血是异物，疤痕是伤痕，通过揉摩使瘀血游离附着的组织，使疤痕松驰变软变性。还有存在瘀血的静脉、小血管或毛细血管段，则通过揉动而挤走瘀血，让新鲜的血液充斥入内，这些变化都必然让痛觉感受器感受到，所以出现了疼痛。

73、治疗的疼痛有承受不了的吗？

还没有过，从来没有出现过像晕针那样的现象，接受揉摩者年龄从7岁到90多岁，都可以顺利通过治疗。但疾病晚期患者体质极为虚弱，有不能接受揉摩者，可适当用手掌或柔软物轻擦，以减轻疼痛。

74、揉摩治后有后遗症吗？

没有，治毕也无须特别注意什么，几天后显现远伤处的皮肤恢复与周边皮肤一样。有的治疗前皮肤状态不佳者，治后大有改善。不过有极少数人治疗中会出现过敏，皮肤发硬发红，会较快自动消除，也可用金黄散调和后涂擦。

75、还没有采用远伤病揉摩治疗的地方，患者要解除慢性疼痛怎么办？

远伤病虽然已经发现，但要临床上普遍得到应用并不是短时间的事。如不愿暂时镇痛，按照介绍自己就可以动手很快解决大部分慢性疼痛。本书就是为了这个目的，只要有责任心，都是可以学会的。自主治疗是远伤病所需要的，因为人一身有太多的地方，随时可发生病症，需要随时揉摩，迅速摆脱痛苦。一人学会转教他人帮助揉摩，只要操作正确，不会有风险。

76、除了慢性疼痛，其他情况，患者怎么自己知道是不是远伤病？

可以与介绍的进行对照，更重要的是通过揉摩检查，这是容易做到的。

77、揉摩并不能保证一次止痛,希望很快止痛的患者怎么办？

不能一次止痛是说疼痛不是一次就治好了，疼痛在揉摩后一般都会解除。揉摩结束前，都要让患者活动肢体以检查是否还有疼痛，包括肢体行动障碍。如有，还要针对患者所指位置再行揉摩，直到疼痛解除。只是有少数人在到下次治疗期间又出现疼痛。这种情况可在出现疼痛时揉摩，不受一周间隔时间的限制。特殊症状，揉摩一、二次不缓解者是极个别的，但继续揉摩仍然是有效果的。

78、远伤病可以预防吗？

可以，但不是临时的，而要从小就减少软组织损伤。完全不发生是不可能的,关键是有了软组织损伤要给予针对损伤的治疗，不让病灶存在下去。

79、为什么说对软组织损伤的"推伤"是不对的？

民间的"推伤"，在软组织损伤发生后即推擦，时机不对，伤后破损的毛细血管经受不了外力的挤压，仍然会出血。方法不对，没有让"离经之血"清除，结果所有的软组织损伤都成为远伤。

80、怎样处理软组织损伤？

一般的软组织损伤可以不需要干预，但严重的软组织损伤之

识治疗远伤病 告别慢性疼痛

后，先要冷敷，以让毛细血管尽快收缩，停止出血。然后外敷中药消肿解痉，清热解毒防止感染。表皮症状消失后，都需要再开始揉摩治疗，彻底清除病理物达到无病状态。

81、预先治疗远伤有什么积极意义？

远伤是早已存在的病灶，它不但在身体健康状态下降时有各种表现和症状，而且潜在多种危害，如引起脑血管病，引起四肢功能丧失（瘫痪），在有了其他疾病时发生疼痛，给人们带来不少痛苦，预先给予治疗显然可以避免和减轻远伤病的危害。

另外，皮肤是人体中一个最大的组织器官，具有多种功能，当一个器官受到损伤，肯定会对身体的各个方面带来影响。有的人治好了远伤，整个人变得有活力了，容颜也改善很多，显得年轻多了。

82、这样的事，谁都希望快些推广，为何这么多年你不推广？

当我们还不知道远伤时，那种对解除痛苦办法出现的渴望，记忆犹新。我们希望普天下的人都同我们一样，自己来摆脱远伤病的痛苦，但我们发现让大家认识远伤病要比发现远伤还难。不要以为信息时代，大家对什么都会很快了解，也不是所有的人了解后都会接受。推广实非个人能力之内的事。我们相信歌德的一句名言，"真理属于人类，谬误属于时代。"人类会用自己的明智来解决慢性疼痛的。

83、远伤病不能用动物做试验吗？

动物很少有远伤病，也很难表达远伤病的各种症状和表现，而远伤病的症状主要在感受上，行动障碍也是在疼痛或无力的基础上发生的。

84、为何动物少有远伤病？

动物寿命过短，难形成远伤病，有些寿命长的动物，生理结构主要是表皮不易受到软组织损伤。

85、远伤发现后，明白慢性疼痛也是由疾病发生的，而且可

以很快治好，是不是就不叫慢性疼痛了？

叫慢性疼痛是一个习惯问题。事实是一回事，习惯又是一回事，只要清楚事物的存在和问题的解决，叫什么并不重要。习惯有时也会在两个同样的事物或道理中忽视一个事物的内容。如习惯在一碗菜或汤中多人用各自的筷子取用，如大家用各自的筷子在一个人的茶杯中搅一下，谁还愿意喝这杯茶？

86、揉摩方法可以治愈远伤病，每一个人都可达到一身无远伤吧？

有的容易，有的比较难。人的表皮面积约 2 平方米，而且布满在复杂的型体上。如果本来远伤少，就容易清除干净，如果远伤多，实难完全清除干净，只能让出现症状时再清除。因为有的远伤病病灶很深，一般的揉摩检查还发现不了。

87、这样说，慢性疼痛不是很难解决吗？

应该说远伤从身体上完全全面清除不易，慢性疼痛是有症状的远伤病，但不等于远伤，有症状即有目标，有目标则解除不难。实际上我们以往对远伤发生的短暂的轻微的疼痛和不适，很少过问。只是发现远伤、认识远伤病之后，才重视远伤在身体上的存在，从这个角度来讲，远伤的全部清除有一个过程。

88、如何分清揉摩和其他治疗？

分清不难，揉摩只在表皮，病位皮肤上病灶显现，疼痛病症缓解或解除。病灶不再存在，疾病治愈。无病灶的皮肤，虽经同样揉摩（揉摩不可能避开正常皮肤），皮肤要保持原状。要注意揉摩不掌握要领而走样，或还是用镇痛的方法，不但达不到治愈疾病的目的，还会伤及身体。

89、为什么医生都应该了解远伤病？

目前已经将远伤病分散在各个科，显然，如果不了解远伤病，就还是会按照本科的疾病诊断和治疗，患者就不能安全迅速地解除病症。还有一些远伤病的症状没有归科，诊断也十分困难，有

认识治疗远伤病 告别慢性疼痛

报道说"患者一说眩晕，大约会让十几个科的医生都犯晕。"实际上远伤病的许多症状诊治都是这种情况。

如果各个科的医生都明白远伤病，不管远伤病患者到什么科就诊，都会得到正确诊断并指引到专科治疗。

再说，我们医生也不是远伤病的局外人，在有了病时也需要明白，才好摆脱远伤病。

90、为什么说所有的人都需要了解远伤病？

远伤病是一个广泛性多发病，许多人是患者，荷兰唯物主义哲学家斯宾诺尔说的对，"保持健康是做人的责任"，健康需要自己关心和负起责任。即使自己暂时没有远伤病，但远伤是谁也免不了的，难免不发生病症。再说，我们每一个人的亲朋好友、左邻右舍都没有远伤病的，怕是不多。当然，远伤病得到普遍医治之后，自己了解就不那么重要了。但认识远伤病、掌握揉摩有益无害。

参考文献

1. 吴钟琪 卢永德 临床症状鉴别及诊疗 北京 人民军医出版社 2006

2. 复旦大学上海医学院实用内科学编委会主编．实用内科学 北京：人民卫生出版社， 2007

3. 上海医科大学（实用内科学）编辑委员会 实用内科学 北京：人民卫生出版社，1998

4. 郭振球 中医诊断学 湖南 湖南科学技术出版社 1998

5. 汤邦杰 中医伤科学 湖南 湖南科学出版社 1988

6. 中山医学院《内科疾病鉴别诊断学》编写组 内科疾病鉴别诊断学 北京 人民卫生出版社 1980

7. 周仲英主编 中医内科 湖南 湖南科学技术出版社，1989

8. 单书健、陈子华 古今名医临证金鉴 痹症卷上。北京：中国中医药出自社 2000

9. 刘炳凡 黄帝内经临症指要 湖南 湖南科学技术出版社 1998

10. 何清湖 历代医学名著全书 海南 海南国际出版中心 1996

11. 招萼华 祝味菊医案经验集 上海 上海科学技术出版社， 2007

12. 彭 坚 我是铁杆中医 北京 人民卫生出版社 2007

13. 贾忠海 贾忠海中医体悟．父子亲传实录 北京 中国中医药出版社 2008

14. 曹仁发 中医推拿学 北京 人民卫生出版社 1993

15. 王 敬 杨金生 中国刮痧健康法 北京 中国医药科技出版社 2000

16. 刘冠军 针灸学 湖南 湖南科学技术出版社 1987

17. 田纪钧 软组织损伤手法治疗术 北京 人民军医出版社 2010

认识治疗远伤病 告别慢性疼痛

18. 王淑贞 实用妇科学 北京 人民卫生出版社 1992

19. 朱文锋 常见症状中医鉴别诊断学 北京 人民卫生出版社 2002

20. 诸福棠 吴瑞萍 胡亚美 实用儿科学 北京 人民卫生出版社 1994

21. 郭维淮 平乐正骨 北京 中国中医药出版社 1996

22. S;teve Parker 著 左焕琛主译 人体结构、功能与疾病图解 上海 上海科学技术出版社 2010

23. 张 仁 中医治疗现代难病集成 上海 文汇出版社 1998

24. 赵东升 张钢钢 吴希进 当代名医诊治秘验 北京 中国中医药出版社 1996

25. 卢祥之 王晓鹤 临床中医师案头参考 北京 中国医药科技出版社 2001

26. 袁慧新 闫喜焕 医学史上的谎言和谬误 上海 上海中医药大学出版社 2007

27 张云鹏 中风病 北京 科学技术文献出版社 2002

28. 张怡曹，张蜀湘，曾保章，等，一个亟待解决的问题——宿伤发现 北京：中医临床研究，2010，2（9）：8

29. 张怡曹，葛立新，黄国容 中风与远伤 北京：中医临床研究，2010,2（19）：101

30. 张宗明 奇迹、问题与反思 上海中医药大学出版社 2004

31. 陈贵廷，杨思澍 实用中西医结合诊断治疗学 北京 中国医药科技出版社 1991

32. 彭深山，刘尚友，车文恕 临床软组织损伤学 北京：中国医药科技出版社，2008

33. 刘有缘 疼痛妙方绝技精粹 山西 山西出版集团 2009

34. 韦绪性 中医痛症诊疗大全 北京 中国中医药出版社出版 1996

35. 李 桂 中医论治奇难杂症 北京 中医古籍出版社 2006

36. 张怡曹，张蜀湘，曾保章，等，药物揉摩治疗远伤 北京：中医临床研究，2010,2（17）：108

37. 张怡曹，曾保章，认识远伤 北京：中医临床研究，2010,2（23）：117

后 记

阅读并实践，读者就会有更多更深刻的发现和认识。本书不过是抛砖引玉，将一个简单的发现与认识和一个简单的揉摩方法和盘托出，放在大家面前，目的主要不是让人们评头品足，而是让大家各显身手，做出更好的实用作品来为广大群众解决远伤病，从而解除远伤发生的慢性疼痛等各种病症。

慢性疼痛出现在一部分人中，远伤则涉及到每一个人。为了适应多层次的需要，从多方面进行了阐述，每个人可选择自己容易理解或需要的章节阅读，择其所用，解决自己的实际问题。远伤病是如此普遍和复杂，目前远伤病的揉摩治疗还比较费事，需要大量的人手。从镇痛到揉摩治疗疾病，虽说是发生了根本性的变化，但要普遍做到还需要做很多工作。即使疼痛患者，目前寻求和接受镇痛者也是少部分人。如果是大家都意识到远伤病对自己的危害，都了解到慢性疼痛可以有效解除，或防患未然，清理自身的远伤，需要治疗的人就是一个非常庞大的数字了。为了自己和亲人的健康，认识远伤病、掌握揉摩方法是必不可少的。当父母年老受到远伤病的罹患，机体受着疼痛的折磨，行动出现困难，未老先衰，而任其煎熬时日，于心何忍。正如程钟龄在《医学心悟》中所说"古人有言，病卧于床，委之庸医，比于不慈不孝，是以为人父子者，不可以不知医"。虽然医学发达今非昔比，但远伤毕竟现在才被发现，了解认识要有一个过程，临床应用更会有一个漫长的时间。远伤病涉及你我他，了解疾病、掌握必要的治疗方法，"为人父子者"为亲人解除痛苦作些力所能及

认识治疗远伤病 告别慢性疼痛

的事，总不失为明智的善举。

不要在一个什么病名面前，不知所措，继续忍受痛苦，自己完全可以明确知道远伤病，也可以用揉摩告别远伤病。现在介绍的远伤病的揉摩方法，至少可以保证绝大部分患者疼痛立即缓解或解除，肢体行动可以恢复，诸多疑难杂症可以明白诊断和治愈。

远伤病的许多症状，看似十分严重复杂，在医疗上治疗束手无策，但实际病因相同，治疗并不困难。揉摩是人人可以掌握运用的，许多人都做到了，揉摩成了他们随时解除疼痛病症的有效手段。

但作为医疗机构和医生，通过培训实践会掌握得更好些，才能处理好各种问题，治愈较难治的远伤病。

对远伤病的认识并不是到此结束，还有不少应该明白的现象没有明白，应该弄清的问题没有弄清，寄希望于广大人民和现代医学的科技手段，把我们见到的远伤病弄个水落石出，从而掌握更多更好的治疗方法。希望无痛清除远伤的方法或不需要清除远伤而又能根治远伤病的更便捷方法出现。

图片说明

这些图片都是在揉摩后留下的，从中我们可以清晰地观察到原本在皮下的远伤病灶，这些病灶与没有远伤的皮肤形态、颜色泾渭分明，不少还可观察到当初造成软组织损伤外物挤压的痕迹。图片没有逐个说明，是因为同一个部位的远伤病可以出现各种症状，也可能会诊断成各种病，如果介绍这些，反而会引起思想混乱，困住人的手脚，误导人去按图索骥。（如面部的远伤病，有疼痛、抽搐、异物感、冷热感，有诊断为三叉神经痛、面痉挛、不明病或五官病者）但不管有何症状，作何诊断以及作了何种治疗，它们都是远伤病。图片还给那些想了解远伤病而又想象不出远伤病到底是个什么样的人一个可见性印象。也为揉摩远伤病作个参考。观察到的远伤疾病灶与出痧不同 [1]，它们是两种不同治疗方法产生的不同结果，其区别除了两者的理论依据不同之外，还有下列区别。

序号	项目	刮痧	药物揉摩
1	目标	针对身体的某些穴位或部位	针对远伤疾病
2	目的	解除身体某种状态	治疗远伤疾病
3	方法	刮擦	根据不同部位和疾病程度方法多种
4	用物	刮痧板等	柔软丝绸和多种光滑物，包括刮痧板
5	力度	一定力度	力度甚微

认识治疗远伤病　告别慢性疼痛

6	介质	水或油	专用药液
7	结果	毛细血管破裂，血外溢成瘀斑	病理物趋表，远伤显现，正常皮肤无改变
8	达到	缓解或暂时消除症状	治愈远伤病，解除各种病症

参考文献

[1] 王敬 杨金生 中国刮痧健康法 北京 中国医药科技出版社 2000：4

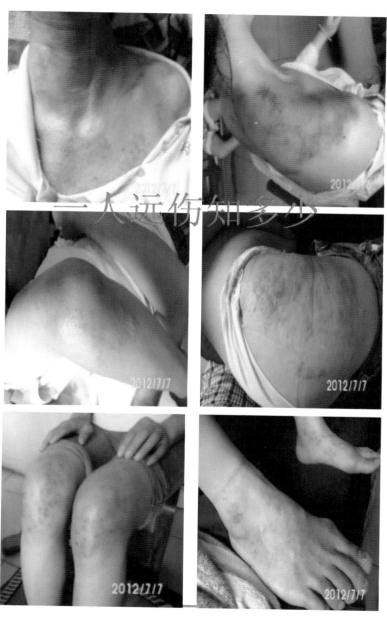

认识治疗远伤病 告别慢性疼痛

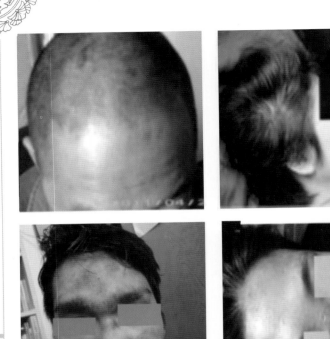

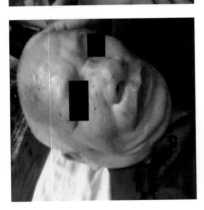

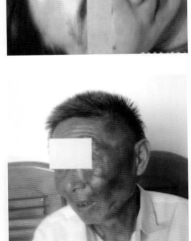

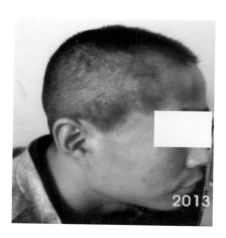
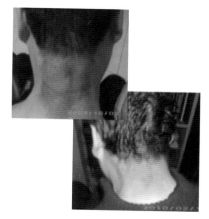
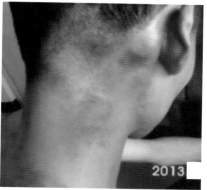
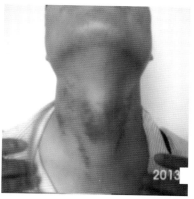
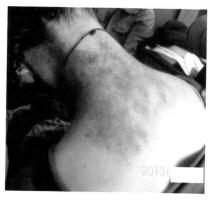
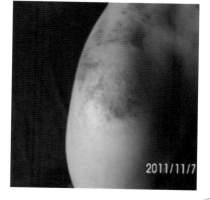

认识治疗远伤病 告别慢性疼痛

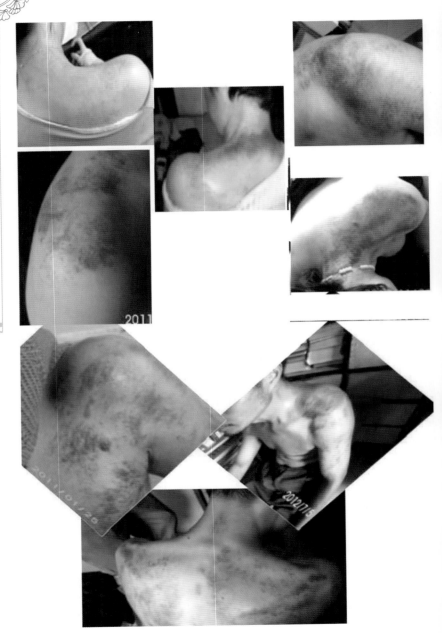

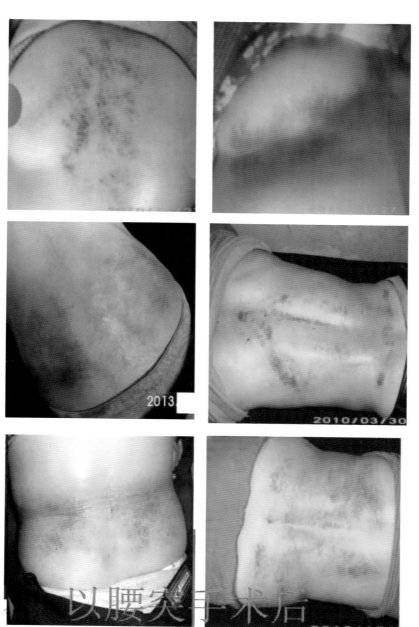

以腰突手术后

2013

2010/03/30

认识治疗远伤病　告别慢性疼痛

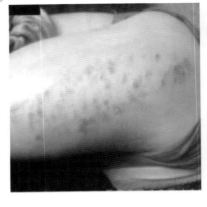
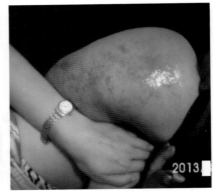
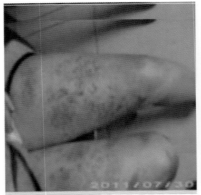
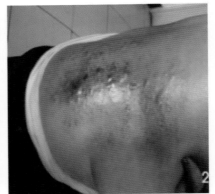
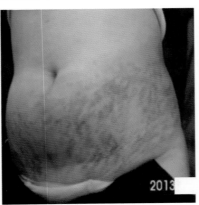
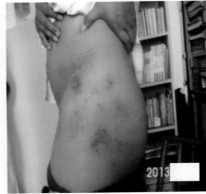

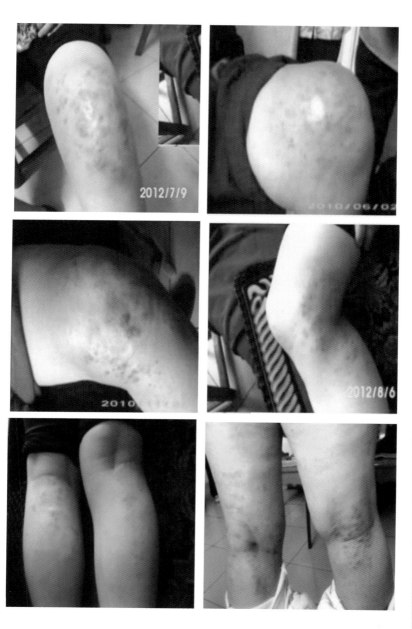

认识治疗远伤病　告别慢性疼痛

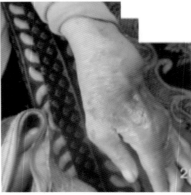

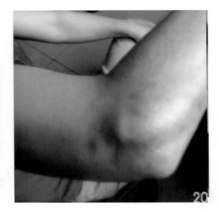

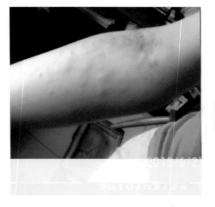

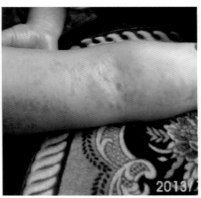

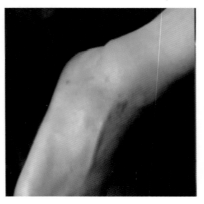

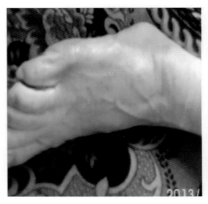